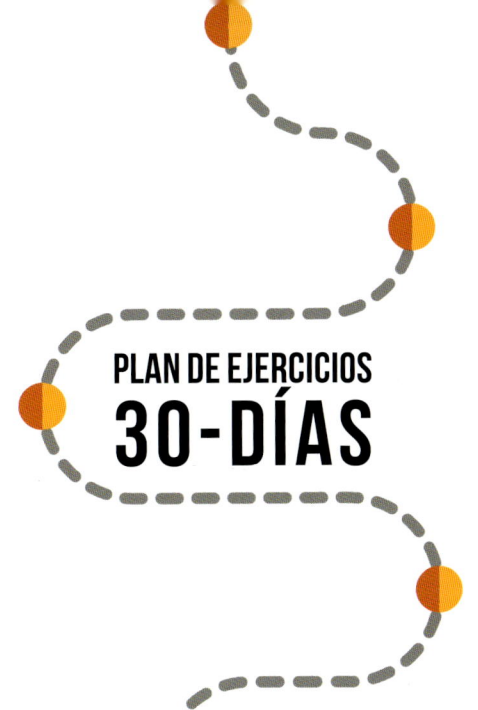

PLAN DE EJERCICIOS
30-DÍAS

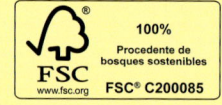

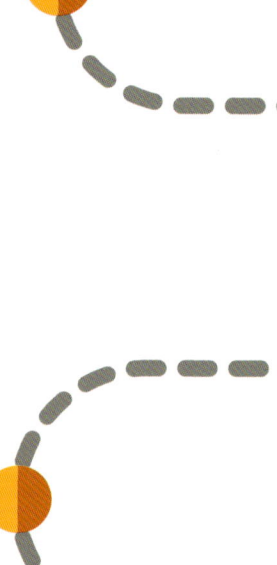

© 2026, Editorial LIBSA
C/ Puerto de Navacerrada, 88
28935 Móstoles. Madrid
Tel. (34) 91 657 25 80
e-mail: libsa@libsa.es
www.libsa.es

ISBN: 978-84-662-4491-6

Derechos exclusivos de edición para
todos los países de habla española.

Título original: *Total Fitness. 30 Day Exercise Plan*
Ilustraciones: Carole Wilmet
Textos originales: Giovanni Costa/Sara Davies

Traducción: Alberto Jiménez García

TOTAL FITNESS © Nextquisite Ltd 2021.

DL: M-14581-2025

NOTA DEL EDITOR

FITNESS

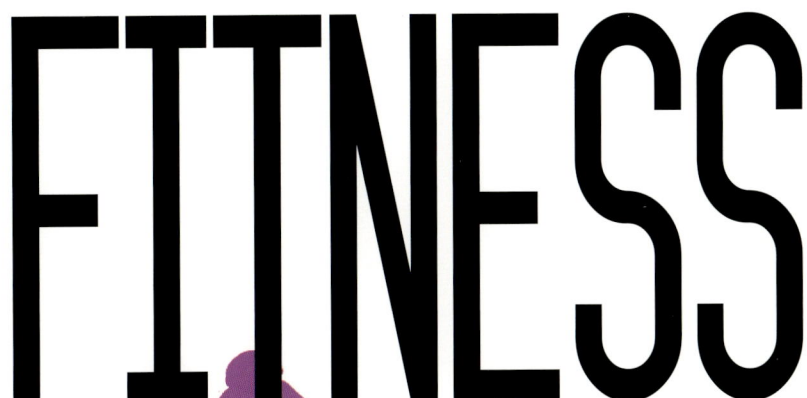

PLAN DE EJERCICIOS
30-DÍAS

LIBSA

Introducción

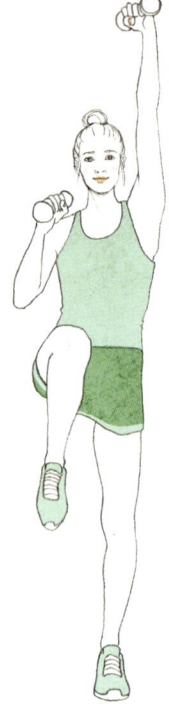

Ejercicio durante toda la vida
Es bueno empezar a hacer ejercicio cuando se es joven y mantener la costumbre, pero estudios recientes han demostrado que nunca es demasiado tarde para empezar. Si eres mayor y no estás en forma, consulta primero con tu médico y empieza poco a poco. Puedes mejorar tu resistencia cardiorrespiratoria, fuerza muscular y flexibilidad igual que cualquier otra persona en forma. Comienza despacio, escucha a tu cuerpo y sigue adelante: lo notarás en tu calidad de vida.

Resulta asombroso pensar que hasta hace no mucho los médicos desaconsejaban el ejercicio físico intenso, especialmente a los adultos mayores de 30 años*. Ahora sabemos que los beneficios de mantenerse en forma y activo durante toda la vida son casi milagrosos y los médicos, literalmente, recetan ejercicio a sus pacientes. Si el ejercicio fuera una píldora, sería la más vendida y solicitada de la historia de la medicina. Aquí van algunas cifras elaboradas por el NHS (Servicio Nacional de Salud) británico.

Realizar al menos 150 minutos de actividad física moderada o intensa a la semana reducirá el riesgo de padecer:

- Osteoartritis hasta en un 80 %.
- Diabetes tipo 2 y cáncer de colon hasta en un 50 %.
- Enfermedades cardíacas e ictus hasta en un 35 %.
- Depresión y demencia hasta en un 30 %.
- Cáncer de mama hasta en un 20 %.

*¿Cuándo fue eso?
Hasta los años 50 y 60 era habitual que los médicos advirtieran a los adultos mayores de 30 años que tuvieran cuidado con el ejercicio, ya que, decían, podría dañarles el corazón. Aunque, sin duda, resulta aún más disparatado pensar que hasta los años 50 las tabacaleras utilizasen el respaldo de médicos en sus anuncios de cigarrillos. Por ejemplo, hasta 1952, los de R.J. Reynolds Tobacco Company se jactaban de que: «Los médicos fuman Camel por encima de cualquier otro cigarrillo».

El ejercicio regular también reforzará nuestro sistema inmunitario, haciéndolo menos susceptible a enfermedades, entre ellas virus como los de la gripe y el Covid-19. Nos ayudará a controlar nuestro peso y a superar varios problemas de salud, como el colesterol alto y la hipertensión. A medida que envejecemos, mantenerse en forma nos permitirá llevar una vida más larga, satisfactoria e independiente. En todas las etapas de la vida, el ejercicio físico aumenta los niveles de energía y nos hará vernos y sentirnos mejor.

Existe mucha información sobre cómo ponerse en forma, pero en la mayoría de las ocasiones no se explica cómo ha de aplicarse en el día a día. Aquí, a lo largo del próximo mes, te enseñaremos más de 75 ejercicios diferentes para ponerte en marcha. Te explicaremos la diferencia entre cardio, entrenamiento de fuerza y flexibilidad y por qué deberías hacer los tres. Te empujaremos hasta que adquieras los conocimientos y las habilidades para disfrutar de una forma física saludable y segura durante toda tu vida.

Esto es lo que necesitarás:
· La determinación y el compromiso de dedicar unos 30 minutos al día durante un mes.
· Un espacio bien ventilado, con una superficie lisa y amplia para que puedas estirar tus extremidades en todas direcciones, y una colchoneta grande.
· Ropa que te permita moverte con libertad.

Relajación
La forma física es el resultado de la actividad física, pero sus beneficios se extienden a todos los aspectos de la vida. El ejercicio regular ayuda a aliviar la tensión y el estrés, lo que mejora el sueño, reduce los dolores de cabeza, disminuye la ansiedad y la depresión y te hará más optimista.

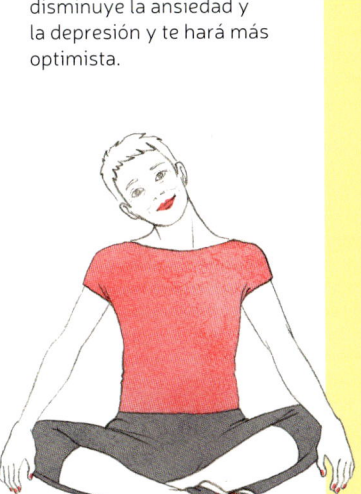

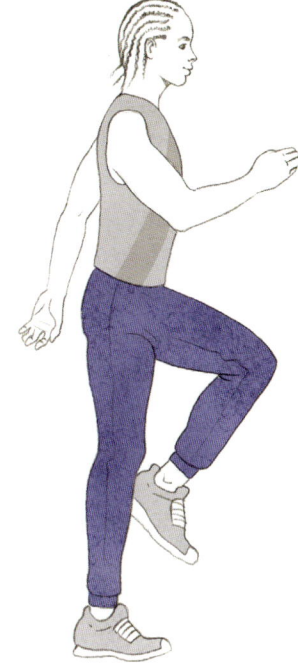

Los beneficios
Para cada ejercicio te ofrecemos una pequeña lista de los principales beneficios. Por ejemplo, Marchar en el sitio (arriba, véase la página 17):

- **Tonifica la parte inferior del cuerpo**
- **Trabaja brazos y hombros**
- **Se añade al recuento de pasos diarios**
- **Quema calorías**
- **Levanta el ánimo**

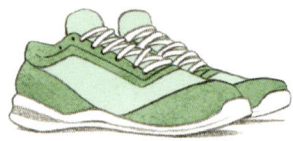

Calzado
Las versátiles zapatillas de cross-training son la mejor opción para nuestro curso. Deben combinar la amortiguación y la absorción de impactos de unas zapatillas de correr (para nuestros entrenamientos de cardio) con una buena sujeción lateral (para los movimientos multidireccionales de nuestras sesiones de entrenamiento de fuerza y flexibilidad).

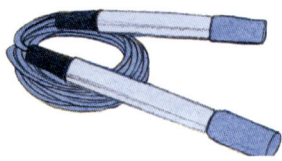

Cuerda para saltar
Las cuerdas de saltar para fitness están hechas de una gran variedad de materiales, como tela, cuentas, PVC y acero. Las de PVC con longitudes ajustables son buenas para entrenamientos polivalentes como el nuestro. Para más información, consulta la página 126 sobre cómo ajustarla a tu estatura.

• Unas zapatillas deportivas resistentes y ligeras.
• Un juego de mancuernas.
• Una cuerda para saltar de PVC.
• Un cronómetro o un reloj (la mayoría de los teléfonos móviles tienen cronómetros incorporados).

Este libro está dividido en 30 capítulos. Cada día aprenderás nuevos ejercicios, además de repetir una selección de los anteriores. En las dos primeras semanas, la curva de aprendizaje es muy pronunciada, puesto que hay que memorizar muchos ejercicios nuevos, por lo que hemos dividido cada sesión diaria en dos partes. Durante la primera parte, te presentamos los ejercicios y los ejecutas unas cuantas veces; después te pedimos que los vuelvas a realizar todos en una sola rutina. A partir del día 15, solo introducimos uno o dos ejercicios nuevos cada día, y desde ese punto cada sesión consiste en una única rutina. A intervalos regulares, intentamos reforzar el proceso de aprendizaje y mejorar tu forma física pidiéndote que completes un repaso más extenso de muchos ejercicios. Con una duración de unos 45 minutos, estas sesiones son más largas de lo habitual y quizá resulten agotadoras. Para darte tiempo a recuperarte, el día después es sencillo y se centra en la relajación. Te aconsejamos que practiques todos los días. Sin embargo, si te saltas un día, no te preocupes: retómalo donde lo dejaste y sigue adelante.

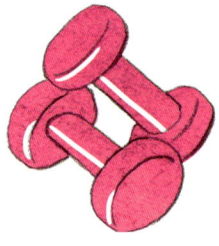

Mancuernas
Empieza con pesos ligeros y ve aumentando. Sabrás si su peso es el adecuado para ti si te cuesta un poco con las últimas repeticiones de una serie. Elegir pesos demasiado elevados te puede provocar lesiones. Empieza con poco peso y concéntrate en mantener una buena posición antes de cambiar a mancuernas más pesadas.

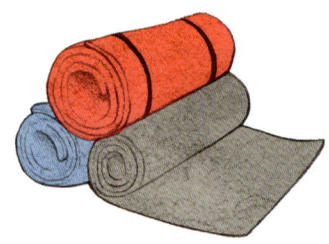

Colchonetas
Elige una que amortigüe el peso de tu cuerpo y te proporcione un buen agarre. Debe tener una capa inferior antideslizante y ser fácil de limpiar. Es mejor utilizar la colchoneta solo para los ejercicios de estiramiento y flexibilidad, ya que otros pueden dañarla o ensuciarla. Los movimientos aeróbicos, como pasos y saltos, pueden hacerse en el suelo.

Huesos sanos

Se estima que cerca de la mitad de los adultos mayores de 50 años padece osteoporosis o una forma más leve de pérdida de densidad ósea, conocida como osteopenia. Si sabes o sospechas que padeces alguna de estas enfermedades, debes consultar con tu médico antes de empezar este curso. Muchos ejercicios son seguros, e incluso recomendables, para estas afecciones, pero es importante saber cuáles podrían ser perjudiciales.

Seguridad

Si padeces alguna enfermedad, no estás en forma, tienes sobrepeso o más de 50 años, consulta a un profesional sanitario antes de empezar cualquier nuevo programa de ejercicio físico, incluido este. Los ejercicios de este libro no están diseñados para mujeres embarazadas. No es una buena idea empezar un nuevo régimen de ejercicio durante el embarazo, pero si quieres hacer algo de ejercicio durante ese periodo, te recomendamos que sigas un curso diseñado para ello.

SOBRE LA SEGURIDAD

Casi todos los ejercicios de este libro están pensados para principiantes. Aun así, recuerda siempre empezar cada sesión con suavidad y despacio. Los músculos pueden estar fríos o agarrotados por haber estado sentados, y es necesario facilitar la realización de los ejercicios para evitar dolores o lesiones. Es bueno dar un paseo antes de empezar para calentar un poco el cuerpo. También es importante recordar que al hacer los ejercicios no hay que forzar el cuerpo más allá de los límites. Si sientes que tu cuerpo te dice «¡basta!», eso significa que has de parar. No te preocupes, tu forma física irá mejorando día a día, y verás que lo que al principio era imposible, pronto estará a tu alcance.

MODIFICACIONES

Si te cuesta mantener el equilibrio, separa un poco los pies, asegurándote de que permanecen paralelos entre sí (para proteger las rodillas).

No inclines la cabeza hacia atrás más de lo indicado, ya que podrías dañarte el cuello.

QUÉ INDICAN LOS RECUADROS

Este libro está pensado para personas de todas las edades y niveles de forma física. Según la edad y condición física, algunos ejercicios pueden resultar difíciles, al menos al principio. Cada vez que introducimos un nuevo ejercicio, proporcionamos modificaciones para ayudar a quienes lo necesiten. Estas indicaciones figuran en los recuadros azules. En los rojos se indican las posturas nuevas que pueden ser problemáticas o estar contraindicadas en caso de padecer algún trastorno médico concreto, como hipertensión, lesiones de espalda o prótesis de cadera.

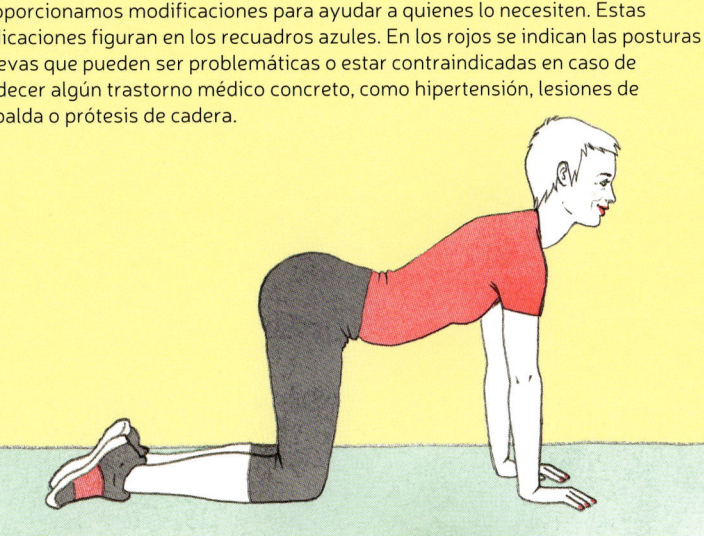

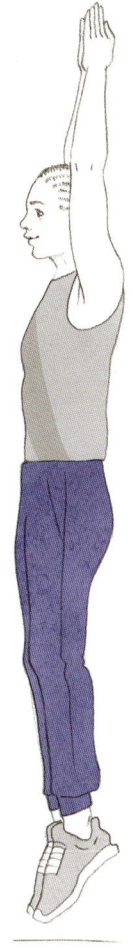

Practica en cualquier lugar

Una vez que hayas completado el curso, sabrás qué ejercicios se adaptan mejor a tus necesidades. Lo mejor de todo es que puedes practicar muchos en cualquier lugar: en el trabajo, en la oficina, en la escuela o en casa, o como calentamiento antes de practicar deporte. Algunos pueden ejecutarse incluso tumbados en la cama.

Evalúa tu estado de forma

Antes de empezar el curso, dedica un tiempo para evaluar tu forma física. Esto te dará una base de referencia y te permitirá controlar tu progreso a medida que avanza en el curso. Los cambios no se producirán de la noche a la mañana, pero comprobarás que hay mejoras al cabo de 30 días.

MIDE TUS PULSACIONES

Mide tu frecuencia cardiaca tomándote el pulso en la muñeca o en el cuello. Cuenta las pulsaciones que hay en 15 segundos. Multiplica este número por cuatro para obtener tus pulsaciones por minuto (PPM).

En la muñeca: coloca los dedos indice y corazón sobre la arteria radial, que se encuentra en el lado del pulgar de la muñeca.

En el cuello: coloca los dedos indice y corazón en la arteria carótida al lado de la tráquea.

Cardio

Empecemos por comprobar tu estado físico cardiovascular. Anota aquí o en otro lugar donde no lo pierdas:
- Tu frecuencia cardiaca en reposo.
- El resultado de la prueba de recuperación del ritmo cardiaco.

FRECUENCIA CARDIACA EN REPOSO

La frecuencia cardiaca es el número de latidos del corazón por minuto (PPM). Mide tu frecuencia cardiaca en reposo cuando estés tranquilo, por ejemplo, al despertarte por la mañana, antes de salir de la cama. Una frecuencia cardiaca en reposo normal para los adultos oscila entre 60 y 100, aunque entre 60 y 80 se considera más saludable. Una frecuencia cardiaca en reposo baja indica un mejor nivel de forma física. Si estás muy en forma, tu frecuencia cardiaca en reposo será cercana a 60. Los deportistas entrenados suelen tener 50 o menos.

PULSACIONES EN REPOSO

MUJERES					
Edad	Deportista	Excelente	Bien	Normal	Mejorable
18-25	54-60	61-65	66-73	74-84	85+
26-35	54-59	60-64	65-72	73-82	83+
36-45	54-59	60-64	65-73	74-84	85+
46-55	54-60	61-65	66-73	74-83	84+
56-65	54-59	60-64	65-73	74-83	84+
66+	54-59	60-64	65-73	74-83	84+
HOMBRES					
Edad	Deportista	Excelente	Bien	Normal	Mejorable
18-25	49-55	56-61	62-69	70-8	82+
26-35	49-54	55-61	62-70	71-81	82+
36-45	50-56	57-62	63-70	71-82	83+
46-55	54-60	61-65	66-73	74-83	84+
56-65	51-56	57-61	62-71	72-81	82+
66+	50-55	56-61	62-69	70-79	80+

INTENSIDAD DEL EJERCICIO

Antes de realizar la prueba de tiempo de recuperación de la frecuencia cardiaca que se muestra a continuación, tómate un momento para aprender sobre la intensidad del ejercicio, o la intensidad con la que deberías entrenar. Este conocimiento hará que tus entrenamientos sean más eficaces a medida que alcances los niveles de intensidad óptimos, y también te mantendrá seguro y evitará que te lesiones.

Para sacar el máximo partido de tus sesiones de cardio, el nivel de intensidad de ejercicio debe ser moderado o intenso. ¿Cómo sabes si haces ejercicio moderado o intenso?

FRECUENCIA CARDIACA OBJETIVO

Se trata de una forma más científica de medir la intensidad del ejercicio. Primero tienes que calcular tu frecuencia cardiaca máxima segura. Para ello, resta tu edad a 220. Por ejemplo, si tienes 48 años, resta 48 de 220 para obtener tu frecuencia cardiaca máxima de 172. Ese es el número máximo de veces que debe latir por minuto tu corazón durante el ejercicio.

La frecuencia cardiaca objetivo suele expresarse como un porcentaje de tu frecuencia cardiaca máxima segura.

Intensidad moderada: se sitúa entre el 50 % y el 70 % de su frecuencia cardiaca máxima.

Intensidad elevada: del 70 % al 85 % de su frecuencia cardiaca máxima.

Si no estás en forma o es la primera vez que haces ejercicio, elige el extremo inferior de la escala de intensidad y ve aumentando. A medida que te pongas en forma y quieras poner a prueba tu forma física, puedes subir al extremo superior de la escala de intensidad.

PRUEBA DE RECUPERACIÓN DE LA FRECUENCIA CARDIACA

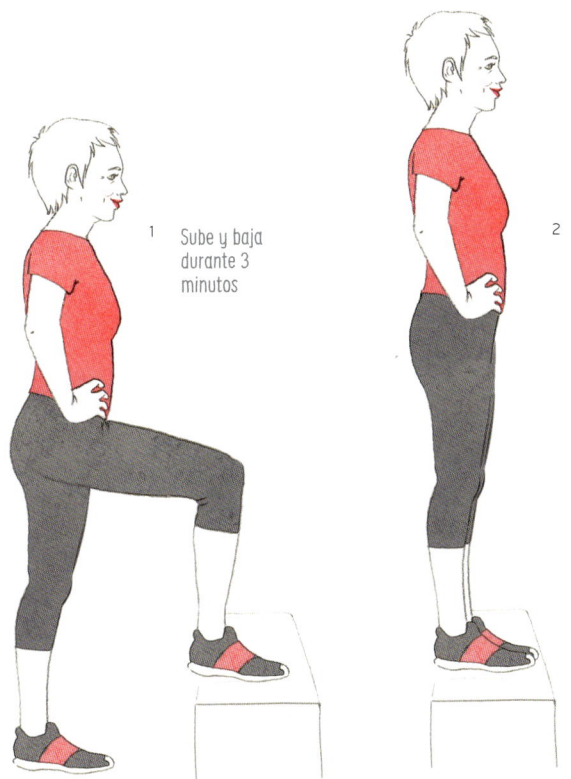

1 Sube y baja durante 3 minutos

2

Esta prueba mide tu forma física en función de la rapidez con que tus pulsaciones vuelven a la normalidad tras un ejercicio elevado. Cuanto más en forma estés, más rápido se recuperará tu frecuencia cardiaca.

1 Colócate frente a un escalón de 30 cm de altura con las manos en las caderas o a los lados.

2 Cuando estés listo para empezar, pon en marcha el cronómetro y sube y baja el escalón durante 3 minutos. Si es posible, utiliza un metrónomo para marcar el ritmo de tus pasos (puedes encontrar un metrónomo en internet). Tras 3 minutos, vuelve a poner en marcha el cronómetro inmediatamente y mide tu frecuencia cardiaca durante un minuto completo.

TABLA DE RECUPERACIÓN DEL PULSO

MUJERES				
Edad	Muy en forma	En forma	Normal	Fuera de forma
18-25	<81	82-102	103-120	121+
26-35	<80	81-103	104-119	120+
36-45	<84	85-104	105-122	123+
46-55	<91	92-111	113-125	126+
56-65	<92	93-112	113-128	129+
66+	<92	93-115	116-126	127+

HOMBRES				
Edad	Muy en forma	En forma	Normal	Fuera de forma
18-25	<76	77-93	94-110	111+
26-35	<76	77-94	95-113	114+
36-45	<76	77-94	95-115	116+
46-55	<82	83-102	103-120	121+
56-65	<80	81-100	101-118	119+
66+	<81	82-103	104-120	121+

Fuerza

El entrenamiento de fuerza es para todos, no solo para quienes practican el culturismo y disfrutan musculando sus cuerpos. La fuerza física es importante para actividades cotidianas como llevar en brazos o a la espalda a un niño pequeño o arrastrar una maleta por la calle. Es algo que fortalece y tonifica tus músculos (y, de paso, te proporciona un aspecto estupendo) al tiempo que mejora la salud de tus huesos. Estos ejercicios ponen a prueba la fuerza las tres zonas principales de tu cuerpo, que son: el tren superior, el tronco (llamado también *core*) y el tren inferior. Realiza cada una de las pruebas y anota tu resultado, acorde a lo que te indican las tablas en cada ejercicio. Tenlo a mano, ya que repetirás la prueba al final del curso para medir tus avances.

PRUEBA DE FUERZA DEL TREN SUPERIOR

¿Cuántas flexiones eres capaz de hacer hasta que no puedas más? Si la flexión que ves aquí resulta demasiado intensa, haz en su lugar flexiones apoyándote en las rodillas (consulta las instrucciones de la página 24).

NÚMERO DE FLEXIONES		
BUENA FORMA FÍSICA		
Edad	Mujeres	Hombres
18-25	20	28
26-35	19	21
36-45	14	16
46-55	10	12
56-65	10	10
66+	7	8

1 Colócate a cuatro patas y separa las manos algo más que la anchura de los hombros. Mete el ombligo hacia dentro para activar el tronco. Estira las piernas hacia atrás y mantén el equilibrio sobre los dedos de los pies y las manos. Mantén el cuerpo en línea recta, sin echar abajo el centro. Las piernas están separadas a la anchura de la cadera.

2 Inspira mientras doblas los codos y empieza a bajar hasta que la barbilla casi roce el suelo. Exhala al contraer los músculos del pecho e impúlsate hacia arriba con las manos hasta la posición inicial. No debes bloquear los codos; mantenlos ligeramente flexionados. Lleva la cuenta de cuántas flexiones puedes hacer sin parar.

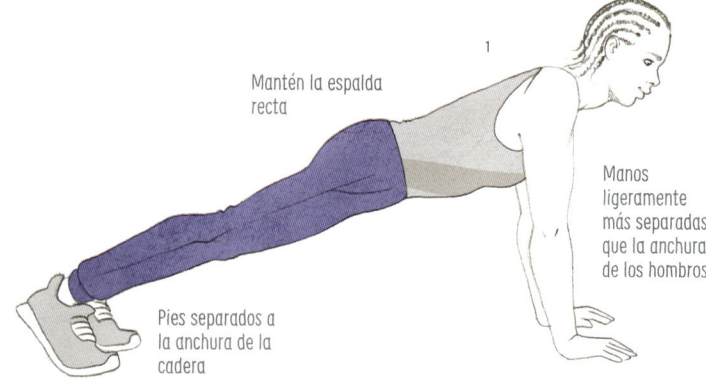

Mantén la espalda recta

Manos ligeramente más separadas que la anchura de los hombros

Pies separados a la anchura de la cadera

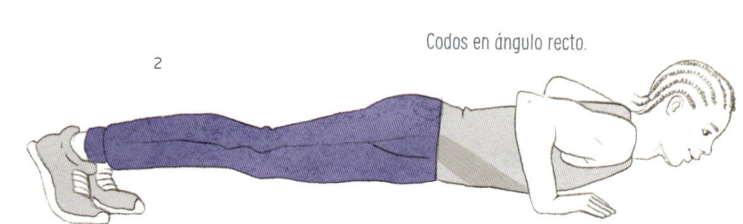

Codos en ángulo recto.

PRUEBA DE FUERZA DEL TRONCO

¿Cuántas flexiones puedes hacer en un minuto? Utiliza los músculos del tronco para incorporarte; no tires del cuello con las manos. Esto no es un abdominal; solo tienes que levantar los omóplatos uno o dos centímetros del suelo.

NÚMERO DE FLEXIONES		
BUENA FORMA FÍSICA		
Edad	Mujeres	Hombres
18-25	38	47
26-35	39	42
36-45	29	39
46-55	24	34
56-65	20	28
66+	12	22

1 Túmbate boca arriba con las rodillas flexionadas y los pies apoyados en el suelo. Los pies están separados a la anchura de las caderas. Levanta las manos por detrás de la cabeza, entrelazando los dedos. Inhala, mete el ombligo hacia dentro y prepárate para el movimiento.

2 Exhala mientras levantas lentamente la cabeza y los hombros al estirar la nuca. No levante la barbilla; mantenla hacia abajo como si estuvieras sujetando una pelota de tenis entre la barbilla y el pecho. Inhala mientras vuelves poco a poco a la posición inicial.

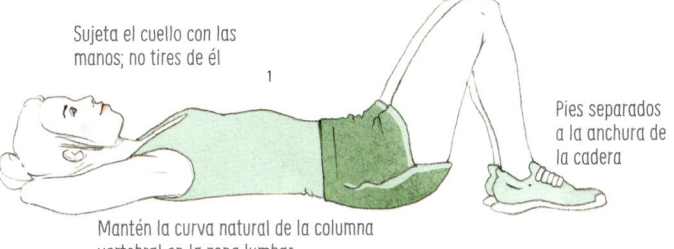

Sujeta el cuello con las manos; no tires de él

Mantén la curva natural de la columna vertebral en la zona lumbar

Pies separados a la anchura de la cadera

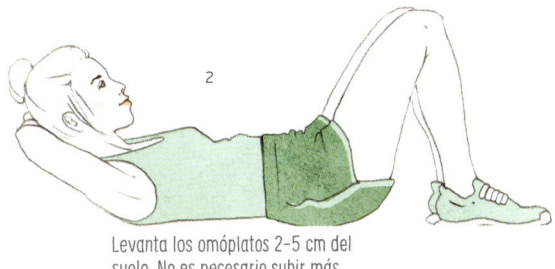

Levanta los omóplatos 2-5 cm del suelo. No es necesario subir más.

PRUEBA DE FUERZA DEL TREN INFERIOR

Las sentadillas son una buena forma de medir la forma física del tren inferior del cuerpo. Observa cuántas puedes hacer hasta que sientas que no puedes continuar.

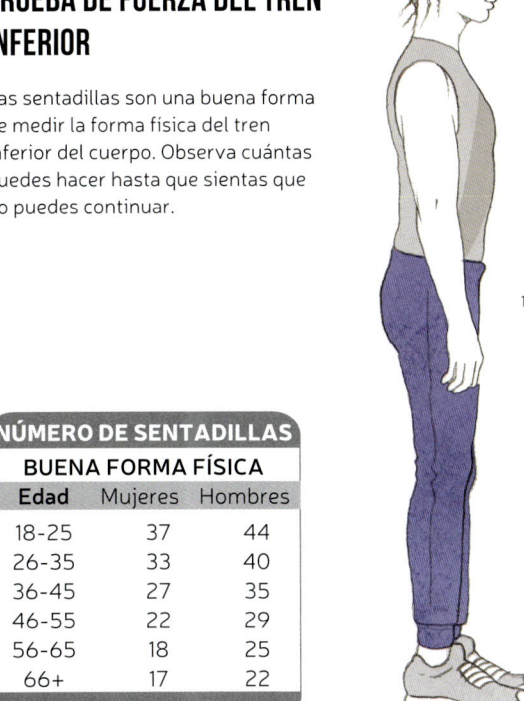

NÚMERO DE SENTADILLAS		
BUENA FORMA FÍSICA		
Edad	Mujeres	Hombres
18-25	37	44
26-35	33	40
36-45	27	35
46-55	22	29
56-65	18	25
66+	17	22

1 Ponte de pie, con los pies separados a la anchura de los hombros y los brazos a los lados. Mete el ombligo hacia dentro para activar el tronco y prepárate para el movimiento.

2 Levanta despacio los brazos mientras bajas el cuerpo hasta que los muslos queden casi paralelos al suelo. Empuja las caderas hacia atrás, no te limites a doblar las rodillas. Mantén las rodillas alineadas con los dedos de los pies, no dejes que caigan hacia dentro. Mantén la parte superior del cuerpo recta; no arquees la espalda. Vuelve a la posición inicial y repite tantas veces como puedas.

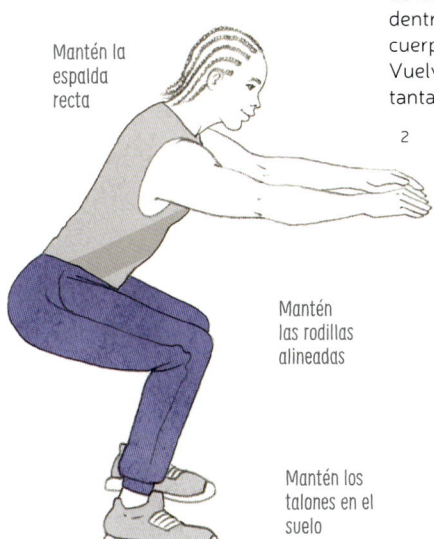

Mantén la espalda recta

Mantén las rodillas alineadas

Mantén los talones en el suelo

Flexibilidad

La flexibilidad es una parte importante de la forma física general. Mejora la postura, la movilidad y la coordinación, y reduce el riesgo de dolor muscular, al tiempo que previene las lesiones y mejora el equilibrio.

PRUEBA DE ESTIRAMIENTO

Esta prueba mide la flexibilidad de la zona lumbar y de los músculos isquiotibiales y de los gemelos. Coloca una regla sobre un escalón para que puedas medir cuánto puedes llegar más lejos de los dedos de los pies. Anota el resultado.

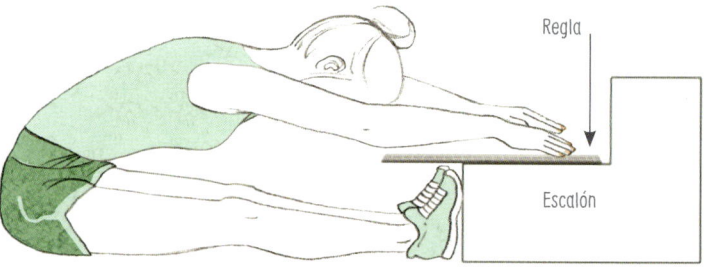

Regla

Escalón

FLEXIBILIDAD		
RESULTADOS EN CM		
CM	Mujeres	Hombres
Excelente	>37	>34
Bien	33-36	28-34
Normal	29-32	23-27
Regular	23-28	16-22
Mejorable	<23	16

1 Coloca una regla en el peldaño inferior de una escalera. La línea de 26 cm debe estar nivelada con el borde de la escalera (donde estarán los dedos de tus pies).

2 Siéntate erguido, con las piernas estiradas y las plantas con los pies apoyados en la escalera. Estira los brazos hacia delante e inclínate lentamente hacia delante desde la cintura todo lo que puedas. Anota hasta dónde llegas.

FLEXIBILIDAD DE CUELLO Y COLUMNA

Las malas posturas derivadas de un estilo de vida cada vez más sedentario son la principal causa de la reducción de la amplitud de movimiento del cuello. Muévete lenta y suavemente en esta prueba, sin esforzarte. Si tienes alguna lesión o dolor de cuello, espera a estar mejor antes de hacerla.

1 Siéntate erguido en el suelo con las piernas cruzadas. También puedes sentarte en una silla vertical o estar de pie si te resulta más cómodo.

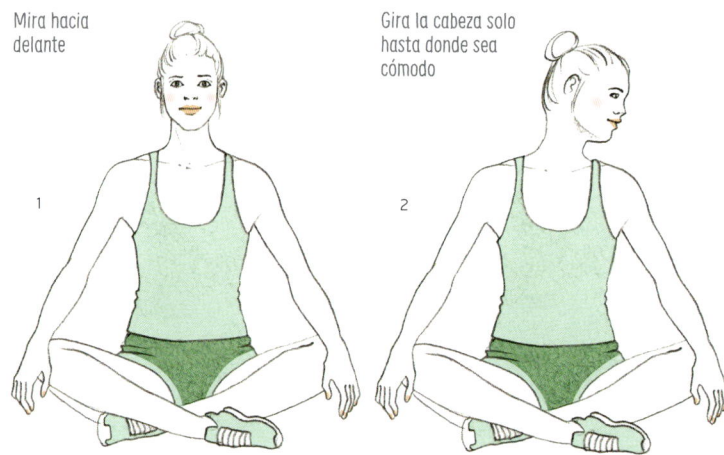

Mira hacia delante

1

Gira la cabeza solo hasta donde sea cómodo

2

ROTACIÓN CERVICAL

La amplitud de movimiento ideal es de 160 a 180 grados. Eso significa que deberías poder girar el cuello hacia la derecha y hacia la izquierda de forma que la nariz quede alineada con el hombro, o casi.

2 Manteniendo los hombros quietos y la espalda recta, gira poco a poco la cabeza hacia la izquierda todo lo que puedas sin sentir molestias. Mantén la posición durante cinco segundos. Repite en el otro lado.

Equilibrio

El equilibrio es un componente clave de la forma física. Un buen equilibrio te permite controlar la posición de tu cuerpo y es importante para actividades cotidianas como caminar o hacer deporte. A medida que envejecemos, un buen equilibrio no solo ayudará a evitar caídas: también es una medida de la salud cerebral.

PRUEBA DE EQUILIBRIO

Pon a prueba tu equilibrio cronometrando el tiempo que puedes permanecer de pie sobre una pierna sin perder el equilibrio. Necesitarás un cronómetro. El estiramiento de cuádriceps que se muestra aquí es una buena forma de hacer esta prueba, pero también puedes levantar la pierna en otras direcciones si lo prefieres. Si tu equilibrio es bueno, haz de nuevo la prueba, pero esta vez con los ojos cerrados.

1 Ponte de pie con los pies separados a la anchura de las caderas. Levanta el pie derecho hacia atrás. Coge la parte superior del pie con la mano derecha y tira suavemente de él hacia los glúteos. Dirige la rodilla hacia el suelo y aguanta todo el tiempo que puedas. Vuelve a la posición inicial y repite en el otro lado.

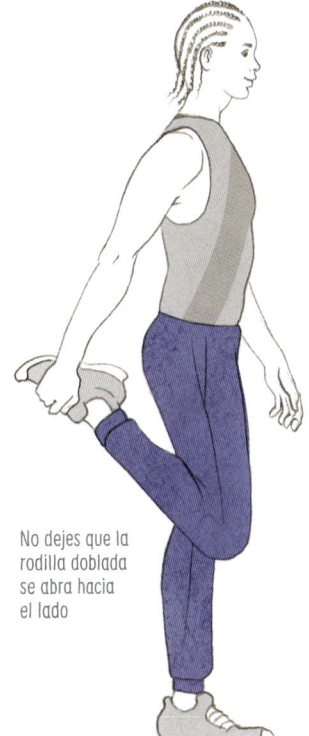

Fija la mirada en cualquier objeto inmóvil delante de ti

No dejes que la rodilla doblada se abra hacia el lado

EQUILIBRIO	
TIEMPO SOBRE UN PIE	
Valoración	**Segundos**
Excelente	>50
Bien	40-50
Normal	25-39
Regular	10-24
Mejorable	<10

Peso

Peso e IMC
El Índice de Masa Corporal, o IMC, es una forma de medir si tienes un peso saludable. Funciona calculando la relación entre tu peso y tu estatura al cuadrado. Un IMC saludable está entre 18,5 y 24,9. Hay muchas calculadoras en internet, pero también puedes hacer tú mismo el cálculo mediante esta fórmula: IMC= peso en kg / altura en cm al cuadrado. Por ejemplo, 63 kg / (1,65 x 1,65 cm) = 22,9.

IMC (índice de masa corporal)	
IMC	**Peso**
Menos de 18,5	Delgadez
18,5-24,9	Normal
25-29,9	Sobrepeso
30 o más	Obesidad

Índice cintura-cadera (ICC)
Este índice se utiliza como indicador de la salud y del riesgo de desarrollar enfermedades graves. Para calcularlo, mide tu cintura en el punto más estrecho, y luego mide tus caderas en su punto más ancho. Ahora divide la medida de tu cintura por tu medida de la cadera. Por ejemplo:
80cm / 99cm = 0,80 (riesgo bajo).

ICC (índice cintura-cadera)		
RIESGO PARA LA SALUD		
Nivel	**Mujeres**	**Hombres**
Bajo	<0,81	<0.96
Moderado	0,81-0,85	0,96-1
Alto	0,86-0,88	1,01-1,03
Muy alto	>0,88	>1,03

Músculos y huesos

El cuerpo humano es una máquina muy eficaz, preparada para una amplia gama de movimientos. Lo sostiene un sistema esquelético formado por 206 huesos conectados entre sí por las articulaciones. Aunque algunas articulaciones —como las del cráneo— son inamovibles, la mayoría se conectan mediante ligamentos, cartílagos y líquido sinovial, que trabajan juntos para estabilizarlas, amortiguarlas y protegerlas, al tiempo que favorecen la libertad de movimiento. Nuestros huesos están recubiertos de músculos esqueléticos que proporcionan la fuerza para movernos. Cuando nuestros músculos se contraen, tiran de los tendones que conectan los músculos entre sí, y nos dirigen hacia la dirección deseada. Los nervios junto a nuestros músculos llevan mensajes hacia y desde el cerebro, que dirige las operaciones, mientras que los vasos sanguíneos transportan oxígeno a nuestros músculos y se llevan los productos de desecho, como el dióxido de carbono. Esta máquina afinada está diseñada para realizar más movimiento del que a menudo requiere nuestro estilo de vida moderno. Cuando no hacemos suficiente ejercicio pueden surgir todo tipo de problemas. Basta una pequeña cantidad de ejercicio para prevenir o mejorar la mayoría de ellos.

Los músculos y dónde están

A lo largo de este libro nos referimos a los músculos más utilizados en los ejercicios. Aquí puedes ver su ubicación aproximada.

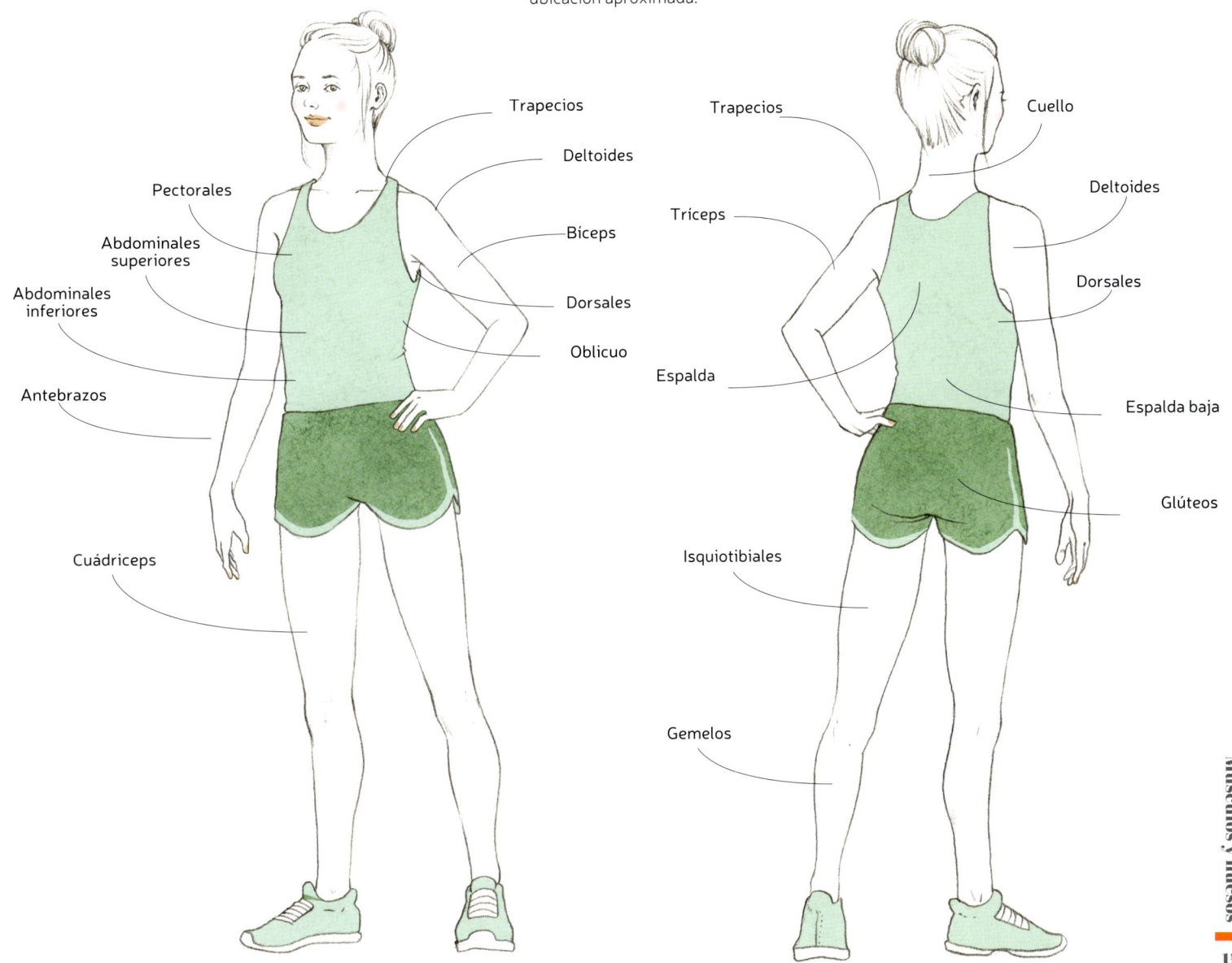

Pectorales

Abdominales superiores

Abdominales inferiores

Antebrazos

Cuádriceps

Trapecios

Deltoides

Bíceps

Dorsales

Oblicuo

Trapecios

Tríceps

Espalda

Isquiotibiales

Gemelos

Cuello

Deltoides

Dorsales

Espalda baja

Glúteos

Básicos

Para mantener o mejorar tu estado físico necesitas entrenar de diferentes maneras para desarrollar tres zonas clave: cardio, fuerza y flexibilidad. En este libro hemos reunido 30 rutinas para que las sigas a diario. Cada día aprenderás y repetirás ejercicios que aumentarán tu capacidad cardiovascular junto con otros que desarrollarán tu fuerza muscular y extenderán la flexibilidad. Hemos concebido el curso para personas de todas las edades que gozan de buena salud, pero que no realizan los niveles de ejercicio recomendados. Como ya hemos señalado, si tienes problemas de salud, como hipertensión u obesidad, o si tienes más de 50 años, debes consultar a tu médico antes de empezar cualquier nueva rutina de ejercicios. Si consideras que alguno de los ejercicios o rutinas de este libro es demasiado intenso o te causa dolor, debes escuchar a tu cuerpo. Baja el ritmo, haz una pausa o descansa hasta que te sientas cómodo. En algunos casos, puedes consultar a tu médico antes de comenzar.

MARCHAR EN EL SITIO

Este es un estupendo ejercicio de bajo impacto que puede hacerse en cualquier lugar y en cualquier momento

- **Tonifica la parte inferior del cuerpo**
- **Trabaja brazos y hombros**
- **Se añade al recuento de pasos diarios**
- **Quema calorías**
- **Levanta el ánimo**

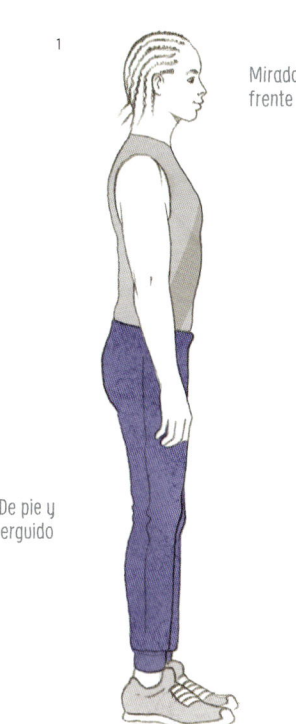

De pie y erguido

Mirada al frente

1 Mantente erguido con los brazos a los lados. Mete el ombligo hacia dentro para activar el tronco y prepárate para el movimiento.

2 Comienza a marchar en el sitio despacio, levantando primero una pierna, y luego la otra. Cuando hayas establecido un ritmo de marcha constante con las piernas, empieza a mover los brazos. Al levantar cada pie, mueve el brazo opuesto hacia delante. Continúa durante 1-2 minutos, aumentando el ritmo a medida que tu cuerpo se calienta.

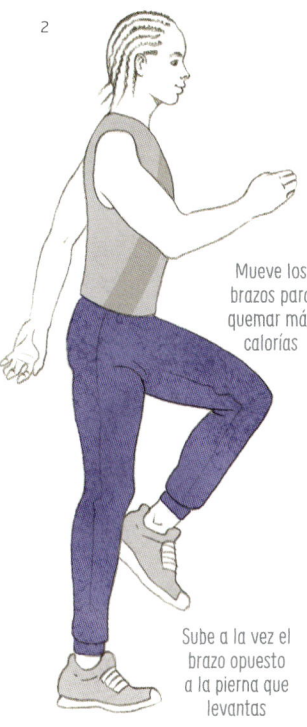

Mueve los brazos para quemar más calorías

Sube a la vez el brazo opuesto a la pierna que levantas

CÍRCULOS CON EL CODO

Estos sencillos estiramientos se dirigen a las articulaciones de los hombros y a los músculos de la parte superior de la espalda

- **Aumenta la movilidad de la articulación del hombro**
- **Trabaja los trapecios del cuello y la parte superior de la espalda**
- **Tonifica los brazos**

Las articulaciones del hombro pueden chasquear al moverse. Si no hay dolor, es un ejercicio inofensivo. Procede con cuidado. Si hay dolor, habla con tu médico.

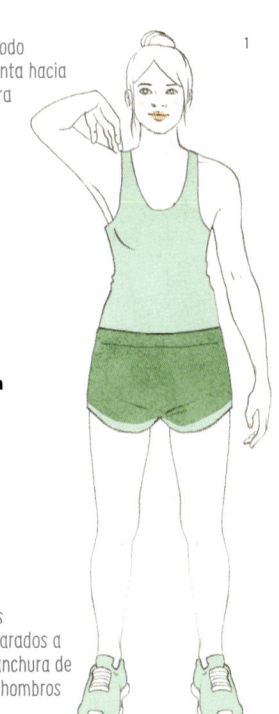

El codo apunta hacia fuera

Pies separados a la anchura de los hombros

1 Ponte de pie, con los pies separados a la anchura de los hombros. Levanta un brazo y coloca la punta de los dedos sobre el hombro. Gira lentamente el brazo hacia delante 10 veces. Repite primero el ejercicio hacia atrás y luego haz lo mismo en el otro lado.

2 Ahora levanta ambos brazos a la altura de los hombros y coloca las puntas de los dedos sobre los hombros, con los codos apuntando hacia fuera. Gira lentamente ambos brazos hacia delante 10 veces. Repite 10 veces hacia atrás.

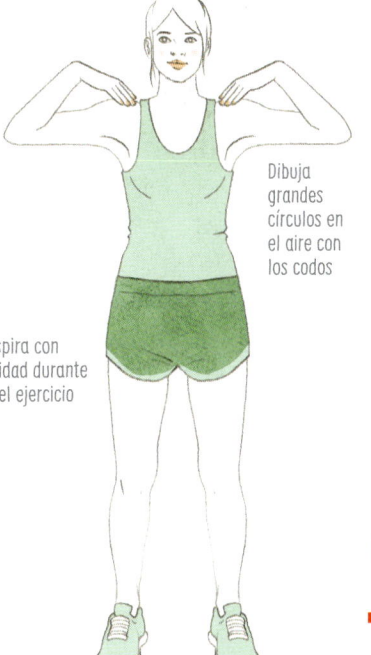

Respira con normalidad durante todo el ejercicio

Dibuja grandes círculos en el aire con los codos

SALTOS DE TIJERAS

3 Los saltos de tijeras son un gran ejercicio para todo el cuerpo. Si no has hecho ninguno desde la infancia, empieza poco a poco.

- **Entrenamiento cardiovascular de todo el cuerpo**
- **Trabaja glúteos y cuádriceps**
- **Fortalece los flexores de la cadera**
- **Se queman calorías**

Si tienes problemas articulares, sobre todo en las rodillas o los tobillos, consulta a tu médico antes de hacer este ejercicio.

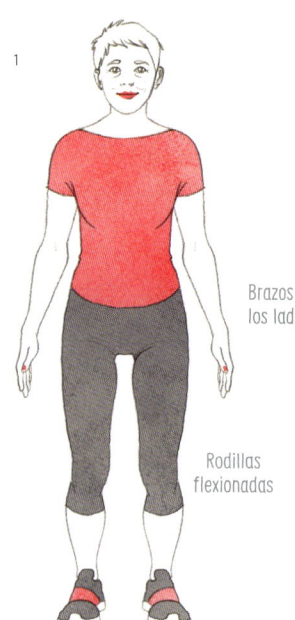

1

Brazos a los lados

Rodillas flexionadas

1 Ponte de pie con los pies a la altura de la cadera y los brazos a los lados. Mete el ombligo hacia dentro para activar el tronco, dobla las rodillas y prepárate para saltar.

2 A la vez que saltas, separa bien los pies y estira los brazos por encima de la cabeza. Vuelve a saltar mientras bajas los brazos y llevas los pies a la posición inicial. Repítelo despacio 20 veces.

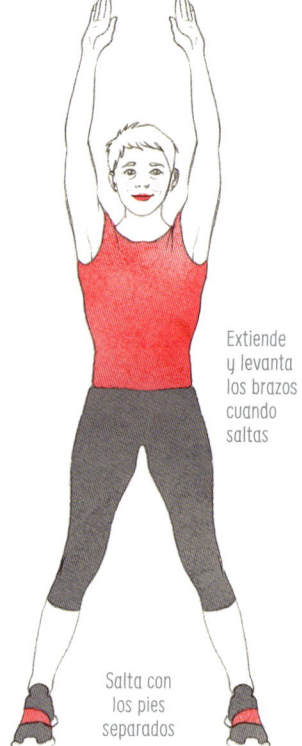

2

Extiende y levanta los brazos cuando saltas

Salta con los pies separados

SENTADILLAS

4 Las sentadillas desarrollan y tonifican los músculos de las piernas, al tiempo que mejoran el equilibrio y la flexibilidad.

- **Trabaja la parte inferior del cuerpo, como los flexores de la cadera, glúteos, cuádriceps, isquiotibiales y gemelos**
- **También activa el tronco**
- **Fortalece el corazón y los pulmones**
- **Mejora el equilibrio y la movilidad**
- **Notable consumo de calorías**

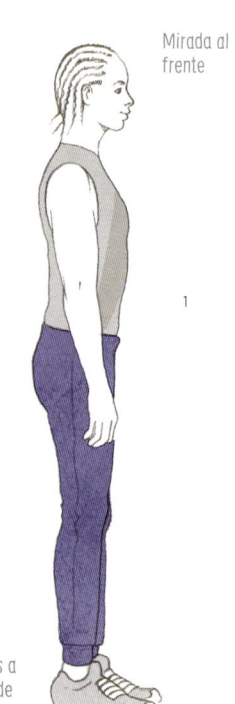

Mirada al frente

1

Pies separados a la altura de los hombros

Mantén la espalda recta

2

Mantén las rodillas alineadas

Mantén los talones en el suelo

1 Colócate erguido, con los pies separados a la anchura de los hombros y los brazos a los lados. Mete el ombligo hacia dentro para activar el tronco y prepárate para el movimiento.

2 Levanta despacio los brazos mientras bajas el cuerpo hasta que los muslos queden casi paralelos al suelo. Empuja las caderas hacia atrás, no te limites a doblar las rodillas. Mantén las rodillas alineadas con los dedos de los pies, no dejes que caigan hacia dentro. Mantén recta la parte superior del cuerpo. Vuelve a la posición inicial y repite lentamente 10 veces.

TORSIÓN VERTEBRAL

5

Este giro suave aumenta la amplitud de movimiento de la parte superior del cuerpo. Mantén inmóviles la pelvis, las caderas y las piernas.

- **Aumenta la flexibilidad de la columna vertebral**
- **Estabiliza la pelvis**
- **Mejora la postura**
- **Aumenta la capacidad de movimiento**

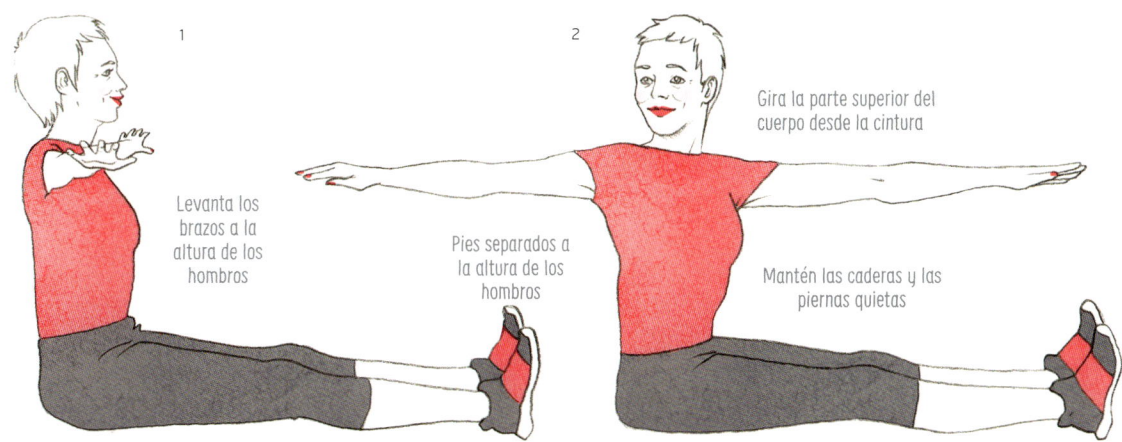

Levanta los brazos a la altura de los hombros

Gira la parte superior del cuerpo desde la cintura

Pies separados a la altura de los hombros

Mantén las caderas y las piernas quietas

1 Siéntate erguida con las piernas hacia delante, separadas a la anchura de los hombros. Inhala y mete el ombligo hacia dentro. Levanta los brazos a la altura de los hombros, con las palmas hacia abajo.

2 Espira mientras giras lentamente la parte superior del cuerpo todo lo que puedas hacia la derecha sin hacer fuerza. Gira desde la cintura, manteniendo las caderas y las piernas quietas. Inhala al volver a la posición inicial. Repite cinco veces a cada lado.

PLANCHA DE BRAZOS

6

Las planchas son una de las mejores formas de fortalecer el tronco, pero también trabajan los hombros, los brazos y las piernas.

- **Fortalece el tronco**
- **Mejora la postura**
- **Ayuda a aliviar el dolor de espalda**
- **Aumenta la flexibilidad**

1 Túmbate boca abajo, con las piernas extendidas hacia atrás y los antebrazos apoyados en el suelo. Mete el ombligo hacia dentro para activar el tronco.

2 Levanta el cuerpo del suelo de modo que estés en equilibrio sobre los dedos de los pies y los antebrazos. Mantén el cuerpo en linea recta. Aguanta 15 segundos. Túmbate lentamente en el suelo y descansa unos segundos. Repite.

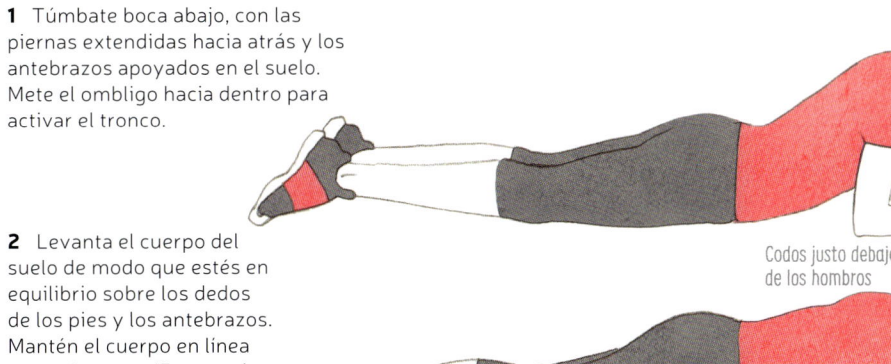

Mira hacia abajo

Codos justo debajo de los hombros

Mantén el tronco contraído para evitar que caigan las caderas y el vientre

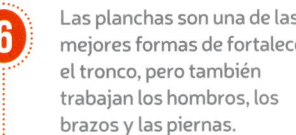

MODIFICACIÓN

Si el estiramiento te parece demasiado intenso, mantén las rodillas en el suelo. Así descargarás parte del peso de los hombros y te resultará más fácil.

LA RUTINA DE HOY

VUELVE al primer ejercicio que hemos practicado hoy y repítelo durante el tiempo o número de repeticiones indicado a la derecha. Sigue el orden de los ejercicios, haciendo pausas y descansando cuando sea necesario entre cada una.

1	MARCHAR EN EL SITIO	3 minutos
2	CÍRCULOS CON EL CODO	3 series de 10
3	SALTOS DE TIJERAS	3 series de 20
4	SENTADILLAS	3 series de 10
5	TORSIÓN DE COLUMNA	3 series de 5
6	PLANCHA DE BRAZOS	3 series de 5

Cardio

DÍA 2

El entrenamiento aeróbico, también conocido como cardio, es un tipo de ejercicio que eleva tu ritmo cardíaco. Debe hacerte sudar ligeramente y dejarte (un poco) sin aliento. Algunos ejemplos de cardio son caminar a paso ligero, correr o nadar, jugar al tenis o montar en bicicleta estática. Hay muchas formas diferentes de hacer ejercicio aeróbico. Te enseñaremos algunos movimientos cardiovasculares bajo techo que seguirás disfrutando una vez terminado el curso. Suponemos que no estás especialmente en forma, así que empezaremos con algunas rutinas cortas y de intensidad media. Los expertos en fitness recomiendan que hagas 150 minutos de cardio a la semana, idealmente divididos en sesiones de 30 minutos cada una en cinco días distintos. Los beneficios son enormes: fortalecerás corazón y pulmones, al tiempo que reducirás el riesgo de infarto, la hipertensión, el colesterol alto, la diabetes y algunos tipos de cáncer. Te ayudará a quemar grasa y tonificar los músculos, hará que brillen tus ojos y tu piel, además de elevar tu estado de ánimo... ¡entre otras virtudes!

MARCHAR EN EL SITIO

Marcha tan rápido como para aumentar un poco tu ritmo cardíaco y sentir tu respiración.

- **Tonifica la parte inferior del cuerpo**
- **Trabaja brazos y hombros**
- **Se añade al recuento de pasos diarios**
- **Quema calorías**
- **Levanta el ánimo**

TORSIÓN DE TRONCO

Este giro trabaja los hombros y los brazos, los tonifica y fortalece.

- **Trabaja los hombros, los oblicuos, los abdominales, las caderas y los músculos de las piernas**
- **Fortalece la columna vertebral**
- **Tonifica los brazos**

1 Mantente erguido con los brazos a los lados. Mete el ombligo hacia dentro para activar el tronco y prepárate para el movimiento.

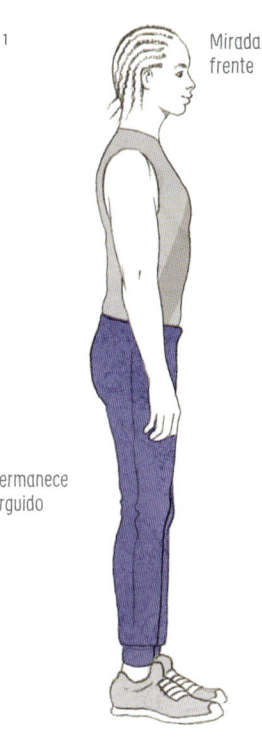

Mirada al frente

Permanece erguido

2 Comienza a marchar sin moverte, levantando primero una pierna y luego la otra. Cuando hayas establecido un ritmo de marcha constante con las piernas, empieza a bracear. Al levantar cada pie, mueve el brazo opuesto hacia delante. Continúa durante dos minutos, y aumenta el ritmo a medida que tu cuerpo va entrando en calor.
.

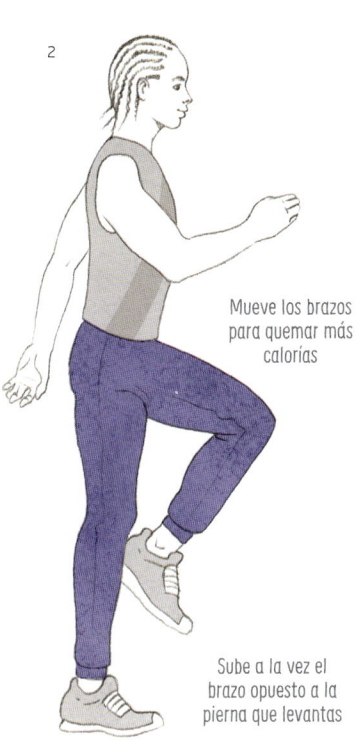

Mueve los brazos para quemar más calorías

Sube a la vez el brazo opuesto a la pierna que levantas

Brazos levantados a la altura de los hombros

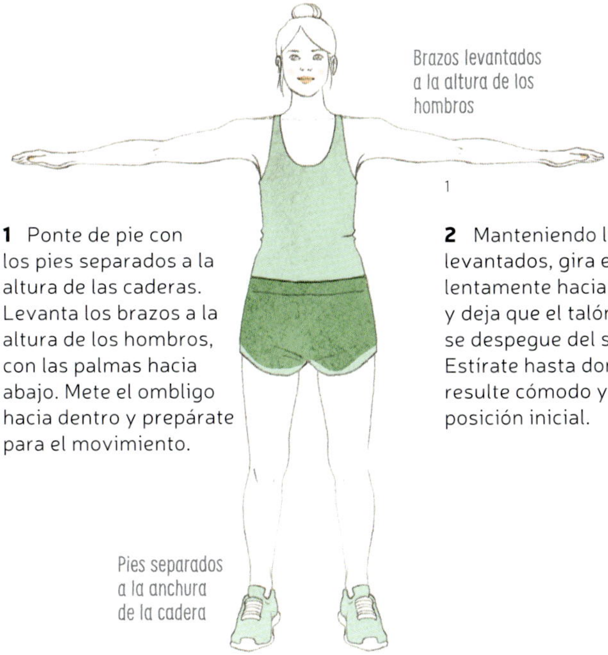

1 Ponte de pie con los pies separados a la altura de las caderas. Levanta los brazos a la altura de los hombros, con las palmas hacia abajo. Mete el ombligo hacia dentro y prepárate para el movimiento.

Pies separados a la anchura de la cadera

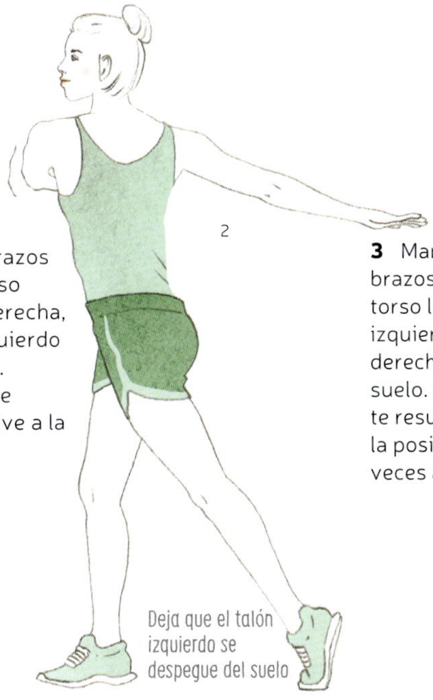

2 Manteniendo los brazos levantados, gira el torso lentamente hacia la derecha, y deja que el talón izquierdo se despegue del suelo. Estírate hasta donde te resulte cómodo y vuelve a la posición inicial.

Deja que el talón izquierdo se despegue del suelo

Gira solo hasta donde te resulte cómodo

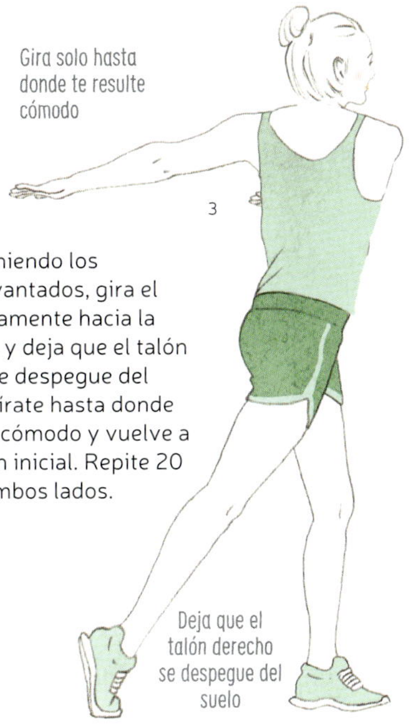

3 Manteniendo los brazos levantados, gira el torso lentamente hacia la izquierda, y deja que el talón derecho se despegue del suelo. Estírate hasta donde te resulte cómodo y vuelve a la posición inicial. Repite 20 veces a ambos lados.

Deja que el talón derecho se despegue del suelo

SALTOS DE TIJERAS

Se trata de un ejercicio intenso, con una gran quema de calorías. Puedes gastar 100 calorías en 10-12 minutos.

- **Entrenamiento cardiovascular de todo el cuerpo**
- **Trabaja glúteos y cuádriceps**
- **Fortalece los flexores de la cadera**
- **Se queman bastantes calorías**

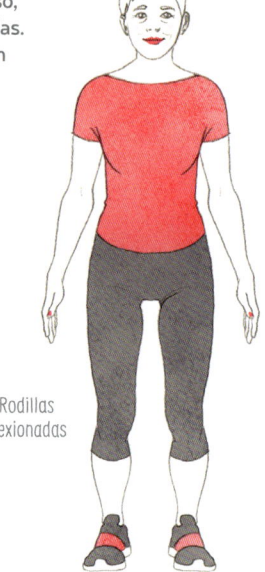

1 Colócate erguida, con los pies separados a la anchura de las caderas y los brazos a los lados. Mete el ombligo hacia la columna, dobla las rodillas y prepárate para saltar.

Brazos estirados a los lados

1

Rodillas flexionadas

2 Cuando saltes, separa bien los pies y estira los brazos hacia arriba por encima de la cabeza. Salta de nuevo a la vez que bajas los brazos y devuelves los pies a la posición inicial. Repite lentamente 20 veces.

Extiende y levanta los brazos mientras saltas

2

Salta con los pies bien separados

LEVANTAMIENTOS LATERALES

Este levantamiento parece muy fácil, pero es bastante duro después de unas pocas repeticiones. Elige pesos ligeros para empezar.

- **Trabaja y tonifica los hombros**
- **También trabaja los deltoides, los trapecios y el cuello**
- **Aumenta la amplitud de movimiento**

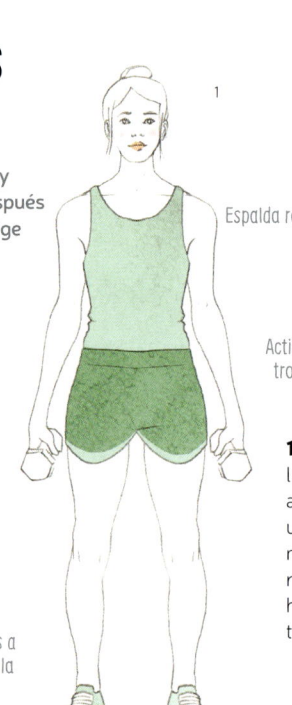

Espalda recta

1

Activa el tronco

1 Ponte de pie con los pies separados a la anchura de las caderas y una mancuerna en cada mano. Mantén la espalda recta y mete el ombligo hacia dentro para activar el tronco.

Pies separados a la anchura de la cadera

Cuando llegues al punto más alto, gira las muñecas para que los dedos miren hacia arriba.

2

Muévete despacio para aumentar la quema de calorías

2 Levanta lentamente las pesas hacia un lado hasta que los brazos queden paralelos al suelo. Dobla un poco los codos. Cuando las manos lleguen a la altura de los hombros, gira las muñecas de modo que los dedos queden hacia arriba. Vuelve a bajar lentamente. Repite 10 veces.

FLEXIÓN DE BÍCEPS

5

Este ejercicio clásico de entrenamiento de fuerza tonifica los bíceps de la parte anterior de los brazos.

- **Fortalece los bíceps**
- **Tonifica y esculpe los brazos**
- **Estabiliza los hombros**
- **Trabaja la parte superior de la espalda**

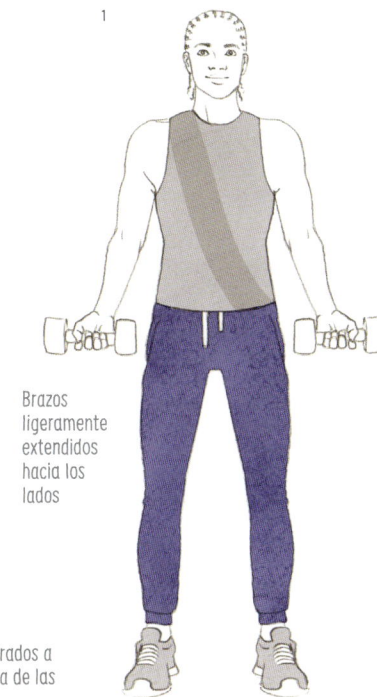

Brazos ligeramente extendidos hacia los lados

Pies separados a la anchura de las caderas

1 Colócate erguido con los pies separados a la anchura de las caderas sujetando una mancuerna de peso medio en cada mano a la altura de los muslos. Las manos están ligeramente separadas de los lados y mirando hacia delante. Mete el ombligo hacia dentro para activar el tronco.

2 Contrae los bíceps y dobla los brazos, llevando las pesas hacia los hombros. Mantén los codos inmóviles y sube las pesas todo lo que puedas sin moverlas. Baja lentamente las pesas, manteniendo una ligera flexión de los codos en la parte inferior. Repite lentamente 10 veces.

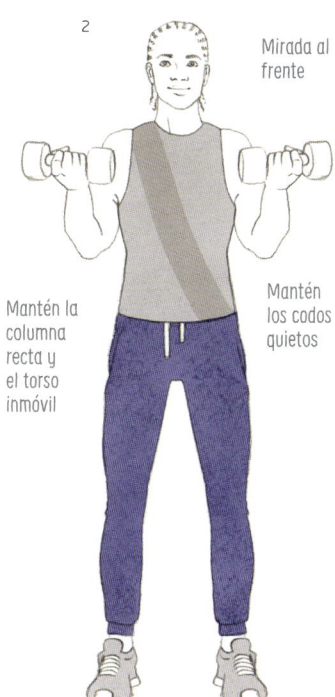

Mirada al frente

Mantén la columna recta y el torso inmóvil

Mantén los codos quietos

ZANCADAS CON PESAS

6

Si tienes problemas de equilibrio, empieza haciendo el ejercicio sin las pesas.

- **Trabaja cuádriceps, glúteos, isquiotibiales, gemelos, tronco y caderas**
- **Mejora el equilibrio**
- **Aumenta la movilidad**

Todas estas zancadas ejercen presión sobre las articulaciones. Las zancadas con pesas son duras para las rodillas y los tobillos, así que procede con precaución o evítalas si tienes problemas articulares.

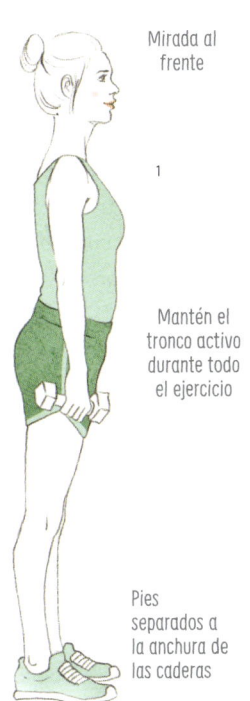

Mirada al frente

Mantén el tronco activo durante todo el ejercicio

Pies separados a la anchura de las caderas

1 Ponte de pie con los pies separados a la anchura de las caderas. Mantén las manos a los lados con una mancuerna en cada una. Mete el ombligo hacia dentro para activar el tronco.

2 Inhala y da un gran paso hacia delante con una pierna, doblando la rodilla hasta que el muslo delantero quede casi paralelo al suelo. La pierna de atrás está doblada por la rodilla y en equilibrio sobre los dedos de los pies. Exhala mientras vuelves a la posición inicial. Repite cinco veces por cada lado.

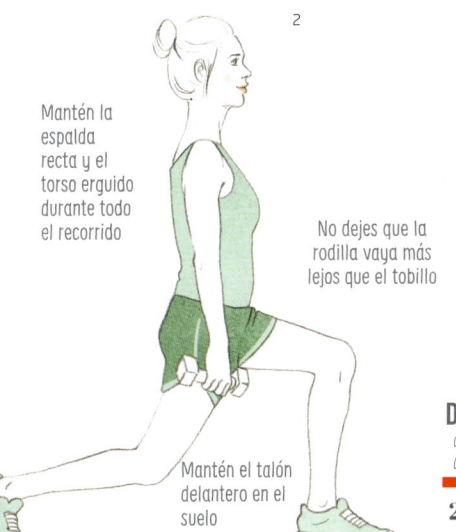

Mantén la espalda recta y el torso erguido durante todo el recorrido

No dejes que la rodilla vaya más lejos que el tobillo

Mantén el talón delantero en el suelo

FLEXIÓN CON RODILLAS

7

Las flexiones pueden resultar difíciles si no estás en forma. Utiliza esta versión modificada con las rodillas para ganar fuerza.

- **Desarrolla la fuerza de la parte superior del cuerpo**
- **Trabaja tríceps, pectorales y hombros**
- **Fortalece la zona lumbar y el tronco**

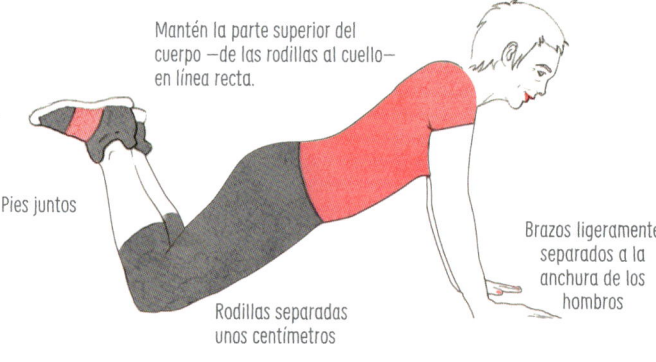

Mantén la parte superior del cuerpo —de las rodillas al cuello— en línea recta.

Pies juntos

Brazos ligeramente separados a la anchura de los hombros

Rodillas separadas unos centímetros

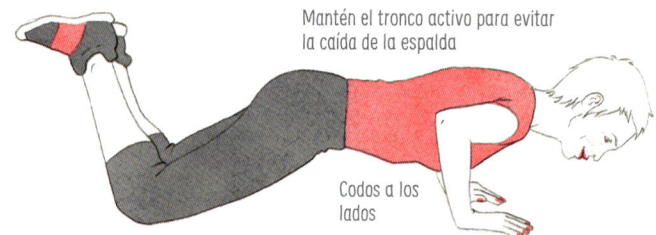

Mantén el tronco activo para evitar la caída de la espalda

Codos a los lados

1 Empieza a cuatro patas con los brazos estirados y separados un poco más que la anchura de los hombros, las manos apoyadas en el suelo y los dedos hacia delante. Mueve un poco las rodillas hacia atrás, levanta la parte inferior de las piernas del suelo y apoya el peso en la parte superior de las rodillas. Mantén la parte superior del cuerpo, desde las rodillas hasta el cuello, en línea recta. Inhala, mete el ombligo hacia dentro y prepárate para el movimiento.

2 Exhala mientras bajas el cuerpo hacia el suelo, permitiendo que los codos se doblen hacia los lados. Cuando tu pecho esté casi en el suelo, levanta lentamente el cuerpo hasta la posición inicial. Repite 5 veces.

EXTENSIÓN DE ESPALDA

8

Esta suave extensión de la espalda fortalecerá los músculos de la zona lumbar.

- **Tonifica y fortalece la zona lumbar**
- **También trabaja glúteos, caderas y hombros**
- **Mejora la postura**
- **Ayuda a prevenir el dolor lumbar**

Si tienes una lesión o dolor de cuello, espalda u hombros, espera a estar mejor antes de intentar las extensiones de espalda.

1 Túmbate boca abajo en el suelo con los brazos estirados a lo largo de los costados, con las palmas hacia abajo. Contrae el tronco metiendo el ombligo hacia dentro.

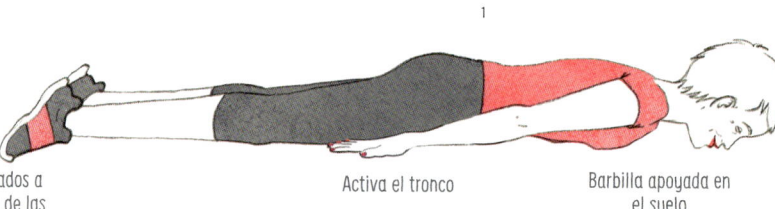

Pies separados a la anchura de las caderas

Activa el tronco

Barbilla apoyada en el suelo

2 Levanta lentamente la parte superior del cuerpo del suelo. Cuenta hasta 10. Si notas tensión en la zona lumbar, vuelve a la posición inicial y descansa unos segundos. Repite cinco veces.

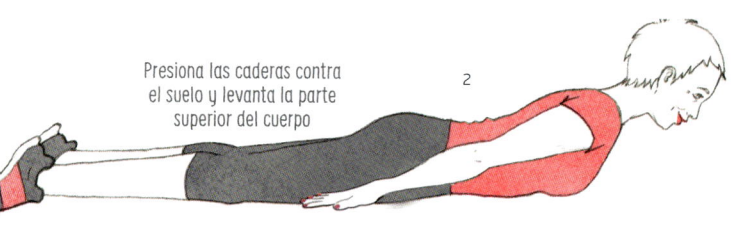

Presiona las caderas contra el suelo y levanta la parte superior del cuerpo

ABDOMINALES

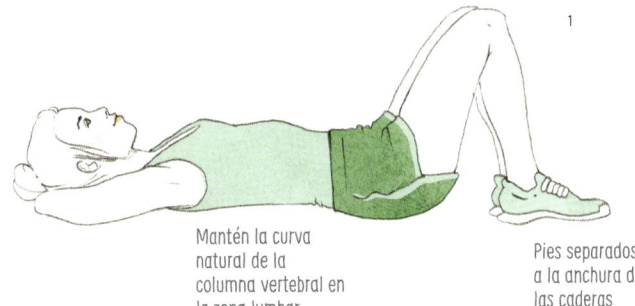

9

Esta ligera flexión trabaja el tronco y puede ayudar a aplanar el vientre.

- **Trabaja el tronco**
- **Trabaja los flexores del cuello**
- **Aumenta la estabilidad de la columna vertebral y del tronco**
- **Mejora la postura**

Evita estas flexiones si tienes osteoporosis.

Si tienes dolor o lesión de cuello o espalda, habla con tu médico antes de hacerlas.

1 Túmbate boca arriba con las rodillas flexionadas y los pies apoyados en el suelo. Los pies están separados a la anchura de las caderas. Levanta las manos por detrás de la cabeza, entrelazando los dedos. Inhala y mete el ombligo para activar el tronco y prepárate para el movimiento.

2 Exhala mientras levantas lentamente la cabeza y los hombros tirando de la nuca. No levantes la barbilla; mantenla hacia abajo como si sostuvieras una pelota de tenis entre la ella y el pecho. Haz una pausa e inspira a la vez que vuelves lentamente a la posición inicial. Repítelo cinco veces.

Mantén la curva natural de la columna vertebral en la zona lumbar

Pies separados a la anchura de las caderas

Sujeta el cuello con las manos; no tires de él

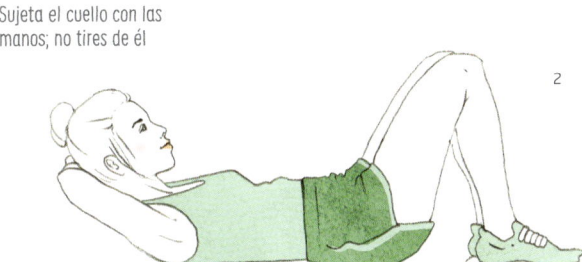

Levanta los omóplatos 3–5 cm del suelo. No es necesario subir más.

POSTURA DEL NIÑO

10

Este estiramiento hacia delante es un estiramiento reconstituyente que puede utilizarse para cerrar un entrenamiento.

- **Estira caderas, muslos y tobillos**
- **Alivia el dolor lumbar**
- **Reduce el estrés y la fatiga**

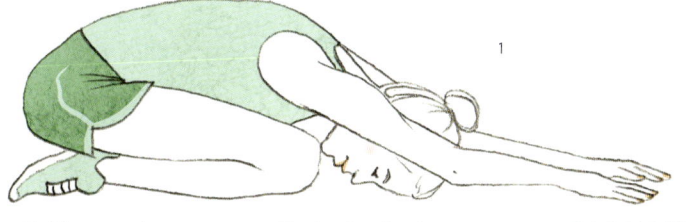

Rodillas separadas; dedos gordos juntos

Frente sobre el suelo

Brazos extendidos

1 Arrodíllate en el suelo, con los dedos gordos de los pies tocándose. Separa las rodillas, espira y dóblate hacia delante desde las caderas hasta que la frente toque el suelo. Extiende los brazos hacia delante, con las palmas hacia abajo. Mantén la postura durante 30 segundos, y respira tranquilamente.

LA RUTINA DE HOY

VUELVE al primer ejercicio que hemos practicado hoy y repítelo durante el tiempo o el número de repeticiones indicados a la derecha. Sigue el orden, haciendo las pausas y descansando lo necesario entre ellos.

1	MARCHAR EN EL SITIO	2–3 minutos
2	TORSIÓN DEL TRONCO	3 series de 10
3	SALTOS DE TIJERAS	3 series de 20
4	LEVANTAMIENTOS LATERALES	3 series de 10
5	FLEXIÓN DE BÍCEPS	3 series de 10
6	ZANCADAS CON PESAS	2 series de 10
7	FLEXIÓN CON RODILLAS	3 series de 5
8	EXTENSIÓN DE ESPALDA	2 series de 5
9	ABDOMINALES	2 series de 5
10	POSTURA DEL NIÑO	1–2 minutos

Flexibilidad

En su sentido estricto o habitual, la flexibilidad física implica que puedes agacharte para tocarte fácilmente los dedos de los pies o girar las extremidades en una postura de yoga sin dificultad ni molestias. Pero en términos de un curso de ejercicios o una sesión de entrenamiento significa algo más que eso. En este sentido más amplio, o más técnico, la flexibilidad se refiere a la amplitud de movimiento de tus articulaciones, o su capacidad para moverse libremente. También implica la movilidad de tus músculos, o su capacidad para moverse sin restricciones. En este sentido, la flexibilidad es tan importante como el entrenamiento cardiovascular o de fuerza. La flexibilidad es importante en la juventud para que puedas practicar deportes y mantener un estilo de vida activo y sin lesiones. Se vuelve aún más esencial a medida que envejeces, porque muchas actividades cotidianas, como agacharse, andar y levantar peso, requieren flexibilidad. Hemos incorporado a nuestras rutinas una buena selección de estiramientos para aumentar tu flexibilidad. Después de este curso podrás utilizarlos según tus necesidades, para aliviar la rigidez después de estar sentado mucho tiempo o liberar tensiones, etc.

MARCHAR EN EL SITIO

1

Si no puedes salir a caminar, esta es una forma estupenda de ejercitar el corazón y quemar unas cuantas calorías.

- **Tonifica la parte inferior del cuerpo**
- **Trabaja brazos y hombros**
- **Se añade al recuento de pasos diarios**
- **Quema calorías**
- **Levanta el ánimo**

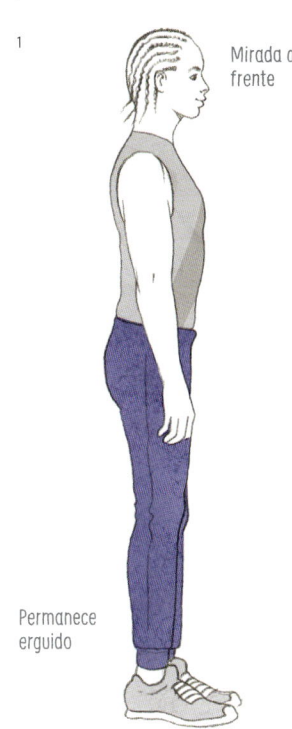

Mirada al frente

Permanece erguido

1 Mantente erguido con los brazos a los lados. Mete el ombligo hacia dentro para activar el tronco y prepárate para el movimiento.

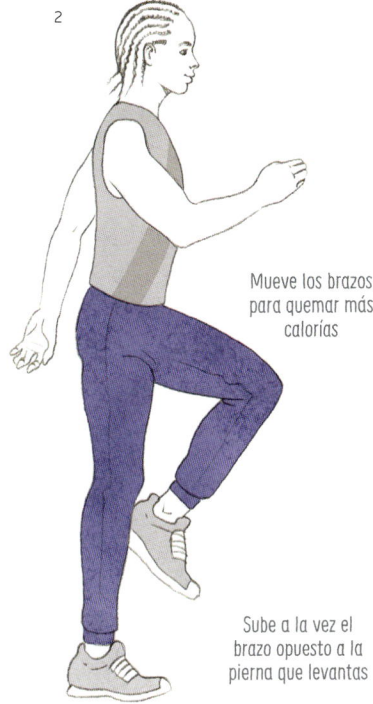

Mueve los brazos para quemar más calorías

2 Comienza a marchar en el sitio despacio, levantando primero una pierna y luego la otra. Cuando hayas establecido un ritmo de marcha constante con las piernas, empieza a mover los brazos. Al levantar cada pie, mueve el brazo opuesto hacia delante. Continúa durante dos minutos, aumentando el ritmo a medida que tu cuerpo va entrando en calor.

Sube a la vez el brazo opuesto a la pierna que levantas

CÍRCULOS CON EL CODO

2

Este ejercicio hace trabajar los trapecios, que sostienen la cabeza, el cuello y los hombros y se utilizan para girar e inclinar la cabeza y levantar los brazos.

- **Aumenta la movilidad de la articulación del hombro**
- **Trabaja los trapecios del cuello y la parte superior de la espalda**
- **Tonifica los brazos**

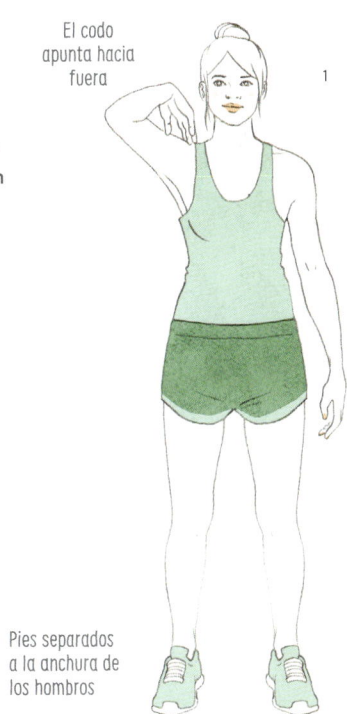

El codo apunta hacia fuera

Pies separados a la anchura de los hombros

1 Ponte de pie, con los pies separados a la anchura de los hombros. Levanta un brazo y coloca la punta de los dedos sobre el hombro. Gira lentamente el brazo hacia delante 10 veces. Repite primero el ejercicio hacia atrás y luego haz lo mismo en el otro lado.

2 Ahora levanta ambos brazos a la altura de los hombros y coloca las puntas de los dedos sobre los hombros, con los codos apuntando hacia fuera. Gira lentamente ambos brazos hacia delante 10 veces. Repite 10 veces hacia atrás.

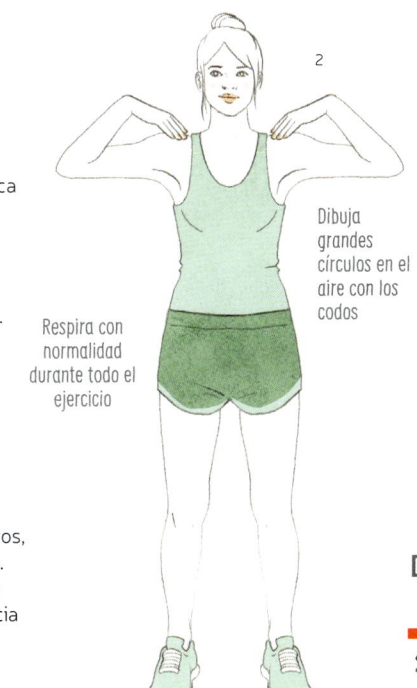

Respira con normalidad durante todo el ejercicio

Dibuja grandes círculos en el aire con los codos

ESTIRAMIENTO LATERAL

3

Los estiramientos laterales abren la caja torácica, ayudándonos a respirar, al tiempo que activan los músculos entre las costillas y la pelvis.

- **Trabaja los oblicuos y la columna vertebral**
- **Reduce la cintura y tensa los abdominales**
- **Mejora la postura y la estabilidad**

Evita este estiramiento si tienes dolor de espalda o lesiones en la zona.

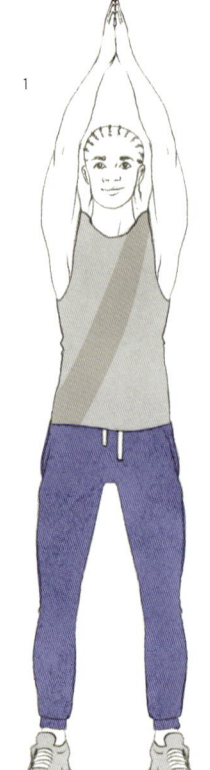

Junta las palmas de las manos por encima de la cabeza

1 Ponte de pie, con las manos a los lados y los pies separados a la anchura de los hombros. Inhala mientras levantas los brazos, presionando las palmas de las manos por encima de la cabeza.

2 Exhala y dobla el torso lentamente hacia un lado hasta donde te sientas cómodo. Aguanta 10 segundos y vuelve a la posición inicial con los brazos directamente por encima de la cabeza. Dóblate hacia el otro lado y aguanta 10 segundos. Vuelve a la posición inicial y baja los brazos. Repite dos veces a ambos lados.

Pies separados a la anchura de los hombros

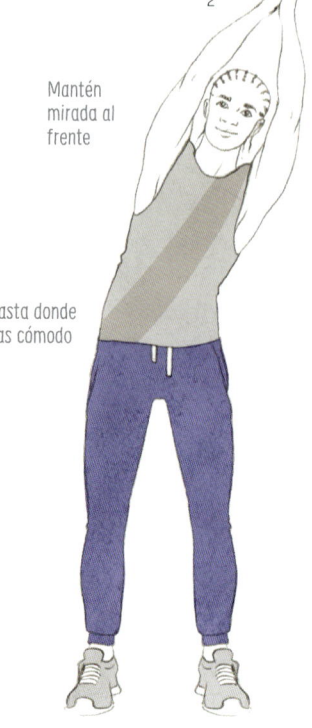

Mantén mirada al frente

Estira hasta donde te sientas cómodo

APERTURA DE PECHO

4

Este ejercicio abre el pecho y tonifica los hombros y los brazos, además de estirar los isquiotibiales.

- **Abre el pecho**
- **Mejora la postura**
- **Activa los isquiotibiales**
- **Tonifica los brazos**

MODIFICACIÓN

Si el estiramiento es demasiado intenso, suelta las manos y colócalas en la parte posterior de los muslos y relaja las rodillas.

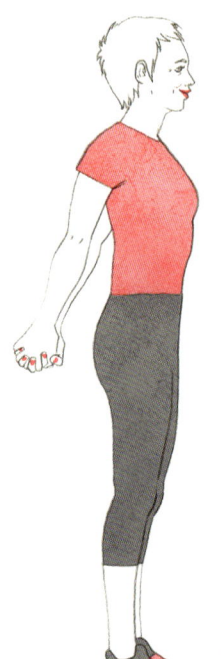

Mirada al frente

Pies separados a la anchura de la cadera

1 Ponte de pie con los pies separados a la anchura de las caderas. Levanta los brazos a la altura de los hombros y júntalos detrás de la espalda. Entrelaza los dedos y aprieta los omóplatos. Mantén la posición 10 segundos.

Dobla las caderas hacia delante

2 Manteniendo las piernas estiradas, dóblate hacia delante desde las caderas, llevando las manos hacia arriba sobre la espalda. Relaja la nuca. Mantén 20 segundos y vuelve poco a poco a la posición inicial. Repite.

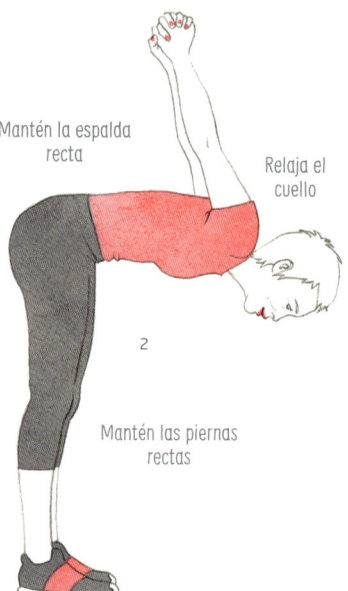

Mantén la espalda recta

Relaja el cuello

Mantén las piernas rectas

GATO-VACA

El vaca-gato es un estiramiento de yoga que masajea la columna vertebral a la vez que libera tensiones y favorece la sensación de bienestar.

- **Masajea la columna vertebral**
- **Libera tensiones**
- **Alivia el dolor de espalda**
- **Mejora la digestión**

1 Empieza a cuatro patas con las muñecas bajo los hombros y las rodillas por debajo de las caderas. Mantén las rodillas separadas a la anchura de las caderas. Mete el ombligo hacia dentro para activar el tronco.

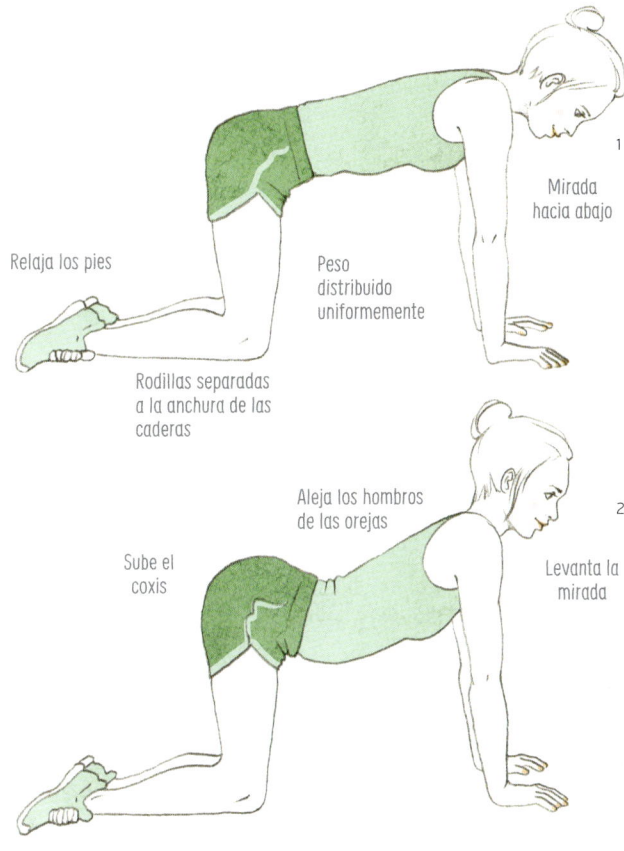

Mirada hacia abajo

Relaja los pies

Peso distribuido uniformemente

Rodillas separadas a la anchura de las caderas

2 Inhala y expande el vientre hacia el suelo. Abre el pecho y ensancha los hombros. Levanta un poco la mirada, ahuecando la parte baja de la espalda. Baja los hombros, como si los alejases de las orejas.

Aleja los hombros de las orejas

Sube el coxis

Levanta la mirada

3 Presiona con las manos para arquear la parte superior de la espalda, como si una cuerda tirara del centro de la espalda hacia el techo. Deja caer la cabeza y mete la barbilla hacia el pecho, tirando del vientre hacia la columna vertebral. Repite tres veces.

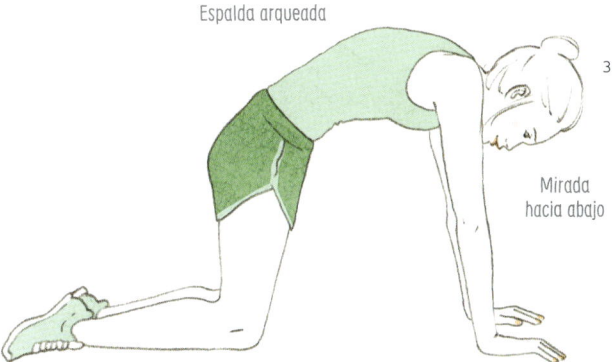

Espalda arqueada

Mirada hacia abajo

MARIPOSA

El estiramiento mariposa abre las caderas y mejora la flexibilidad de las ingles y los muslos.

- **Activa las ingles y la cara interna de los muslos**
- **Abre las caderas**
- **Beneficia a los órganos reproductores y al sistema urinario**

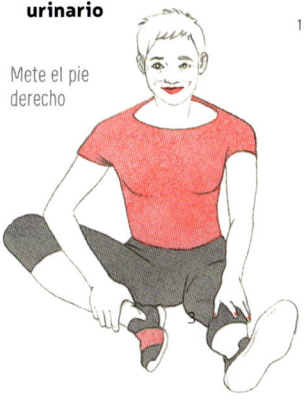

Mete el pie derecho

1 Siéntate erguida, con las piernas estiradas hacia delante. Mete el pie derecho hacia la ingle, con la planta hacia el muslo izquierdo. Lleva la pierna izquierda hacia dentro y junta ambas plantas.

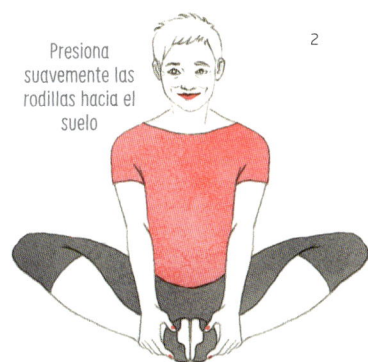

Presiona suavemente las rodillas hacia el suelo

2 Empuja los talones hacia las ingles. Presiona las rodillas todo lo que puedas hacia el suelo sin hacer fuerza. Cuenta hasta 10. Relaja las rodillas y repite suavemente tres veces.

FLEXIÓN HACIA DELANTE

7

Esta flexión hacia delante estira toda la parte trasera del cuerpo, desde los gemelos y los isquiotibiales hasta la columna vertebral y los hombros.

- **Activa la columna vertebral, los hombros y los isquiotibiales**
- **Masajea los órganos internos**
- **Calma la mente**
- **Alivia la tensión**

1 Siéntate erguida en el suelo, con las piernas extendidas y las manos en el suelo junto a las caderas. Inspira mientras metes el ombligo. Levanta los brazos por encima de la cabeza, con las palmas hacia delante. Mantén la posición durante cinco segundos.

2 Exhala mientras te doblas hacia delante desde las caderas. Baja los brazos por las piernas hasta donde lleguen, sin forzar. Intenta llegar al menos hasta los tobillos. Mantén la posición durante 10 segundos, respirando. Repite.

1

Activa el tronco

Dedos hacia arriba

Mantén la espalda recta

2

Mantén la columna recta y la barbilla hacia dentro

Siente el estiramiento en la parte posterior de las piernas

MODIFICACIÓN

Si el estiramiento es demasiado intenso, pon una correa o un cinturón alrededor de los pies e inclínate hacia delante hasta que notes un estiramiento en los isquiotibiales. Mantén la posición durante 10 segundos.

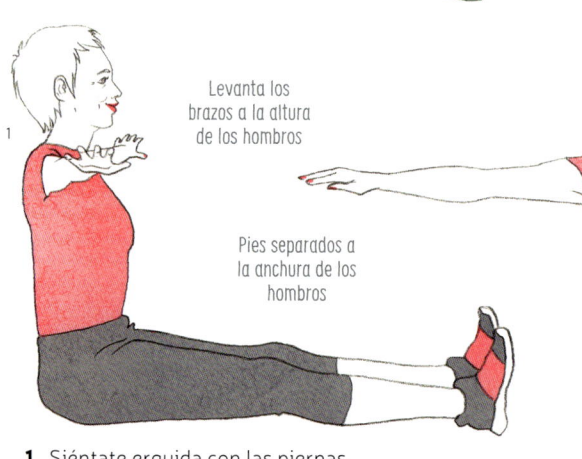

TORSIÓN VERTEBRAL

8

Este giro suave aumentará tu amplitud de movimiento en la parte superior del cuerpo. Deja inmóviles la pelvis, las caderas y las piernas.

- **Aumenta la flexibilidad de la columna vertebral**
- **Estabiliza la pelvis**
- **Mejora la postura**
- **Aumenta la amplitud de movimiento**

1

Levanta los brazos a la altura de los hombros

Pies separados a la anchura de los hombros

2

Gira la parte superior del cuerpo desde la cintura

Mantén las caderas y las piernas bien quietas

1 Siéntate erguida con las piernas estiradas hacia delante y separadas a la altura de los hombros. Inspira y mete el ombligo para contraer el tronco. Levanta los brazos a la altura de los hombros, con las palmas hacia abajo.

2 Exhala mientras giras lentamente la parte superior del cuerpo hacia la derecha todo lo que puedas sin forzar. Gira desde la cintura manteniendo las caderas y las piernas inmóviles. Inhala cuando vuelvas a la posición inicial. Repite tres veces a cada lado.

ESTIRAMIENTO DE UNA RODILLA

9

Este ejercicio estira los glúteos así como el flexor de la cadera de la pierna que queda extendida.

- **Alivia el dolor lumbar**
- **Libera la tensión de la columna vertebral**
- **Trabaja los flexores de la cadera**
- **Tonifica los glúteos**

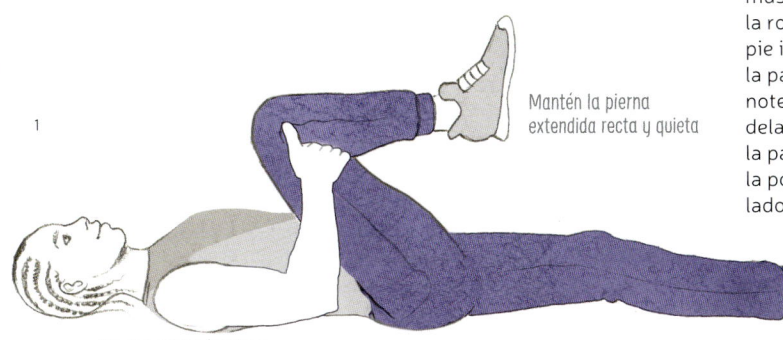

Mantén la pierna extendida recta y quieta

Relaja cuello y hombros

1 Túmbate boca arriba con las piernas extendidas. Dobla la rodilla derecha, agarra la parte posterior del muslo con ambas manos y tira de la rodilla hacia el pecho. Flexiona el pie izquierdo y presiona el muslo y la pantorrilla hacia abajo hasta que notes un estiramiento en la parte delantera de la cadera izquierda y en la parte superior del muslo. Vuelve a la posición inicial y repite en el otro lado.

PREPARACIÓN DE COBRA

10

Este ejercicio es la preparación para la postura de yoga llamada la cobra. Ir a página 115 para verla completa.

- **Aumenta la flexibilidad de la columna vertebral**
- **Estira el pecho, los hombros y el tronco**
- **Alivia el dolor de espalda**
- **Tonifica los glúteos**

Omite esta posición si tienes síndrome del túnel carpiano u osteoporosis. Evítala o procede con cuidado si tienes dolor o lesiones en el cuello.

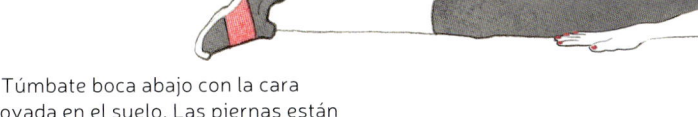

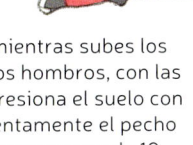

1 Túmbate boca abajo con la cara apoyada en el suelo. Las piernas están extendidas hacia atrás, separadas a la anchura de las caderas y los brazos a los lados.

2 Contrae el tronco mientras subes los brazos a la altura de los hombros, con las palmas hacia abajo. Presiona el suelo con las manos y levanta lentamente el pecho unos centímetros. Haz una pausa de 10 segundos y luego baja lentamente el pecho hasta el suelo. Repite la operación.

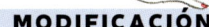

MODIFICACIÓN

Si padeces dolores o lesiones en la muñeca o la mano, como el síndrome del túnel carpiano, realiza el ejercicio apoyando los antebrazos en el suelo.

LA RUTINA DE HOY

VUELVE al primer ejercicio y repítelos todos durante el tiempo o el número de repeticiones indicado a continuación. Si quieres, divide Marchar en el sitio en dos, haciendo tres minutos al principio y dos minutos antes de Vaca-Gato. Sigue el orden de los ejercicios, haciendo pausas y descansando lo necesario entre cada uno.

1	MARCHAR EN EL SITIO	5 minutos	6 MARIPOSA	5 veces
2	CÍRCULOS CON EL CODO	3 series de 10	7 FLEXIÓN HACIA DELANTE	5 veces
3	ESTIRAMIENTO LATERAL	2 series de 5	8 TORSIÓN VERTEBRAL	2 series de 5
4	APERTURA DE PECHO	2 series de 5	9 ESTIRAMIENTO DE UNA RODILLA	2 series de 5
5	GATO-VACA	2 series de 5	10 PREPARACIÓN DE COBRA	5 veces

DÍA
3

Entrenamiento de fuerza

El entrenamiento de fuerza es una parte importante de cualquier plan total de salud y forma física. La sarcopenia, o pérdida muscular asociada con la edad, es una parte natural del proceso de envejecimiento. A partir de los 30 años perdemos hasta un 5 % de masa muscular con cada década que pasa. Tenemos unos 600 músculos en el cuerpo y representan alrededor del 40 % del peso corporal. Perder demasiada musculatura afecta directamente a la movilidad, la salud ósea, los niveles de fuerza y energía, el sistema inmunitario e incluso a la función de los órganos. Afortunadamente, puedes hacer mucho para prevenir y ralentizar la pérdida de masa muscular. Los expertos recomiendan dos o tres sesiones de entrenamiento de fuerza de 20 a 40 minutos a la semana. Te enseñaremos una serie de sencillos ejercicios con el peso del cuerpo, como planchas, flexiones y zancadas, que se hacen sin equipamiento, así como algunas que implican el uso de pesas. Un plan equilibrado trabaja todos los grupos musculares principales —piernas, caderas, espalda, tronco, pecho, hombros y brazos— y deja tiempo entre sesiones para que los músculos se recuperen.

MARCHAR EN EL SITIO

«Estar sentado es el nuevo fumar», o eso dicen. Este ejercicio puede ayudar a mitigar algunos de sus efectos negativos. También puedes marchar mientras ves una película, en lugar de estar tirado en el sofá.

- **Tonifica la parte inferior del cuerpo**
- **Trabaja brazos y hombros**
- **Se añade al recuento de pasos diarios**
- **Quema calorías**
- **Levanta el ánimo**

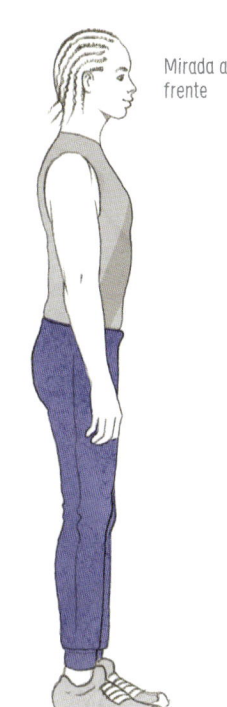

1

Mirada al frente

De pie y erguido

1 Mantente erguido con los brazos a los lados. Mete el ombligo hacia dentro y prepárate para moverte.

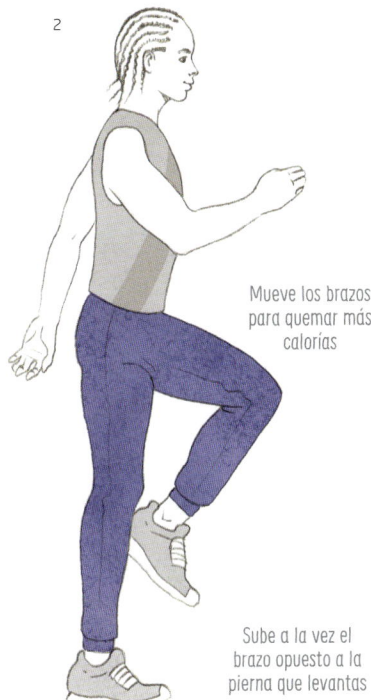

2

Mueve los brazos para quemar más calorías

Sube a la vez el brazo opuesto a la pierna que levantas

2 Comienza a marchar en el sitio despacio, levantando primero una pierna y luego la otra. Cuando hayas establecido un ritmo de marcha constante con las piernas, empieza a mover los brazos. Al levantar cada pie, mueve el brazo opuesto hacia delante. Continúa durante cinco minutos, aumentando el ritmo a medida que tu cuerpo va entrando en calor.

SALTOS DE TIJERAS

Este ejercicio desarrolla la coordinación, mejorando tu sentido del tiempo, así como el equilibrio y la postura.

- **Entrenamiento cardiovascular de todo el cuerpo**
- **Trabaja glúteos y cuádriceps**
- **Fortalece los flexores de la cadera**
- **Se queman calorías**

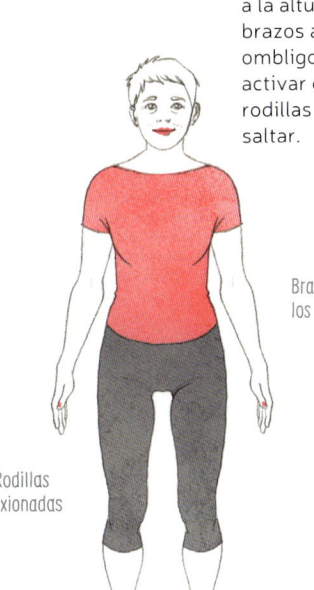

1

Brazos a los lados

Rodillas flexionadas

1 Ponte de pie con los pies a la altura de la cadera y los brazos a los lados. Mete el ombligo hacia dentro para activar el tronco, dobla las rodillas y prepárate para saltar.

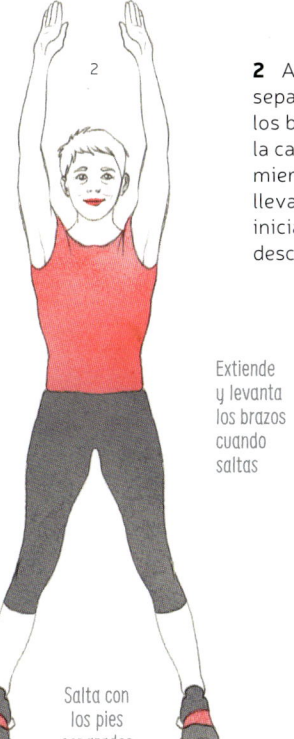

2

Extiende y levanta los brazos cuando saltas

Salta con los pies separados

2 A la vez que saltas, separa bien los pies y estira los brazos por encima de la cabeza. Vuelve a saltar mientras bajas los brazos y llevas los pies a la posición inicial. Haz tres series de 20, descansando entre ellas.

APERTURA DE PECHO

3

Abrir el pecho es una forma estupenda de combatir la fatiga y la postura encorvada ante el ordenador.

- **Abre el pecho**
- **Mejora la postura**
- **Se centra en los isquiotibiales**
- **Tonifica los brazos**

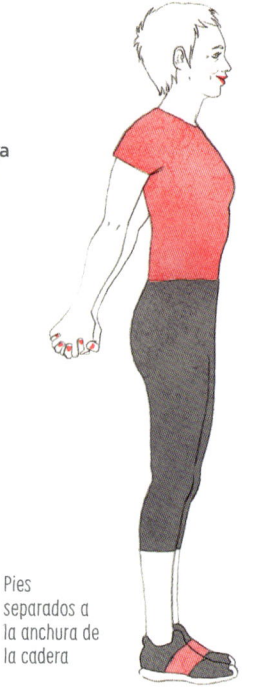

Mirada al frente

Pies separados a la anchura de la cadera

1

1 Ponte de pie con los pies separados a la anchura de las caderas. Levanta los brazos a la altura de los hombros y júntalos detrás de la espalda. Entrelaza los dedos y aprieta los omóplatos. Mantén la posición 10 segundos.

2 Manteniendo las piernas estiradas, dóblate hacia delante desde las caderas, llevando las manos hacia arriba sobre la espalda. Relaja la nuca. Mantén 20 segundos y vuelve poco a poco a la posición inicial. Repite cinco veces.

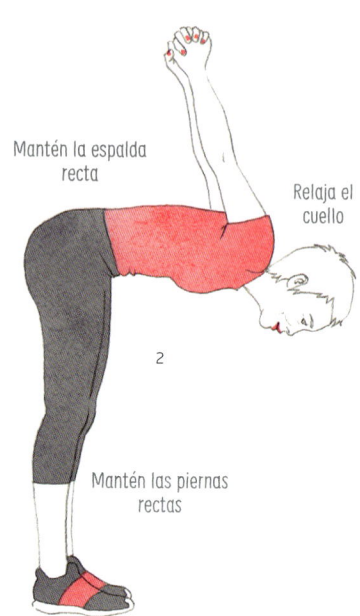

Mantén la espalda recta

Relaja el cuello

Dobla las caderas hacia delante

Mantén las piernas rectas

2

TORSIÓN DE TRONCO

4

Este estiramiento alivia la tensión de los hombros y el cuello.

- **Trabaja los hombros, los oblicuos, el tronco, las caderas y los músculos de las piernas**
- **Fortalece la columna vertebral**
- **Tonifica los brazos**

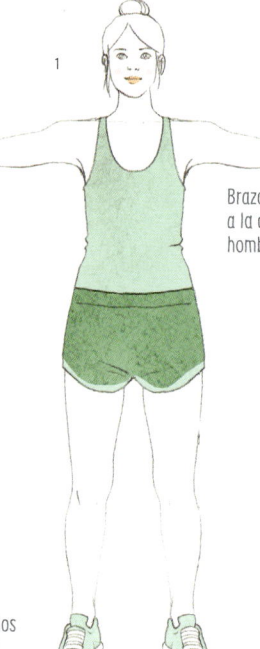

1

Brazos levantados a la altura de los hombros

Pies separados a la anchura de las caderas

1 Ponte de pie con los pies separados a la anchura de las caderas. Levanta los brazos a la altura de los hombros, con las palmas hacia abajo. Mete el ombligo hacia dentro y prepárate para el movimiento.

2 Manteniendo los brazos levantados, gira el torso poco a poco hacia la derecha, y permite que el talón izquierdo se despegue del suelo. Estírate hasta donde te resulte cómodo y vuelve a la posición inicial. Manteniendo los brazos levantados, gira el torso poco a poco hacia la izquierda, y deja que el talón derecho se levante del suelo. Estírate hasta donde te resulte cómodo y vuelve a la posición inicial. Haz dos series de 30, descansando entre ambas si es necesario.

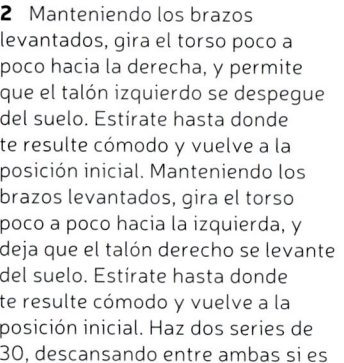

2

Gira solo hasta donde sea cómodo

Deja que el talón izquierdo se levante del suelo

CÍRCULOS CON EL CODO

5

Recuerda respirar con normalidad durante todo el ejercicio.

- **Aumenta la movilidad de la articulación del hombro**
- **Trabaja los trapecios del cuello y la parte superior de la espalda**
- **Tonifica los brazos**

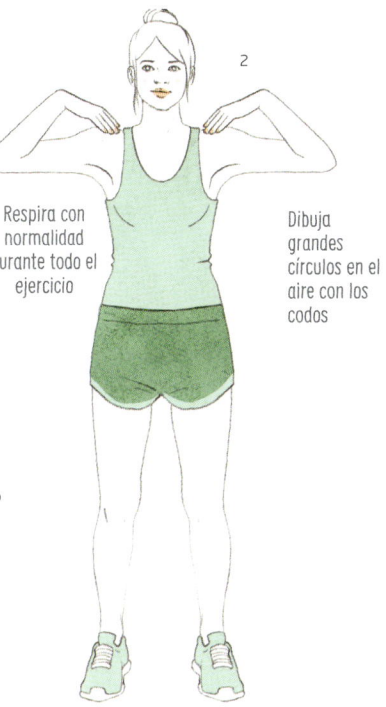

El codo apunta hacia fuera

Pies separados a la anchura de los hombros

Respira con normalidad durante todo el ejercicio

Dibuja grandes círculos en el aire con los codos

1 Ponte de pie, con los pies separados a la anchura de los hombros. Levanta un brazo y coloca la punta de los dedos sobre el hombro. Gira lentamente el brazo hacia delante 10 veces. Repite primero el ejercicio hacia atrás y luego haz lo mismo en el otro lado.

2 Ahora levanta ambos brazos a la altura de los hombros y coloca las puntas de los dedos sobre los hombros, con los codos apuntando hacia fuera. Gira lentamente ambos brazos hacia delante 10 veces. Repite 10 veces hacia atrás. Haz dos series más de 10.

ESTIRAMIENTO LATERAL

6

La flexión lateral de pie también tonifica y dinamiza el tronco y la zona dorsal.

- **Trabaja los oblicuos y la columna vertebral**
- **Reduce la cintura y tensa los abdominales**
- **Mejora la postura y la estabilidad**

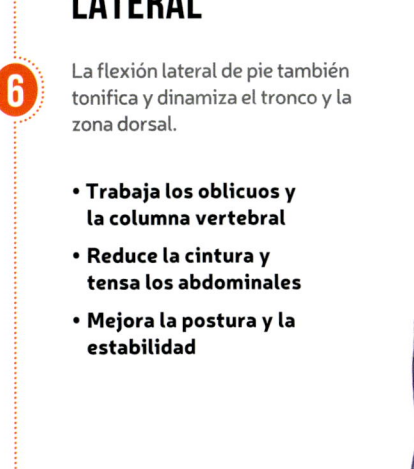

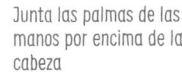

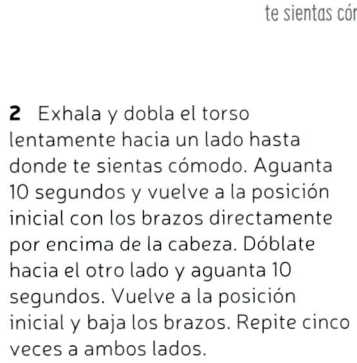

Pies separados a la anchura de los hombros

Junta las palmas de las manos por encima de la cabeza

Estira hasta donde te sientas cómodo

1 Ponte de pie, con las manos a los lados y los pies separados a la anchura de los hombros. Inhala mientras levantas los brazos, presionando las palmas de las manos por encima de la cabeza.

2 Exhala y dobla el torso lentamente hacia un lado hasta donde te sientas cómodo. Aguanta 10 segundos y vuelve a la posición inicial con los brazos directamente por encima de la cabeza. Dóblate hacia el otro lado y aguanta 10 segundos. Vuelve a la posición inicial y baja los brazos. Repite cinco veces a ambos lados.

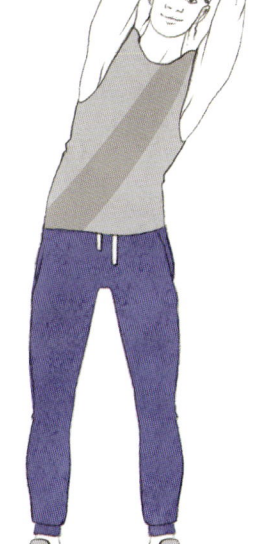

Mirada al frente

LEVANTAMIENTOS LATERALES

7

Asegúrate de que tus músculos están calientes antes de empezar este ejercicio. No es un calentamiento.

- **Trabaja y tonifica los hombros**
- **También trabaja los deltoides, los trapecios y el cuello**
- **Aumenta la amplitud de movimiento**

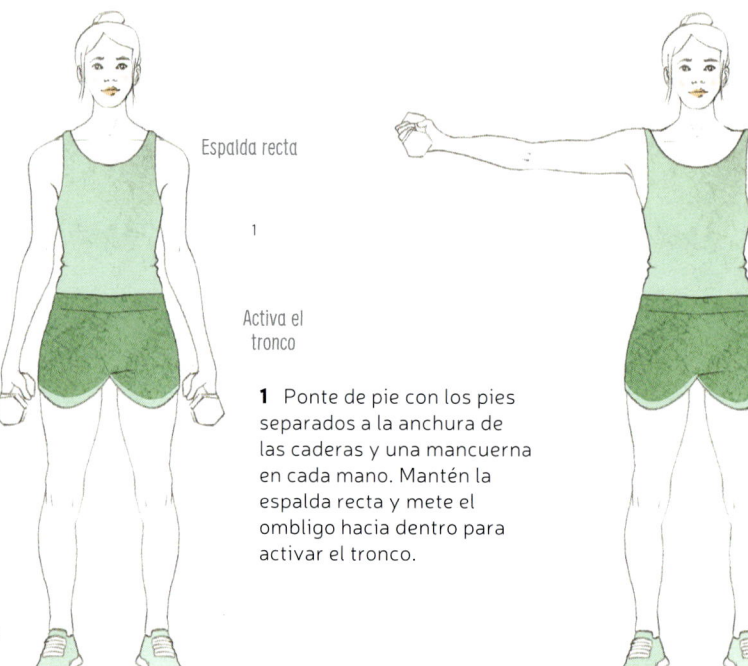

Espalda recta

1

Activa el tronco

Pies separados a la anchura de la cadera

Cuando llegues al punto más alto, gira las muñecas para que los dedos miren hacia arriba.

Muévete despacio para aumentar la quema de calorías

2

1 Ponte de pie con los pies separados a la anchura de las caderas y una mancuerna en cada mano. Mantén la espalda recta y mete el ombligo hacia dentro para activar el tronco.

2 Levanta lentamente las pesas hacia un lado hasta que los brazos queden paralelos al suelo. Dobla un poco los codos. Cuando las manos lleguen a la altura de los hombros, gira las muñecas de modo que los dedos queden hacia arriba. Vuelve a bajar lentamente. Haz tres series de 10, descansando entre ellas.

FLEXIÓN DE BÍCEPS

8

Quienes deseen tonificar los brazos sin aumentar de volumen, tendrán que utilizar pesas de 1-5 kg. Si el objetivo es aumentar el tamaño de los brazos, hay que emplear pesas más pesadas y entrenar durante más tiempo.

- **Fortalece los bíceps**
- **Tonifica y esculpe los brazos**
- **Estabiliza los hombros**
- **Trabaja la parte superior de la espalda**

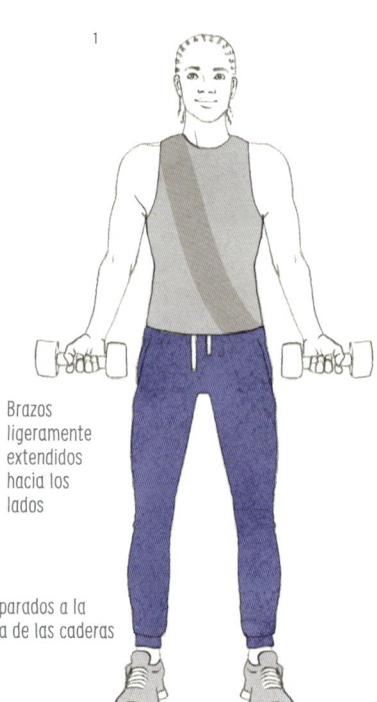

1

Brazos ligeramente extendidos hacia los lados

Pies separados a la anchura de las caderas

1 Colócate erguido con los pies separados a la anchura de las caderas sujetando una mancuerna de peso medio en cada mano a la altura de los muslos. Las manos están ligeramente separadas de los lados y mirando hacia delante. Mete el ombligo para activar el tronco.

2 Contrae los bíceps y dobla los brazos, llevando las pesas hacia los hombros. Mantén los codos inmóviles y sube las pesas todo lo que puedas sin moverlas. Baja lentamente las pesas, manteniendo una ligera flexión de los codos en la parte inferior. Haz cinco series de 10, descansando entre ellas.

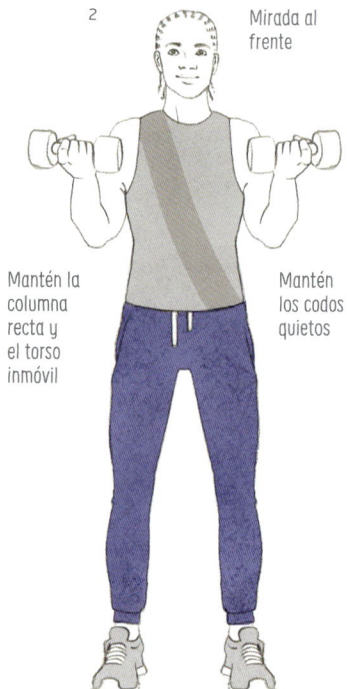

2

Mirada al frente

Mantén la columna recta y el torso inmóvil

Mantén los codos quietos

ZANCADAS CON PESAS

No te aceleres con este ejercicio. Ve despacio para mantener el control. Baja contando tres, aguanta otros tres y vuelve a la posición contando tres.

- **Trabaja cuádriceps, glúteos, isquiotibiales, gemelos, tronco y caderas**
- **Mejora el equilibrio**
- **Aumenta la movilidad**

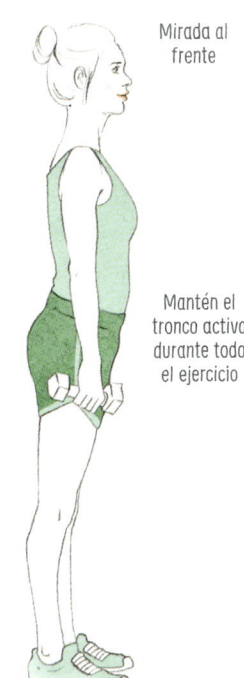

Mirada al frente

Mantén el tronco activo durante todo el ejercicio

Pies separados a la anchura de las caderas

1 Ponte de pie con los pies separados a la anchura de las caderas. Mantén las manos a los lados con una mancuerna en cada una. Mete el ombligo hacia dentro para activar el tronco.

2 Inhala y da un gran paso hacia delante con una pierna, doblando la rodilla hasta que el muslo delantero quede casi paralelo al suelo. La pierna de atrás está doblada por la rodilla y en equilibrio sobre los dedos de los pies. Exhala mientras vuelves a la posición inicial. Haz dos series de 10, descansando entre ellas.

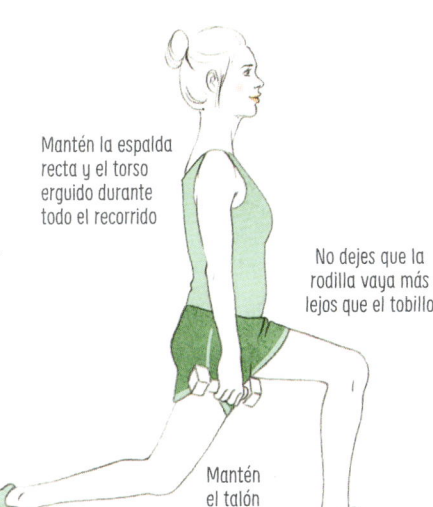

Mantén la espalda recta y el torso erguido durante todo el recorrido

No dejes que la rodilla vaya más lejos que el tobillo

Mantén el talón delantero en el suelo

SENTADILLAS

Las sentadillas no solo fortalecen los músculos, sino también las articulaciones.

- **Trabaja la parte inferior del cuerpo, como los flexores de la cadera, glúteos, cuádriceps, isquiotibiales y gemelos**
- **También trabaja el tronco**
- **Fortalece el corazón y los pulmones**
- **Mejora el equilibrio y la movilidad**
- **Se queman calorías**

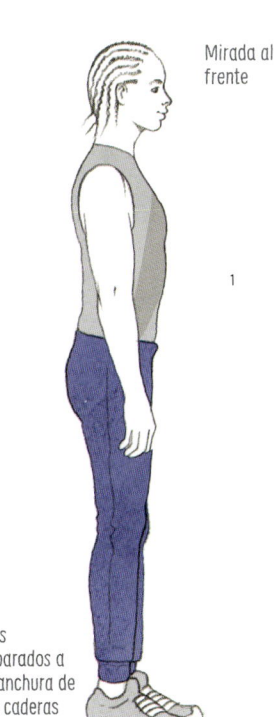

Mirada al frente

Pies separados a la anchura de las caderas

1 Colócate erguido, con los pies separados a la anchura de los hombros y los brazos a los lados. Mete el ombligo hacia dentro para activar el tronco y prepárate para el movimiento.

2 Levanta despacio los brazos mientras bajas el cuerpo hasta que los muslos queden casi paralelos al suelo. Empuja las caderas hacia atrás, no te limites a doblar las rodillas. Mantén las rodillas alineadas con los dedos de los pies, no dejes que caigan hacia dentro. Mantén recta la parte superior del cuerpo. Vuelve a la posición inicial. Haz dos series de 10, descansando entre ellas.

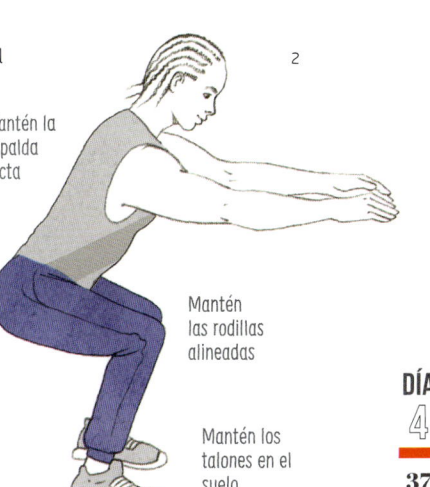

Mantén la espalda recta

Mantén las rodillas alineadas

Mantén los talones en el suelo

GATO-VACA

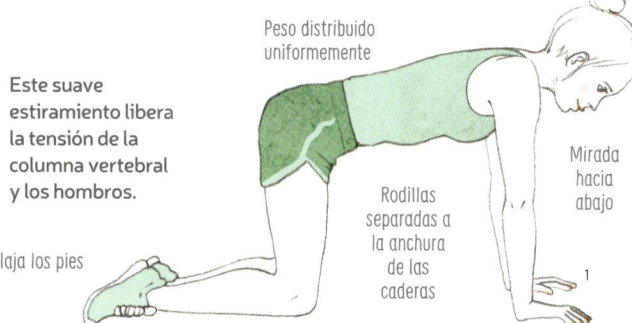

11 Este suave estiramiento libera la tensión de la columna vertebral y los hombros.

Peso distribuido uniformemente

Mirada hacia abajo

Rodillas separadas a la anchura de las caderas

Relaja los pies

1

1 Empieza a cuatro patas con las muñecas bajo los hombros y las rodillas por debajo de las caderas. Mantén las rodillas separadas a la anchura de las caderas. Mete el ombligo hacia dentro para activar el tronco.

- **Masajea la columna vertebral**
- **Libera tensiones**
- **Alivia el dolor de espalda**
- **Mejora la digestión**

Sube el coxis

Aleja los hombros de las orejas

Levanta la mirada

2

2 Inhala y expande el vientre hacia el suelo. Abre el pecho y ensancha los hombros. Levanta un poco la mirada, ahuecando la parte baja de la espalda. Baja los hombros, como si los alejases de las orejas.

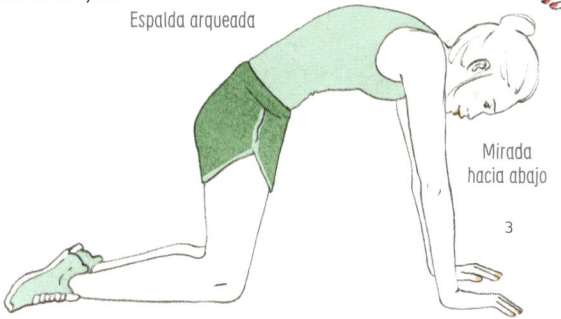

Espalda arqueada

Mirada hacia abajo

3

3 Presiona con las manos para arquear la parte superior de la espalda, como si una cuerda tirara del centro de la espalda hacia el techo. Deja caer la cabeza y mete la barbilla hacia el pecho, tirando del vientre hacia la columna vertebral. Repite 10 veces.

TORSIÓN VERTEBRAL

12 Esta torsión alivia la tensión de la columna vertebral, a la vez que masajea los órganos internos y mejora la digestión.

- **Aumenta la flexibilidad de la columna vertebral**
- **Estabiliza la pelvis**
- **Mejora la postura**
- **Aumenta la amplitud de movimiento**

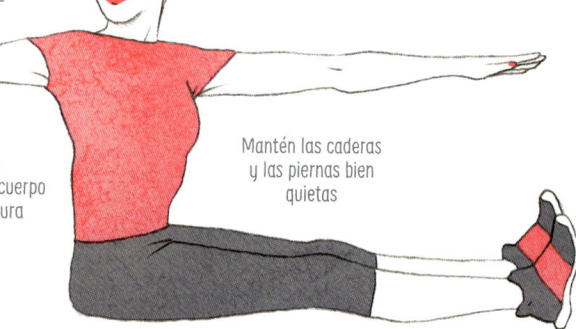

1

Levanta los brazos a la altura de los hombros

Pies separados a la anchura de las caderas

1 Siéntate erguida con las piernas estiradas hacia delante y separadas a la altura de los hombros. Inspira y mete el ombligo para contraer el tronco. Levanta los brazos a la altura de los hombros, con las palmas hacia abajo.

2

Gira la parte superior del cuerpo desde la cintura

Mantén las caderas y las piernas bien quietas

2 Exhala mientras giras lentamente la parte superior del cuerpo hacia la derecha todo lo que puedas sin forzar. Gira desde la cintura manteniendo las caderas y las piernas inmóviles. Inhala cuando vuelvas a la posición inicial. Repite 10 veces a cada lado.

FLEXIÓN CON RODILLAS

13

Es muy importante contraer el tronco. Esto evitará la flacidez y mantendrá la parte superior del cuerpo en línea recta.

- **Desarrolla la fuerza de la parte superior del cuerpo**
- **Trabaja tríceps, pectorales y hombros**
- **Fortalece la zona lumbar y el tronco**

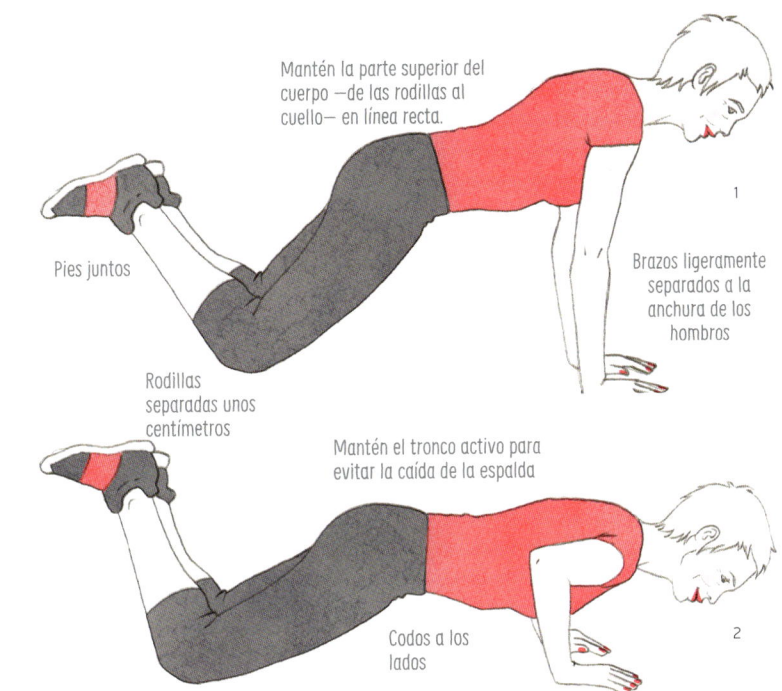

Mantén la parte superior del cuerpo —de las rodillas al cuello— en línea recta.

Pies juntos

Rodillas separadas unos centímetros

Brazos ligeramente separados a la anchura de los hombros

Mantén el tronco activo para evitar la caída de la espalda

Codos a los lados

1 Empieza a cuatro patas con los brazos estirados y separados un poco más que la anchura de los hombros, las manos apoyadas en el suelo y los dedos hacia delante. Mueve un poco las rodillas hacia atrás, levanta la parte inferior de las piernas del suelo y apoya el peso en la parte superior de las rodillas. Mantén la parte superior del cuerpo, desde las rodillas hasta el cuello, en línea recta. Inhala, mete el ombligo hacia dentro y prepárate para el movimiento.

2 Exhala a la vez que bajas el cuerpo hacia el suelo, permitiendo que los codos se doblen hacia los lados. Cuando tu pecho esté casi en el suelo, mantén cinco segundos, y luego vuelve a levantar lentamente el cuerpo hasta la posición inicial. Haz tres series de 5-8, descansando entre ellas.

ABDOMINALES

14

Muévete despacio, levantando los omóplatos solo unos centímetros del suelo. Más altura no aporta ningún beneficio adicional y puede tensar la espalda y el cuello.

- **Trabaja el tronco**
- **Trabaja los flexores del cuello**
- **Aumenta la estabilidad de la columna vertebral y del tronco**
- **Mejora la postura**

1 Túmbate boca arriba con las rodillas flexionadas y los pies apoyados en el suelo. Los pies están separados a la anchura de las caderas. Levanta las manos por detrás de la cabeza, entrelazando los dedos. Inhala y mete el ombligo para activar el tronco y prepárate para el movimiento.

2 Exhala mientras levantas lentamente la cabeza y los hombros tirando de la nuca. No levantes la barbilla; mantenla hacia abajo como si sostuvieras una pelota de tenis entre la ella y el pecho. Haz una pausa e inspira a la vez que vuelves lentamente a la posición inicial. Haz dos series de ocho, descansando entre ellas.

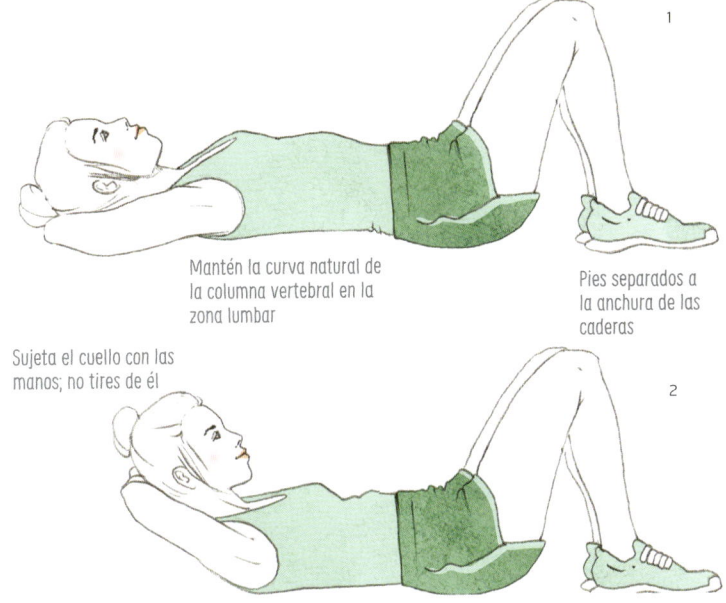

Mantén la curva natural de la columna vertebral en la zona lumbar

Pies separados a la anchura de las caderas

Sujeta el cuello con las manos; no tires de él

Levanta los omóplatos 3-5 cm del suelo. No es necesario subir más

Descanso y relax

DÍA 5

Tras el agotador entrenamiento de ayer, hoy llega un día tranquilo diseñado para dar a tu cuerpo tiempo para recuperarse y relajarse. Los expertos en fitness recomiendan tomarse un día de descanso cada tres a cinco días, sobre todo si eres nuevo en el entrenamiento moderado o intenso. Ejercitar músculos que no se han utilizado en mucho tiempo, o con más intensidad de lo habitual, puede provocar desgarros microscópicos en el tejido muscular. Descansar ayuda a que el tejido se repare y crezca, lo que se traduce en músculos más fuertes. El tiempo de descanso también evita la fatiga, por lo que es mucho menos probable que te lesiones dando un paso en falso o forzando unos músculos demasiado cansados. Después de un día de descanso comprobarás que tus niveles de energía han subido y que tu rendimiento ha mejorado. Pero ¡no nos tumbemos en el sofá todo el día! Aquí tienes un par de ejercicios suaves que te ayudarán a aliviar la rigidez del cuello y te mostrarán cómo relajarte de verdad, al estilo yogui.

ESTIRAMIENTO LATERAL DE CUELLO

1 El cuello es una zona delicada, propensa a la rigidez, el dolor y las lesiones. La rigidez del cuello suele deberse a una mala postura. Realizar unos sencillos estiramientos con regularidad ayuda bastante. En las páginas 84-85 encontrarás una serie completa de estiramientos cervicales.

- **Reduce la rigidez y aumenta la flexibilidad**
- **Puede ayudar a aliviar el dolor de cuello y hombros**
- **Mejora la alineación de cabeza, cuello y hombros**
- **Mejora la postura**

POSTURA DEL CADÁVER

2 Esta es una postura clásica de relajación del yoga *(savasana)* y una forma maravillosa de relajarse al final de un entrenamiento o de un día agotador.

- **Relaja la mente y el cuerpo después del esfuerzo físico**
- **Favorece una relajación profunda**
- **Reduce la fatiga**
- **Mejora el sueño**

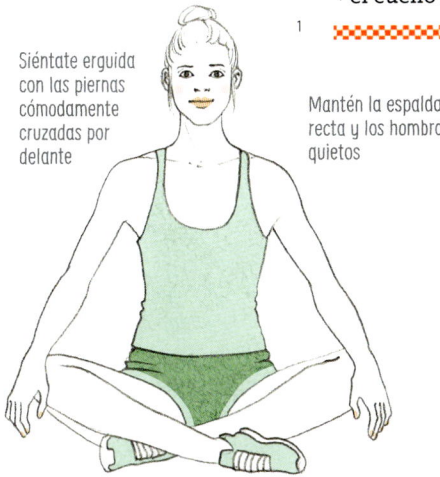

Siéntate erguida
con las piernas
cómodamente
cruzadas por
delante

Mantén la espalda
recta y los hombros
quietos

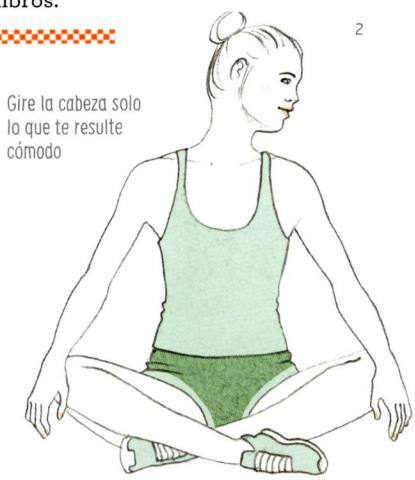

Gire la cabeza solo
lo que te resulte
cómodo

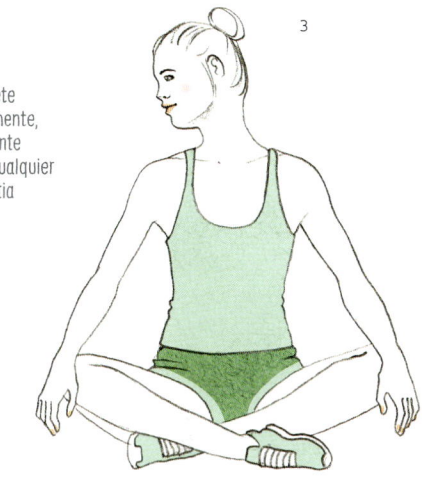

Muévete
lentamente,
y detente
ante cualquier
molestia

1 Siéntate erguida en el suelo con las piernas cruzadas delante de ti. También puedes sentarte en una silla vertical o estar de pie si te resulta más cómodo.

2 Manteniendo los hombros quietos y la espalda recta, gira lentamente la cabeza hacia la izquierda todo lo que puedas sin sentir molestias. Mantén la posición durante 15 segundos. Vuelve a la posición inicial.

3 Repite en el otro lado. Mantén 15 segundos. Vuelve a la posición inicial. Repite cinco veces en ambos lados.

1 Túmbate boca arriba con los brazos a los lados, las palmas hacia arriba. Deja caer los pies abiertos. Cierra los ojos. Empezando por la planta de los pies, sube hasta la coronilla, y ve liberando la tensión de cada articulación y músculo por el camino. Vacía la mente y concéntrate en respirar profunda y uniformemente. Mantén la postura durante cinco minutos (o más).

Libera y relaja conscientemente todos los músculos del cuerpo, desde los pies hacia arriba.

Cúbrete con una manta fina si tienes frío

Si lo prefieres,
apoya la cabeza en
una almohada baja

Túmbate sobre una
colchoneta u otra
superficie blanda

Deja caer los pies

DÍA
5

Agujetas

Durante los primeros días de nuestro curso puedes experimentar agujetas. Esto es perfectamente normal y significa que tu cuerpo se está adaptando a las nuevas e intensas formas en que utilizas tus músculos. Las agujetas suelen aparecer entre 24 y 48 horas después de la sesión de ejercicio. El dolor y la rigidez se deben a un daño microscópico en las fibras de tus músculos. No te preocupes, tus músculos se recuperarán pronto y se fortalecerán. Puedes hacer ejercicio con agujetas —de hecho, un poco de ejercicio suave ayudará a que pase el dolor—, pero sin pasarse. Si el dolor es intenso, tómate un día más de descanso y retoma la actividad donde la dejaste. Hay remedios caseros para las agujetas, como echar una taza de sales de epsom (sulfato de magnesio) en un baño caliente de 15-20 minutos, o que te den un masaje. También se dice que un baño de hielo de 10-15 minutos es útil… ¡si puedes soportarlo! Mantente bien hidratado y come alimentos sanos para ayudar a tu cuerpo a repararse.

CÍRCULOS CON EL CODO

1

Estos sencillos estiramientos se centran en las articulaciones de los hombros y los músculos de la parte superior de la espalda.

- **Aumenta la movilidad de la articulación del hombro**
- **Trabaja los trapecios del cuello y la parte superior de la espalda**
- **Tonifica los brazos**

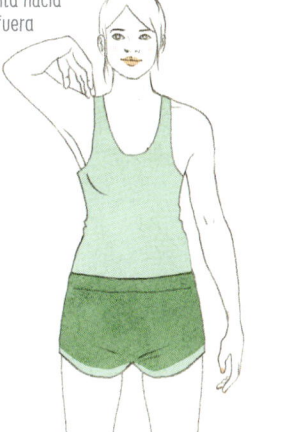

El codo apunta hacia fuera

1

Pies separados a la anchura de las caderas

1 Ponte de pie, con los pies separados a la anchura de los hombros. Levanta un brazo y coloca la punta de los dedos sobre el hombro. Gira lentamente el brazo hacia delante 15 veces. Repite primero el ejercicio hacia atrás y luego haz lo mismo en el otro lado.

2 Ahora levanta ambos brazos a la altura de los hombros y coloca las puntas de los dedos sobre los hombros, con los codos apuntando hacia fuera. Gira lentamente ambos brazos hacia delante 15 veces. Repite 15 veces hacia atrás.

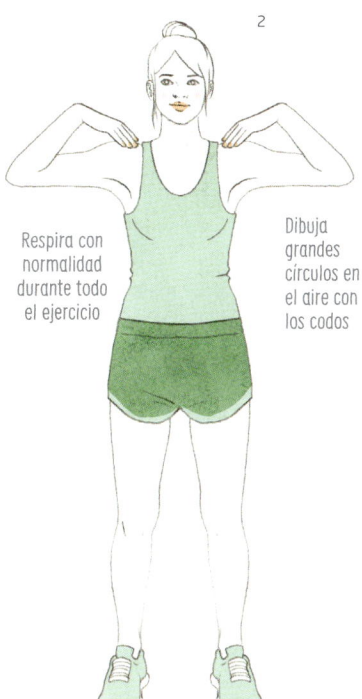

2

Respira con normalidad durante todo el ejercicio

Dibuja grandes círculos en el aire con los codos

RODILLAS ALTAS

2

El ejercicio rodillas altas proporciona un intenso entrenamiento cardiovascular y una gran quema de calorías.

- **Excelente ejercicio cardiovascular**
- **Trabaja pantorrillas, cuádriceps, isquiotibiales, glúteos, tronco y flexores de la cadera**
- **Buen consumo de calorías**

Si tienes dolores de rodilla, cadera, espalda o pie, espera a estar mejor o consulta con tu médico antes de hacer este ejercicio.

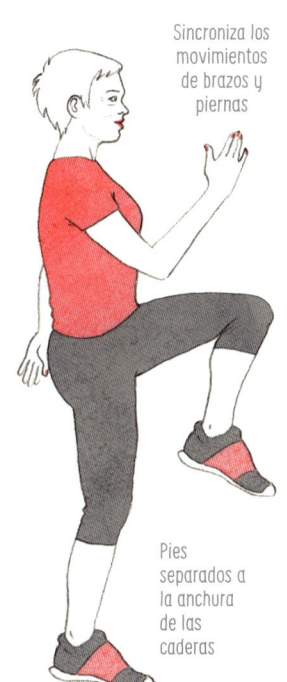

1

Sincroniza los movimientos de brazos y piernas

Pies separados a la anchura de las caderas

1 Ponte de pie con los pies separados a la anchura de las caderas. Levanta la rodilla izquierda todo lo que puedas justo cuando levantes el brazo derecho.

Levanta las rodillas lo más alto que puedas

2 Cambia rápido, levantando la rodilla derecha justo cuando aterrice el pie izquierdo. Empieza despacio, alternando las extremidades y moviéndote a un ritmo cómodo durante un minuto. No empieces demasiado rápido; espera a que tus músculos estén calientes antes de aumentar el ritmo.

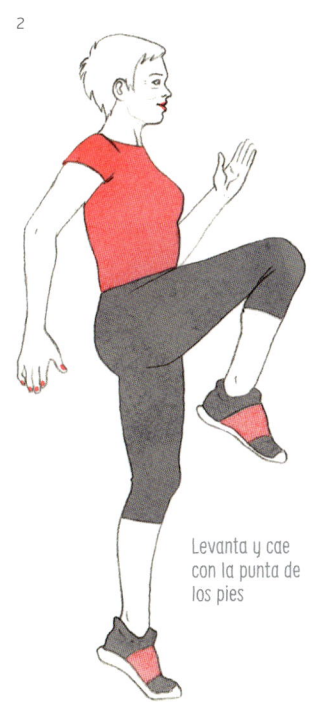

2

Levanta y cae con la punta de los pies

SENTADILLAS

Las sentadillas no solo desarrollan los músculos, sino que también ayudan a fortalecer las articulaciones.

- **Trabaja la parte inferior del cuerpo, como los flexores de la cadera, glúteos, cuádriceps, isquiotibiales y gemelos**
- **También trabaja el tronco**
- **Fortalece el corazón y los pulmones**
- **Mejora el equilibrio y la movilidad**
- **Se queman calorías**

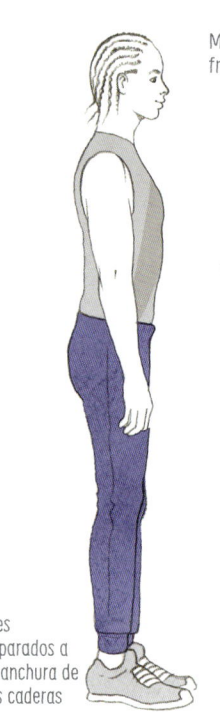

Mirada al frente

Pies separados a la anchura de las caderas

1

1 Colócate erguido, con los pies separados a la anchura de los hombros y los brazos a los lados. Mete el ombligo hacia dentro y prepárate para el movimiento.

2 Levanta despacio los brazos mientras bajas el cuerpo hasta que los muslos queden casi paralelos al suelo. Empuja las caderas hacia atrás, no te limites a doblar las rodillas. Mantén las rodillas alineadas con los dedos de los pies, no dejes que caigan hacia dentro. Mantén recta la parte superior del cuerpo. Vuelve a la posición inicial y repite lentamente 10 veces.

2

Mantén la espalda recta

Mantén las rodillas alineadas

Mantén los talones en el suelo

TALONES A LOS GLÚTEOS

Empieza despacio hasta que cojas el ritmo y luego aumenta la velocidad hasta que parezca que estás corriendo.

- **Gran ejercicio cardiovascular**
- **Fortalece los isquiotibiales, cuádriceps y glúteos**
- **Buena quema de calorías**

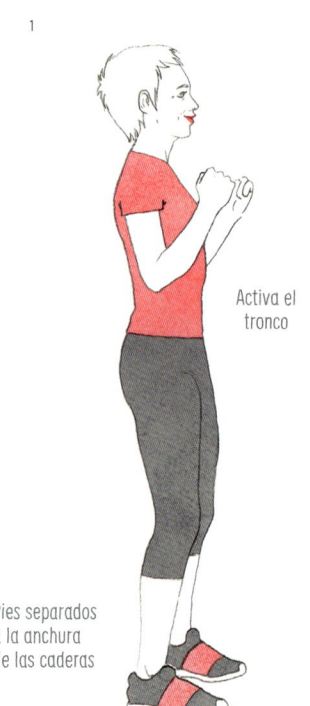

1

Activa el tronco

Pies separados a la anchura de las caderas

1 Ponte de pie con los pies separados a la anchura de las caderas. Dobla los codos y cierra suavemente los puños a la altura de los hombros. Mete el ombligo hacia dentro para activar el tronco.

2 Levanta el pie derecho hacia atrás y hacia arriba, llevando el talón hacia los glúteos. Vuelve a apoyar la planta del pie derecho en el suelo y levanta el pie izquierdo hacia el trasero hasta el tope. Sigue así, alternando las piernas, durante un minuto.

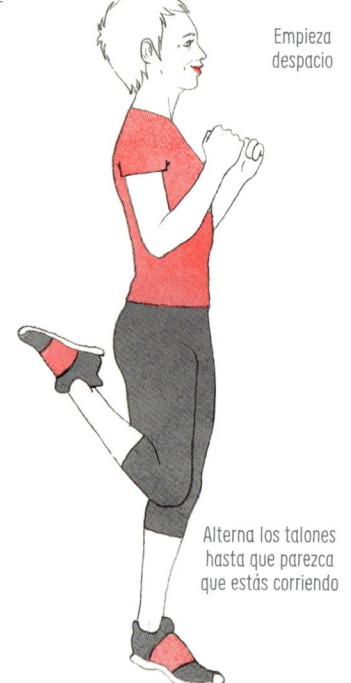

2

Empieza despacio

Alterna los talones hasta que parezca que estás corriendo

SALTOS DE TIJERAS

5

Los ejercicios de salto pueden mejorar la densidad ósea si se practican con regularidad.

- **Entrenamiento cardiovascular de todo el cuerpo**
- **Trabaja glúteos y cuádriceps**
- **Fortalece los flexores de la cadera**
- **Buen consumo de calorías**

1 Ponte de pie con los pies a la altura de la cadera y los brazos a los lados. Mete el ombligo hacia dentro para activar el tronco, dobla las rodillas y prepárate para saltar.

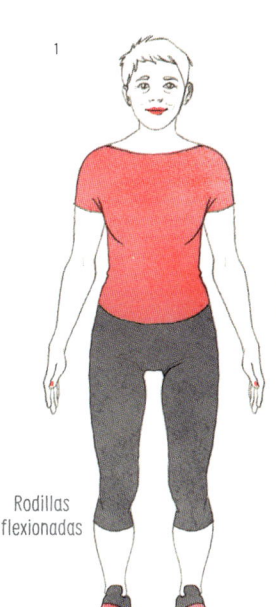

Brazos a los lados

Rodillas flexionadas

2 A la vez que saltas, separa bien los pies y estira los brazos por encima de la cabeza. Vuelve a saltar mientras bajas los brazos y llevas los pies a la posición inicial. Repítelo despacio 20 veces.

Extiende y levanta los brazos cuando saltas

Salta con los pies separados

ABDOMINALES LATERALES

6

Estos abdominales de pie queman más calorías que los abdominales laterales realizados en la colchoneta.

- **Activa los oblicuos**
- **También trabaja el tronco y las caderas**
- **Reduce la cintura**
- **Mejora el equilibrio y la estabilidad**

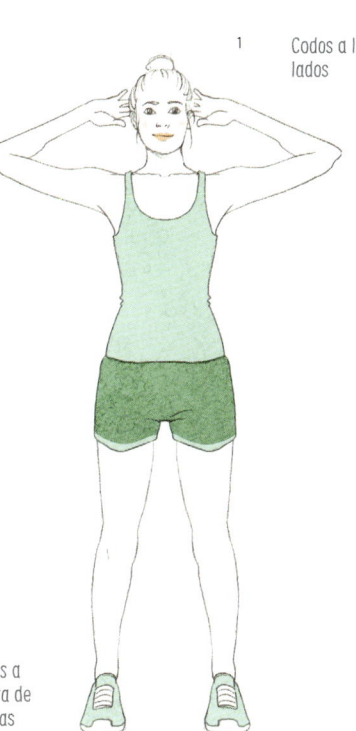

Codos a los lados

Pies separados a la anchura de las caderas

1 Ponte de pie con los pies separados a la altura de los hombros. Coloca las manos detrás de la cabeza con los codos estirados hacia los lados. Mete el ombligo hacia dentro para activar el tronco.

2 Desplaza el peso del cuerpo sobre el pie izquierdo y levanta la rodilla derecha hacia un lado, con la rodilla flexionada. Dóblate hacia el lado derecho, bajando el codo hasta casi tocar la rodilla. Baja la pierna y vuelve a la posición inicial. Repite 10 veces en ambos lados.

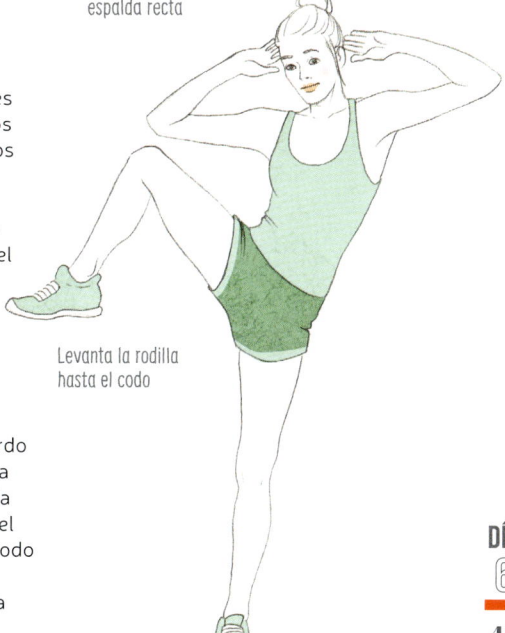

Mantén la espalda recta

Levanta la rodilla hasta el codo

TORSIÓN DE TRONCO

Liberar la tensión y la rigidez de los hombros aumenta la amplitud de movimiento.

- **Trabaja los hombros, los oblicuos, el tronco, las caderas y los músculos de las piernas**
- **Fortalece la columna vertebral**
- **Tonifica los brazos**

Brazos levantados a la altura de los hombros

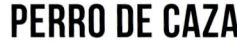

1 Ponte de pie con los pies separados a la anchura de las caderas. Levanta los brazos a la altura de los hombros, con las palmas hacia abajo. Mete el ombligo hacia dentro y prepárate para el movimiento.

Pies separados a la anchura de las caderas

1

2 Manteniendo los brazos levantados, gira el torso lentamente hacia la derecha, y deja que el talón izquierdo se despegue del suelo. Estírate hasta donde te resulte cómodo y vuelve a la posición inicial.

2

Deja que el talón izquierdo se despegue del suelo

Gira solo hasta donde te resulte cómodo

3

3 Manteniendo los brazos levantados, gira el torso lentamente hacia la izquierda, y deja que el talón derecho se despegue del suelo. Estírate hasta donde te resulte cómodo y vuelve a la posición inicial. Repite 30 veces a cada lado.

Deja que el talón derecho se despegue del suelo

PERRO DE CAZA

Este ejercicio mejora la coordinación, el equilibrio y la fuerza general del cuerpo. Utiliza una esterilla gruesa para proteger las rodillas.

- **Fortalece el tronco, las caderas y la zona lumbar**
- **Aumenta la amplitud de movimiento**
- **Desarrolla la coordinación**
- **Mejora el equilibrio y la postura**

Evita este ejercicio si tienes algún tipo lesión en las rodillas, los hombros o las caderas.

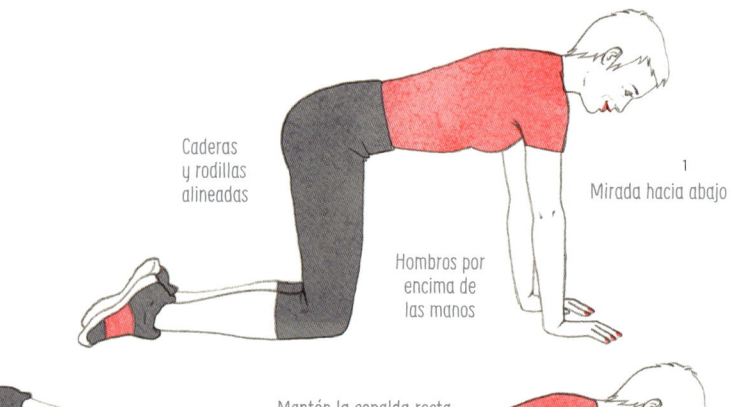

Caderas y rodillas alineadas

Hombros por encima de las manos

Mirada hacia abajo

1

1 Colócate a cuatro patas, con las manos y las rodillas separadas a la anchura de las caderas. Mete el ombligo hacia dentro para trabajar el tronco.

Mantén la espalda recta

Mantén las caderas niveladas

Mantén el tronco contraído para evitar que caiga la espalda

Muévete lentamente de forma controlada

2

2 Inhala a la vez que extiendes el brazo izquierdo hacia delante y la pierna derecha hacia atrás. Haz una pausa y luego vuelve lentamente a la posición inicial. Repite en el otro lado. Continúa durante 30 segundos.

ABDOMINALES

9 Hoy añadimos un tercer paso a nuestros abdominales para que el estiramiento sea un poco más intenso. Muévete despacio, procurando no forzar el cuello o la espalda.

- **Activa el tronco**
- **Trabaja los flexores del cuello**
- **Aumenta la estabilidad de la columna vertebral y del tronco**
- **Mejora la postura**

1 Túmbate boca arriba con las rodillas flexionadas y los pies apoyados en el suelo. Los pies están separados a la anchura de las caderas. Levanta las manos por detrás de la cabeza, entrelazando los dedos. Inhala, mete el ombligo hacia dentro y prepárate para el movimiento.

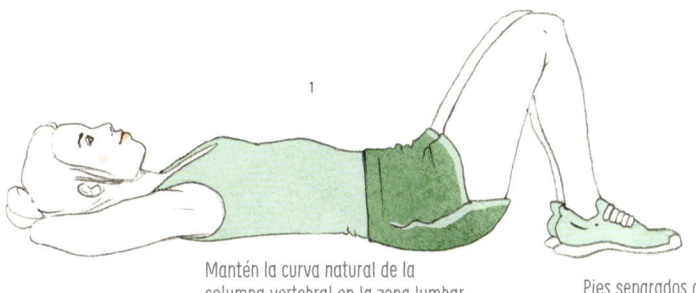

Mantén la curva natural de la columna vertebral en la zona lumbar

Pies separados a la anchura de las caderas

2 Exhala mientras levantas lentamente la cabeza y los hombros estirando la nuca. No levantes la barbilla; mantenla hacia abajo como si estuvieras sujetando una pelota de tenis entre la barbilla y el pecho. Mantén la postura durante ocho segundos, luego inhala mientras vuelves lentamente a la posición inicial. Repite cinco veces.

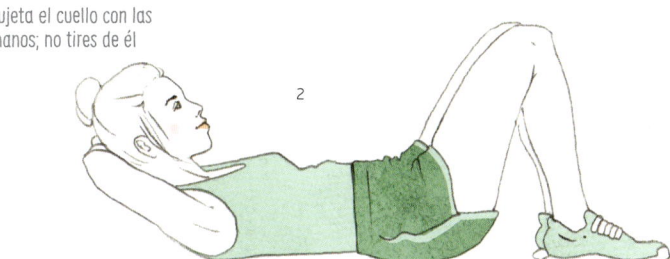

Sujeta el cuello con las manos; no tires de él

Levanta los omóplatos 3-5 cm del suelo. No es necesario subir más.

3 Para la posición más avanzada: a la vez que levantas la cabeza y los hombros, levanta los pies del suelo y mete las rodillas por encima de las caderas. Cuenta hasta cinco, luego inspira mientras bajas la parte superior de la espalda y las piernas de manera controlada. Repite cinco veces. Descansa entre cada levantamiento si notas tensión en la zona.

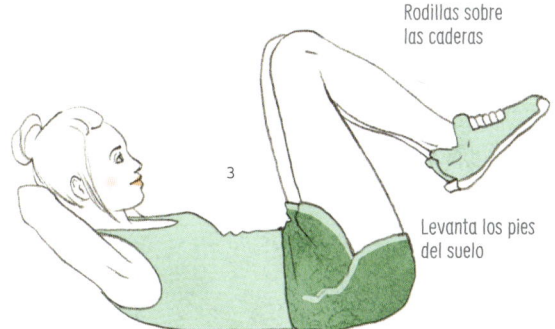

Rodillas sobre las caderas

Levanta los pies del suelo

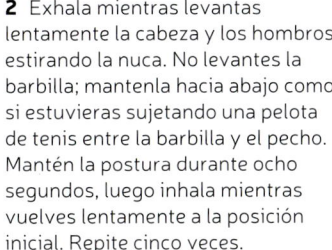

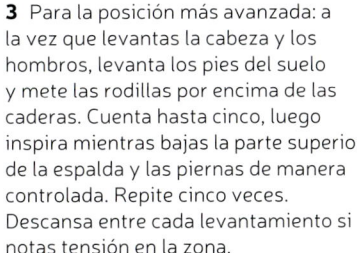

LA RUTINA DE HOY

VUELVE al primer ejercicio que hemos practicado hoy y repítelo el número de veces indicado a la derecha. Sigue el orden de los ejercicios enumerados aquí, haciendo las pausas y descansando lo necesario entre cada uno.

1	CÍRCULOS CON EL CODO	2 series de 15
2	RODILLAS ALTAS	2 series de 1 minuto
3	SENTADILLLAS	3 series de 10
4	TALONES A LOS GLÚTEOS	2 series de 1 minuto
5	SALTOS DE TIJERAS	3 series de 20
6	ABDOMINALES LATERALES	2 series de 10
7	TORSIÓN DE TRONCO	2 series de 30
8	PERRO DE CAZA	2 series de 30 segundos
9	ABDOMINALES	2 series de 8

Pasos

Puede que hayas oído que la regla de oro para los pasos diarios es hacer 10 000, o caminar unos 8 km para la mayoría de personas. Aunque se trata de una cifra saludable, resulta arbitraria. Tiene su origen en una campaña de marketing de un podómetro en Japón en la década de 1960. El aparato se llamaba *Manpo-kei*, que se traduce literalmente como «metro de 10 000 pasos». Al parecer, el carácter japonés para 10 000 se parece a una persona caminando. Así que no tiene un origen muy científico. Sin embargo, es un número pegadizo y fácil de recordar. Varios estudios médicos más recientes han demostrado que no necesitamos dar 10 000 pasos para lograr beneficios para la salud. Un investigador siguió a un grupo de 16 000 mujeres estadounidenses de entre 62 y 100 años durante algo más de cuatro años. Las mujeres menos activas daban una media de 2 700 pasos al día. Las que daban una media de 4 400 pasos al día tenían un 41 % menos de probabilidades de morir que las más sedentarias. Las tasas de mortalidad mejoraron progresivamente antes de estabilizarse en torno a los 7 500 pasos diarios. La lección a extraer podría resumirse así: haz lo que puedas, y más es mejor, pero sin necesidad de exagerar.

RODILLAS ALTAS

El ejercicio de rodillas altas fortalecerá los músculos de las piernas y tonificará los glúteos.

- **Excelente ejercicio cardiovascular**
- **Trabaja pantorrillas, cuádriceps, isquiotibiales, glúteos, tronco y flexores de la cadera**
- **Buen consumo de calorías**

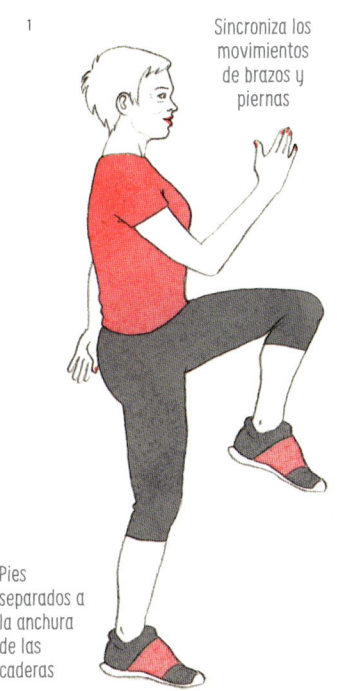

1

Sincroniza los movimientos de brazos y piernas

Levanta las rodillas lo más alto que puedas

Pies separados a la anchura de las caderas

1 Ponte de pie con los pies separados a la anchura de las caderas. Levanta la rodilla izquierda todo lo que puedas justo cuando levantes el brazo derecho.

2 Cambia rápido, levantando la rodilla derecha justo cuando aterrice el pie izquierdo. Empieza despacio, alternando las extremidades y moviéndote a un ritmo cómodo durante un minuto. No empieces demasiado rápido; espera a que tus músculos estén calientes antes de aumentar el ritmo.

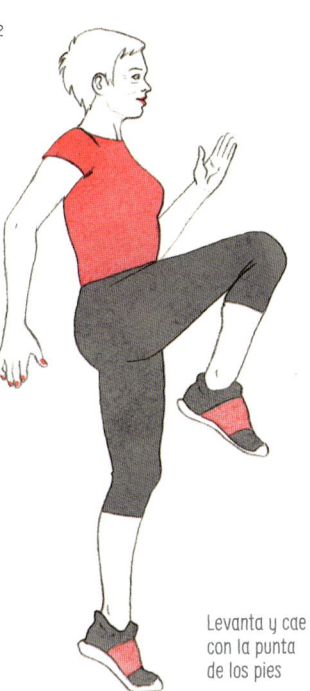

2

Levanta y cae con la punta de los pies

ZANCADAS CON PESAS

Mantén la parte superior del cuerpo recta, con los hombros hacia atrás y hacia abajo y el tronco firme en todo momento.

- **Trabaja cuádriceps, glúteos, isquiotibiales, gemelos, tronco y caderas**
- **Mejora el equilibrio**
- **Aumenta la movilidad**

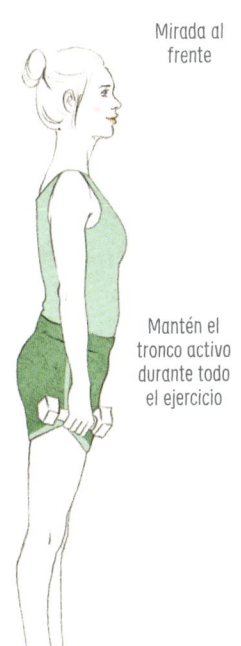

1

Mirada al frente

Mantén el tronco activo durante todo el ejercicio

Pies separados a la anchura de las caderas

1 Ponte de pie con los pies separados a la anchura de las caderas. Mantén las manos a los lados con una mancuerna en cada una. Mete el ombligo hacia dentro para activar el tronco.

2 Inhala y da un gran paso hacia delante con una pierna, doblando la rodilla hasta que el muslo delantero quede casi paralelo al suelo. La pierna de atrás está doblada por la rodilla y en equilibrio sobre los dedos de los pies. Exhala mientras vuelves a la posición inicial. Repite 10 veces por cada lado.

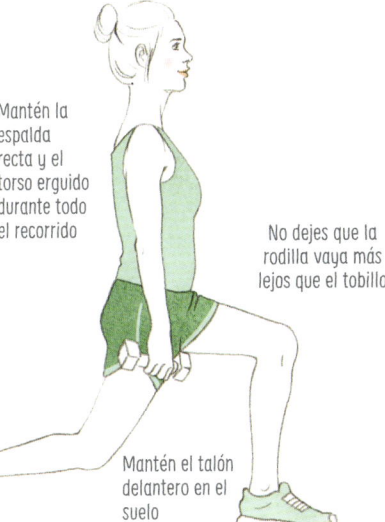

2

Mantén la espalda recta y el torso erguido durante todo el recorrido

No dejes que la rodilla vaya más lejos que el tobillo

Mantén el talón delantero en el suelo

FLEXIÓN DE BÍCEPS

3

Este ejercicio también se puede hacer sentado en una silla, pero de pie se ejercita más el tronco.

- **Fortalece los bíceps**
- **Tonifica y esculpe los brazos**
- **Estabiliza los hombros**
- **Trabaja la parte superior de la espalda**

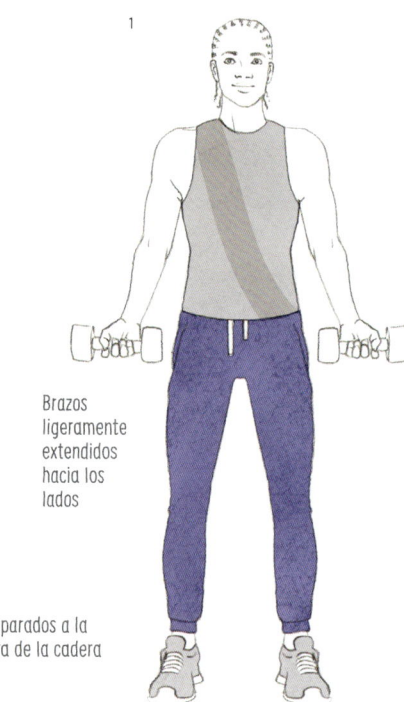

Brazos ligeramente extendidos hacia los lados

Pies separados a la anchura de la cadera

1 Colócate erguido con los pies separados a la anchura de las caderas sujetando una mancuerna de peso medio en cada mano a la altura de los muslos. Las manos están ligeramente separadas de los lados y mirando hacia delante. Mete el ombligo para activar el tronco.

2 Contrae los biceps y dobla los brazos, llevando las pesas hacia los hombros. Mantén los codos inmóviles y sube las pesas todo lo que puedas sin moverlas. Baja lentamente las pesas, manteniendo una ligera flexión de los codos en la parte inferior. Repite despacio 10 veces.

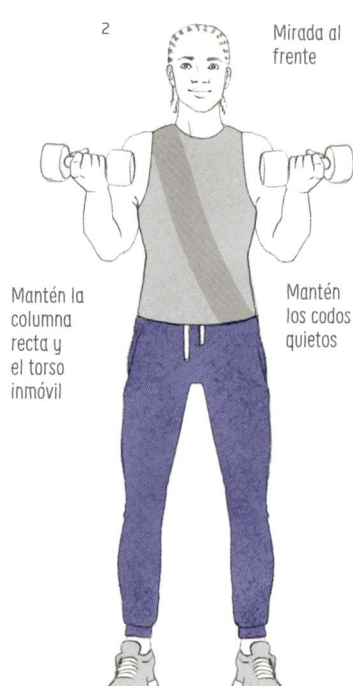

Mirada al frente

Mantén la columna recta y el torso inmóvil

Mantén los codos quietos

KICKBACKS DE TRÍCEPS

4

Elige un peso de mancuerna que te suponga un pequeño esfuerzo, pero tan ligero como para que puedas hacer varias repeticiones sin sufrir.

- **Trabaja el tríceps**
- **Esculpe y tonifica la parte superior de los brazos**
- **Mejora el equilibrio y la postura**

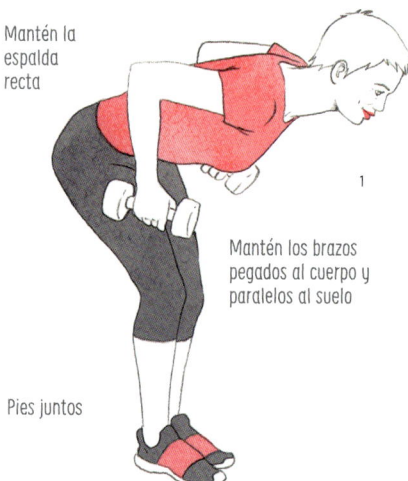

Mantén la espalda recta

Mantén los brazos pegados al cuerpo y paralelos al suelo

Pies juntos

1 Sujeta una mancuerna en cada mano, con las palmas hacia dentro. Dobla un poco las rodillas y gira la cintura hacia delante hasta que la espalda quede casi paralela al suelo. Mete el ombligo hacia dentro para activar el tronco.

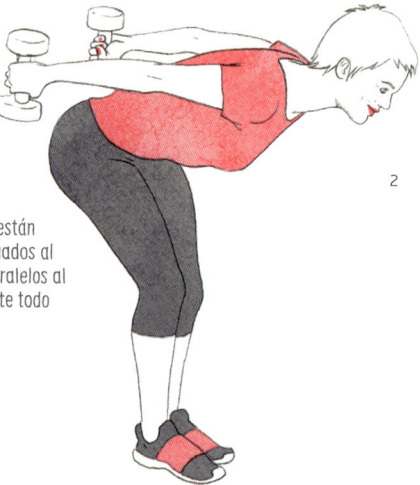

Solo se mueven los antebrazos cuando estiras los brazos.

Los brazos están quietos, pegados al cuerpo y paralelos al suelo durante todo el ejercicio

2 Mantén la parte superior de los brazos pegada al cuerpo y exhala mientras doblas los codos, levantando las mancuernas hacia arriba y hacia atrás a la vez que estiras los brazos. Solo se mueven los antebrazos. Haz una pausa y vuelve a la posición inicial. Repite el ejercicio.

PRENSA DE BRAZOS Y HOMBROS

5

Elige un peso de mancuerna que puedas mover con lentitud y respetando la postura durante 10 repeticiones. Recuerda que levantar pesas demasiado pesadas puede provocar lesiones.

- **Trabaja los deltoides, los trapecios, los tríceps y los músculos pectorales**
- **Estabiliza el tronco**
- **Tonifica los brazos y la parte superior del cuerpo**
- **Mejora la postura**

Si tienes dolor o una lesión de cuello, hombros o espalda, espera a estar mejor antes de realizar este ejercicio.

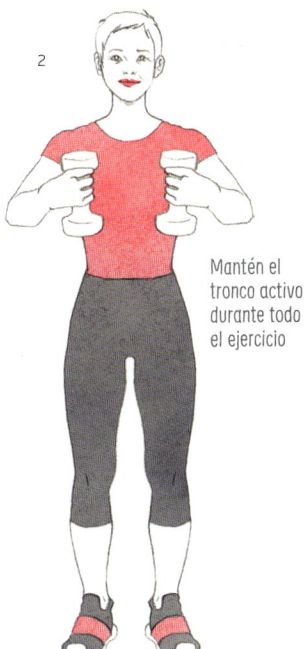

1

Ligera flexión de codos

Pies separados a la anchura de las caderas

1 Ponte de pie con los pies separados a la anchura de las caderas. Mete el ombligo hacia dentro para trabajar el tronco. Sujeta una mancuerna en cada mano y eleva los brazos a la altura de los hombros.

2

Mantén el tronco activo durante todo el ejercicio

2 Lleva las mancuernas hacia delante, enfrente del pecho. Haz una pausa y vuelve a la posición inicial con los brazos a la altura de los hombros.

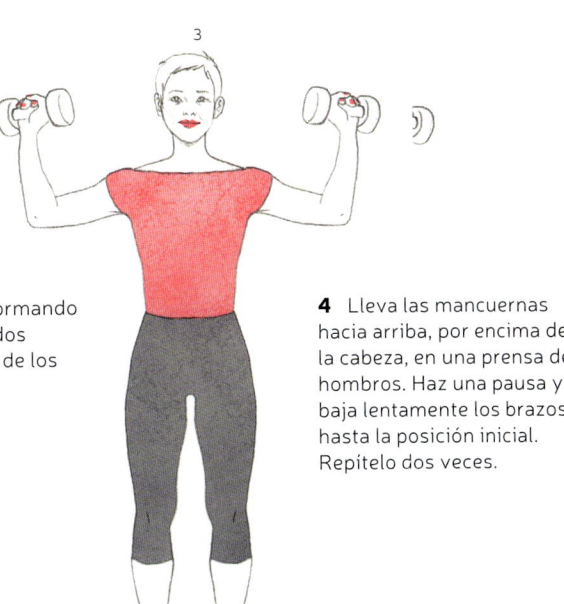

3

Mantén los hombros hacia abajo y la espalda recta

3 Dobla los codos formando un ángulo de 90 grados con la parte superior de los brazos.

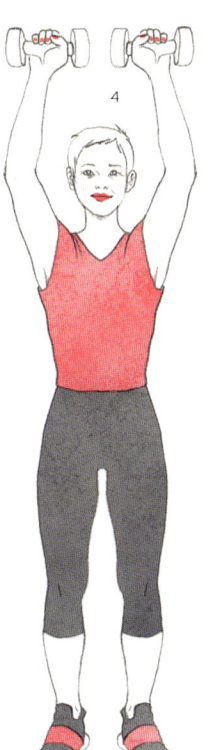

4

Mantén la espalda recta, no la arquees

4 Lleva las mancuernas hacia arriba, por encima de la cabeza, en una prensa de hombros. Haz una pausa y baja lentamente los brazos hasta la posición inicial. Repítelo dos veces.

ESTIRAMIENTO A DOS PIERNAS

6

Este ejercicio fortalece los abdominales y todos los músculos centrales, como por ejemplo la zona lumbar.

- **Trabaja el tronco, especialmente los abdominales inferiores de difícil acceso**
- **Trabaja los flexores de la cadera**
- **Suaviza los dolores lumbares**

1 Túmbate en el suelo boca arriba, con los brazos a los lados y las palmas hacia abajo. Mete el ombligo hacia dentro para activar el tronco y levanta lentamente ambas piernas hasta que formen un ángulo recto respecto a tu torso.

2 Baja ambas piernas lentamente hasta casi tocar el suelo, y luego vuelve a subirlas despacio hasta la posición inicial. Repite cinco veces.

MODIFICACIÓN

Si el estiramiento es demasiado intenso, dobla un poco las rodillas hasta que tengas más fuerza. Deja caer una pierna cada vez.

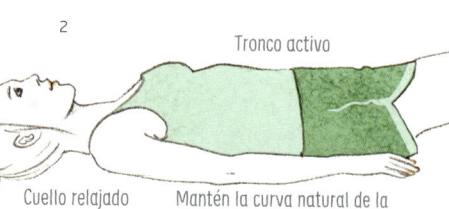

1

Piernas estiradas en ángulo recto con el torso

Manos a los lados, palmas hacia abajo

2

Cuello relajado

Tronco activo

Mantén la curva natural de la columna; que no se aplane contra el suelo, pero tampoco arquees la parte inferior de la espalda.

Mueve las piernas despacio para conseguir mayores beneficios

PLANCHA DE BRAZOS

7

Las planchas son una de las mejores formas de fortalecer el tronco, pero también trabajan los hombros, los brazos y las piernas.

- **Fortalece el tronco**
- **Mejora la postura**
- **Ayuda a aliviar el dolor de espalda**
- **Aumenta la flexibilidad**

1 Túmbate boca abajo, con las piernas extendidas hacia atrás y los antebrazos apoyados en el suelo. Mete el ombligo hacia dentro para activar el tronco.

2 Levanta el cuerpo del suelo de modo que estés en equilibrio sobre los dedos de los pies y los antebrazos. Mantén el cuerpo en línea recta. Aguanta 15 segundos. Túmbate lentamente en el suelo y descansa unos segundos. Repite.

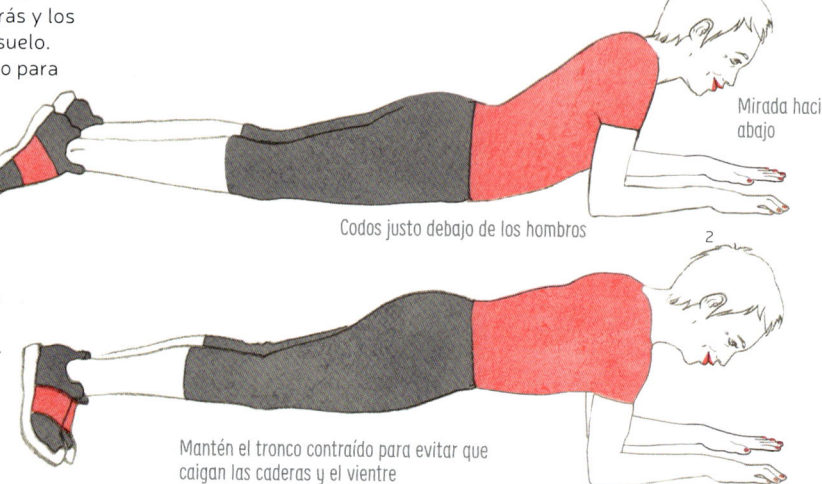

1

Mirada hacia abajo

Codos justo debajo de los hombros

2

Mantén el tronco contraído para evitar que caigan las caderas y el vientre

PUENTE

8

Este ejercicio tonifica los glúteos y el tronco, pero también es bueno para aliviar el estrés.

- **Activa los glúteos**
- **También trabaja los músculos de muslos, caderas, tronco y espalda**
- **Ayuda a los dolores lumbares**
- **Alivia el estrés**

Evita esta postura si tienes dolor o lesiones en el cuello.

1 Túmbate en el suelo boca arriba, con las rodillas levantadas y los brazos a los lados, con las palmas hacia abajo. Mete el ombligo hacia dentro para activar el tronco.

2 Levanta las caderas para crear una línea recta desde las rodillas hasta los hombros. Mantén el tronco contraido para evitar que las caderas se hundan. Aguanta 10 segundos y vuelve a la posición inicial. Repite cinco veces.

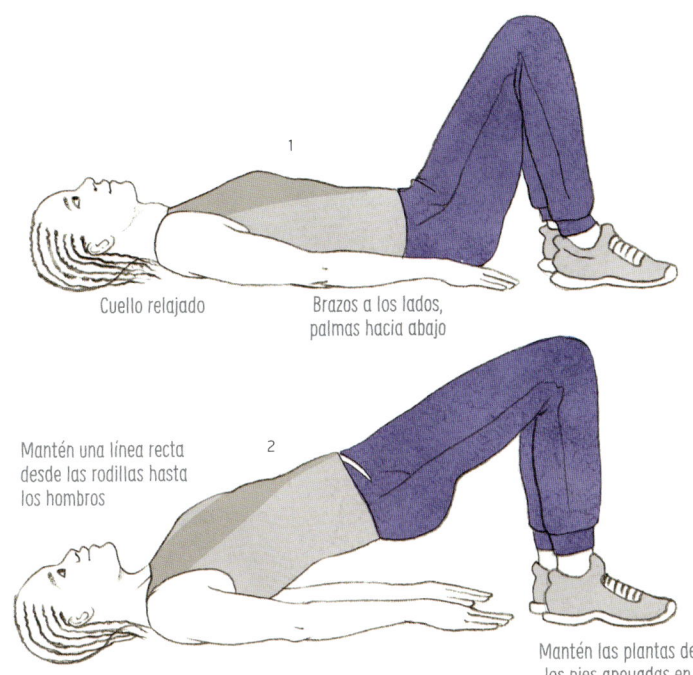

Cuello relajado

Brazos a los lados, palmas hacia abajo

Mantén una línea recta desde las rodillas hasta los hombros

Mantén las plantas de los pies apoyadas en el suelo

EXTENSIÓN DE ESPALDA

9

Este suave estiramiento fortalece los músculos de la zona lumbar.

- **Tonifica y fortalece la zona lumbar**
- **También trabaja glúteos, caderas y hombros**
- **Mejora la postura**
- **Ayuda a prevenir el dolor lumbar**

1 Túmbate boca abajo en el suelo con los brazos estirados a los lados, las palmas hacia abajo. Activa el tronco metiendo el ombligo hacia dentro.

2 Levanta despacio la parte superior del cuerpo. Mantén la posición durante 10 segundos. Si notas tensión en la zona lumbar, vuelve a la posición inicial y descansa unos segundos. Repítelo cinco veces.

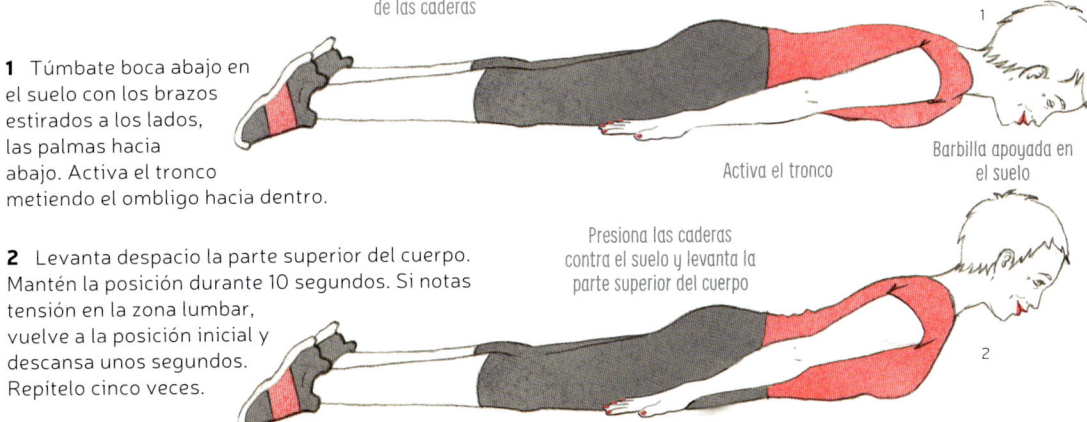

Pies separados a la anchura de las caderas

Activa el tronco

Barbilla apoyada en el suelo

Presiona las caderas contra el suelo y levanta la parte superior del cuerpo

---

LA RUTINA DE HOY

VUELVE al primer ejercicio que hemos practicado hoy y repítelo el número de veces indicado a la derecha. Sigue el orden de los ejercicios enumerados aquí, haciendo las pausas y descansando lo necesario entre cada uno.

1	RODILLAS ALTAS	3 series de 30 segundos
2	ZANCADAS CON PESAS	2 series de 10
3	FLEXIÓN DE BÍCEPS	5 series de 10
4	KICKBACKS DE TRÍCEPS	3 series de 8
5	PRENSA DE BRAZOS Y HOMBROS	3 series de 5
6	ESTIRAMIENTO A DOS PIERNAS	2 series de 5
7	PLANCHA DE BRAZOS	4 series de 15 segundos
8	PUENTE	2 series de 5
9	EXTENSIÓN DE ESPALDA	2 series de 5

DÍA

7

Pulsera de actividad

Para los no iniciados, una pulsera de actividad (o *fitness tracker* en inglés) es un dispositivo electrónico que se lleva en la muñeca y que, según el modelo, registra el número de pasos que das al día, los kilómetros caminados, las calorías quemadas, la frecuencia cardiaca y la calidad del sueño. La cantidad de información que proporciona y la precisión dependen mucho de lo que estés dispuesto a gastarte. Las pulseras son útiles si empiezas una rutina de ejercicios. Incluso la pulsera más básica registrará cuántos pasos das cada día. Si nunca has pensado cuántos ni has utilizado un podómetro, puede sorprenderte. Sin duda te dará una idea de dónde partes y una base a partir de la cual planificar. Muchas pulseras pueden configurarse con objetivos personales, lo que ayuda a mantener la motivación. Los críticos señalan que incluso las mejores pulseras, en ocasiones, no son exactas y, aunque esto puede ser cierto, la mayoría de los expertos están de acuerdo en que son aparatos útiles que te ayudarán a alcanzar tus objetivos de forma física.

DÍA

8

CÍRCULOS CON EL CODO

Estos estiramientos son estupendos si practicas deportes que impliquen el uso de los hombros, como la natación, el golf y el tenis.

- **Aumenta la movilidad de la articulación del hombro**
- **Trabaja los trapecios del cuello y la parte superior de la espalda**
- **Tonifica los brazos**

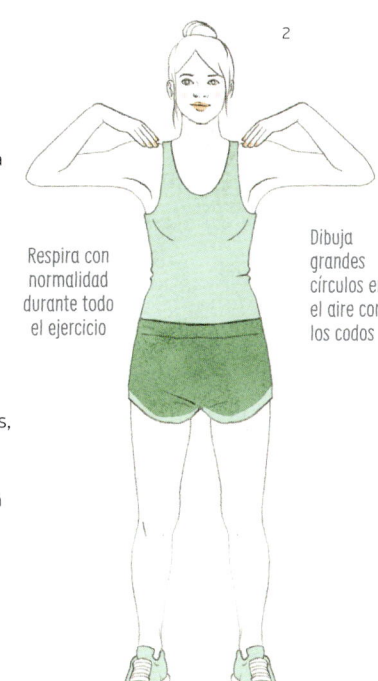

El codo apunta hacia fuera

Pies separados a la anchura de las caderas

Respira con normalidad durante todo el ejercicio

Dibuja grandes círculos en el aire con los codos

1 Ponte de pie, con los pies separados a la anchura de los hombros. Levanta un brazo y coloca la punta de los dedos sobre el hombro. Gira lentamente el brazo hacia delante 15 veces. Repite primero el ejercicio hacia atrás y luego haz lo mismo en el otro lado.

2 Ahora levanta ambos brazos a la altura de los hombros y coloca las puntas de los dedos sobre los hombros, con los codos apuntando hacia fuera. Gira lentamente ambos brazos hacia delante 15 veces. Repite 15 veces hacia atrás.

ESTIRAMIENTO LATERAL

Esta torsión lateral resulta estupenda para mantener una buena higiene postural.

- **Trabaja los oblicuos y la columna vertebral**
- **Reduce la cintura y tensa los abdominales**
- **Mejora la postura y la estabilidad**

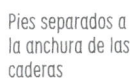

Junta las palmas de las manos por encima de la cabeza

Pies separados a la anchura de las caderas

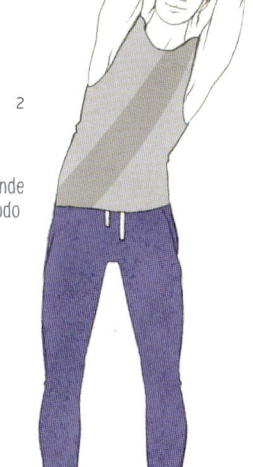

Mirada al frente

Estira hasta donde te sientas cómodo

1 Ponte de pie, con las manos a los lados y los pies separados a la anchura de los hombros. Inhala mientras levantas los brazos, presionando las palmas de las manos por encima de la cabeza.

2 Exhala y dobla el torso lentamente hacia un lado hasta donde te sientas cómodo. Aguanta 15 segundos y vuelve a la posición inicial con los brazos directamente por encima de la cabeza. Dóblate hacia el otro lado y aguanta 15 segundos. Vuelve a la posición inicial y baja los brazos. Repite cinco veces a ambos lados.

APERTURA DE PECHO

Inclínate hacia delante desde las caderas en lugar de doblar la cintura. Mantén la espalda recta.

- **Abre el pecho**
- **Mejora la postura**
- **Activa los isquiotibiales**
- **Tonifica los brazos**

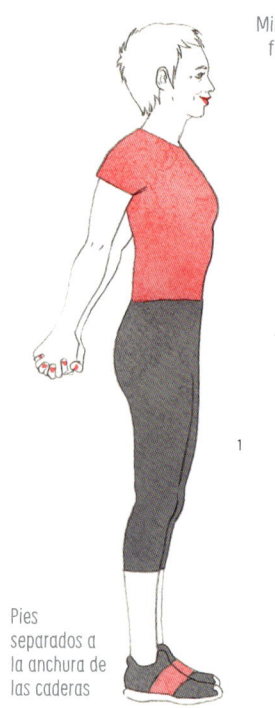

Mirada al frente

Pies separados a la anchura de las caderas

1 Ponte de pie con los pies separados a la anchura de las caderas. Levanta los brazos a la altura de los hombros y júntalos detrás de la espalda. Entrelaza los dedos y aprieta los omóplatos. Mantén la posición 10 segundos.

2 Manteniendo las piernas estiradas, dóblate hacia delante desde las caderas, llevando las manos hacia arriba sobre la espalda. Relaja la nuca. Mantén 20 segundos y vuelve poco a poco a la posición inicial. Repite.

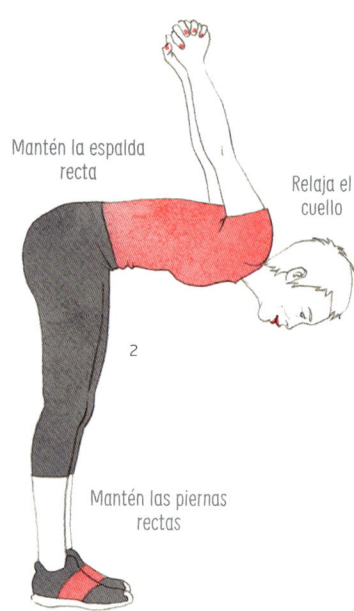

Mantén la espalda recta

Relaja el cuello

Dobla las caderas hacia delante

Mantén las piernas rectas

ESTIRAMIENTO DE BRAZOS

Este estiramiento también se conoce como «cara de vaca» por una conocida postura de yoga. Necesitarás una correa de yoga o una toalla pequeña, a menos que puedas sujetar las manos por la espalda.

- **Activa los tríceps**
- **Mejora la movilidad de hombros y codos**
- **Abre el pecho**
- **Mejora la postura**
- **Libera la tensión de los hombros y el pecho**

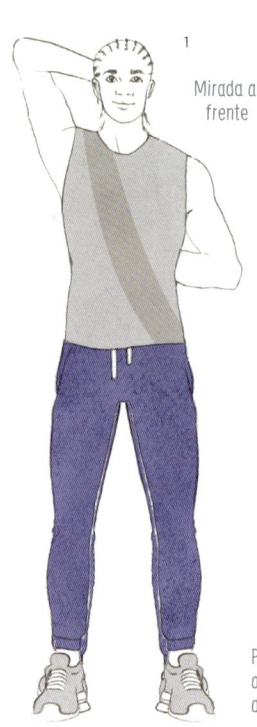

Mirada al frente

Pies separados a la anchura de las caderas

1 y 2 Ponte de pie con los pies separados a la anchura de las caderas. Levanta la mano izquierda y colócala con la palma hacia fuera entre los omóplatos. Si no puedes llegar tan lejos, hazlo hasta donde llegues. Sujeta una cinta de yoga con la mano derecha. Extiende el brazo por encima de la cabeza y luego dobla el codo para bajar la cinta por la espalda hasta que puedas agarrarla con la mano izquierda. Cuenta hasta 10 y respira tranquilamente. Repite con el otro lado.

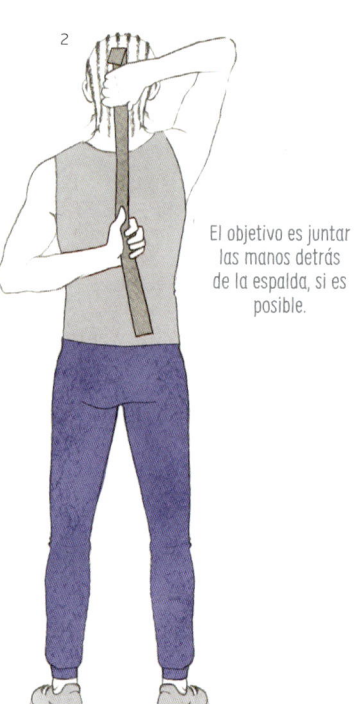

El objetivo es juntar las manos detrás de la espalda, si es posible.

ESTIRAMIENTO DE CUÁDRICEPS

5 Este ejercicio estira los músculos de la parte delantera de los muslos, conocidos como cuádriceps.

- **Fortalece los cuádriceps y protege las rodillas**
- **Hace que las piernas sean menos propensas a las lesiones**
- **Tonifica la parte superior de las piernas**

1 Ponte de pie con los pies separados a la anchura de las caderas. Levanta el pie derecho por detrás. Coge la parte superior del pie con la mano derecha y tira suavemente hacia los glúteos. Dirige la rodilla hacia el suelo y mantén la posición durante 15 segundos. Vuelve a la posición inicial y repite con el otro lado.

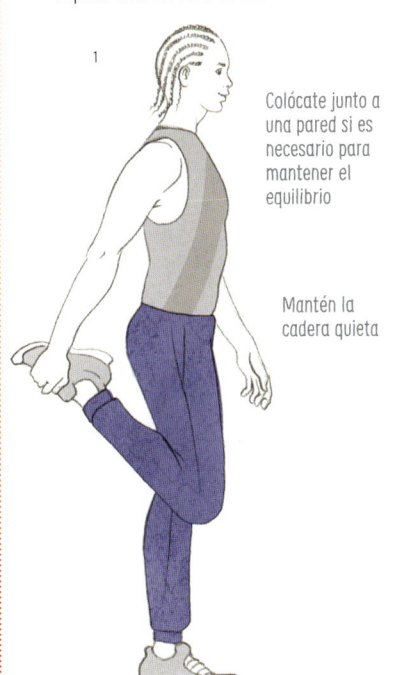

Colócate junto a una pared si es necesario para mantener el equilibrio

Mantén la cadera quieta

FLEXIÓN HACIA DELANTE

6 Hoy llevaremos esta inclinación hacia delante un paso más allá, doblando la cabeza hacia las rodillas.

- **Trata la columna vertebral, los hombros y los isquiotibiales**
- **Masajea los órganos internos**
- **Calma la mente**
- **Alivia la tensión**

Mantén la espalda recta

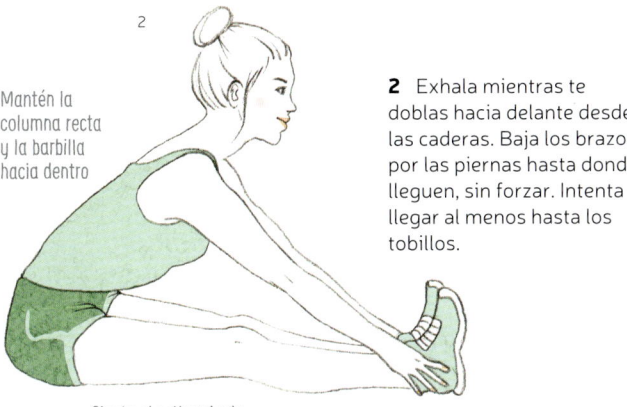

Activa el tronco

Dedos hacia arriba

1 Siéntate erguida en el suelo, con las piernas extendidas y las manos en el suelo junto a las caderas. Inspira mientras metes el ombligo. Levanta los brazos por encima de la cabeza, con las palmas hacia delante. Mantén la posición durante cinco segundos.

Mantén la columna recta y la barbilla hacia dentro

2 Exhala mientras te doblas hacia delante desde las caderas. Baja los brazos por las piernas hasta donde lleguen, sin forzar. Intenta llegar al menos hasta los tobillos.

Siente el estiramiento en la parte posterior de las piernas

3 Dobla más el torso hacia delante, y acerca la cabeza lo más posible a las rodillas, sin forzar. Cuenta hasta 15, mientas respiras con calma. Repite.

Estira solo hasta donde te resulte cómodo

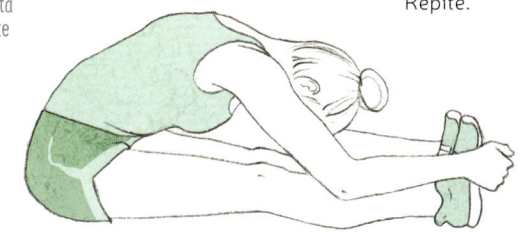

MARIPOSA

Este estiramiento abre las caderas y mejora la flexibilidad de ingles y muslos.

- **Activa las ingles y la cara interna de los muslos**
- **Abre las caderas**
- **Beneficia a los órganos reproductores y al sistema urinario**

1 Siéntate erguida, con las piernas extendidas. Mete el pie derecho hacia la ingle, con la planta hacia el muslo izquierdo. Acerca la pierna izquierda y presiona las plantas. Mete los talones hacia la ingle. Presiona las rodillas hacia el suelo todo lo que puedas sin hacer fuerza. Cuenta hasta 10. Suelta las rodillas y repite suavemente tres veces.

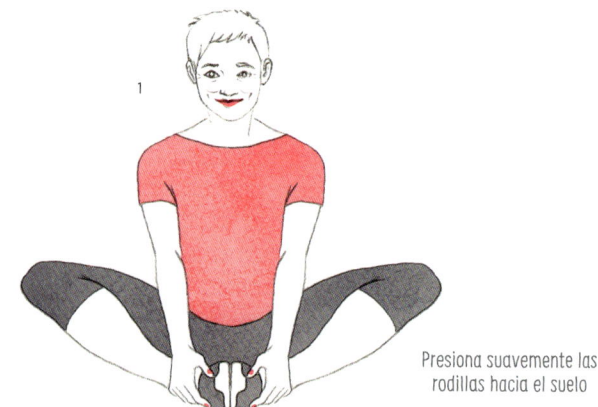

Presiona suavemente las rodillas hacia el suelo

TORSIÓN VERTEBRAL

Mantén la pelvis, las caderas y las piernas inmóviles durante el giro.

- **Aumenta la flexibilidad de la columna vertebral**
- **Estabiliza la pelvis**
- **Mejora la postura**
- **Aumenta la amplitud de movimiento**

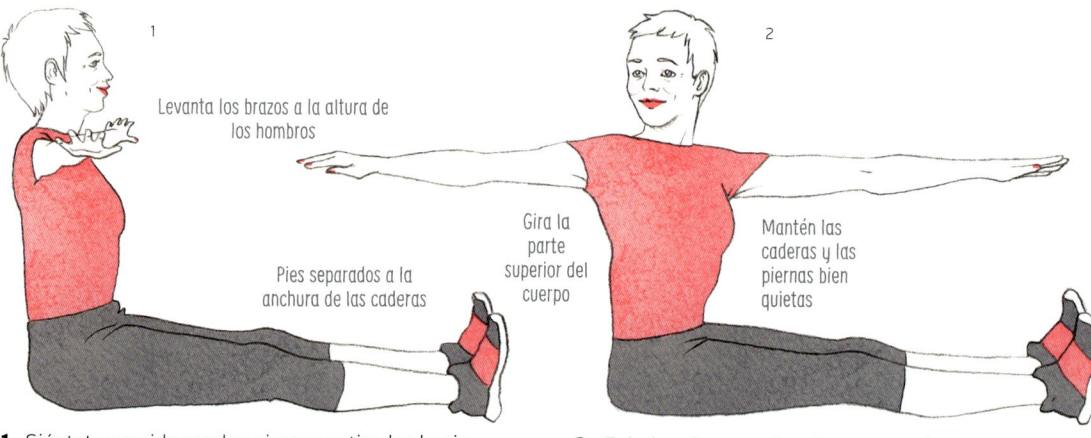

Levanta los brazos a la altura de los hombros

Pies separados a la anchura de las caderas

Gira la parte superior del cuerpo

Mantén las caderas y las piernas bien quietas

1 Siéntate erguida con las piernas estiradas hacia delante y separadas a la altura de los hombros. Inspira y mete el ombligo para contraer el tronco. Levanta los brazos a la altura de los hombros, con las palmas hacia abajo.

2 Exhala mientras giras lentamente la parte superior del cuerpo hacia la derecha todo lo que puedas sin forzar. Gira desde la cintura manteniendo las caderas y las piernas inmóviles. Inhala cuando vuelvas a la posición inicial. Repite dos veces a cada lado.

ESTIRAMIENTO DE UNA RODILLA

Este ejercicio estira tanto los glúteos como los flexores de cadera de la pierna que permanece extendida.

- **Alivia el dolor lumbar**
- **Libera la tensión de la columna vertebral**
- **Trabaja los flexores de la cadera**
- **Tonifica los glúteos**

1 Túmbate boca arriba con las piernas extendidas. Dobla la rodilla derecha, agarra la parte posterior del muslo con ambas manos y tira de la rodilla hacia el pecho. Flexiona el pie izquierdo y presiona el muslo y la pantorrilla hacia abajo hasta que notes un estiramiento en la parte delantera de la cadera izquierda y en la parte superior del muslo. Vuelve a la posición inicial y repite en el otro lado.

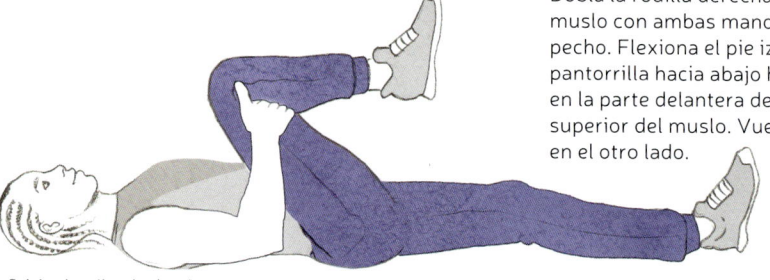

Relaja el cuello y los hombros

Mantén la pierna extendida recta y quieta

PERRO BOCA ABAJO

Esta postura clásica del yoga fortalece y flexibiliza los hombros, los brazos, el tronco, la espalda y las piernas.

- **Trabaja los músculos de brazos, hombros, espalda y piernas**
- **Fortalece la columna vertebral**
- **Tonifica los brazos y la parte superior del cuerpo**
- **Puede aliviar la ciática**

Evita esta postura si tienes hipertensión, glaucoma, síndrome del túnel carpiano u otro dolor o lesión en la muñeca o en la mano.

1

Mirada hacia abajo

Rodillas justo debajo de las caderas

Manos ligeramente delante de los hombros, dedos separados

2

Piernas rectas

Mantén la espalda recta

3

Si puedes, deja los talones sobre el suelo

1 Colócate a cuatro patas, con las manos y las rodillas separadas a la altura de los hombros. Mete el ombligo hacia dentro y aprieta el tronco. Colócate sobre los dedos de los pies y prepárate para el movimiento.

2 Exhala y levanta las caderas hacia el techo, estirando los brazos y las piernas.

3 Si puedes, baja los talones hacia el suelo. Sentirás un profundo estiramiento en los isquiotibiales y los gemelos, y es posible que no puedas apoyar los talones en el suelo. No hagas fuerza. Cuenta hasta 15. Repite.

MODIFICACIÓN

Si el estiramiento es demasiado intenso con las piernas estiradas, puedes dejarlas un poco flexionadas.

LA RUTINA DE HOY

VUELVE al primer ejercicio que hemos practicado hoy y repítelo el número de veces indicado a la derecha. Sigue el orden de los ejercicios enumerados aquí, haciendo las pausas y descansando lo necesario entre cada uno.

#	Ejercicio	Repeticiones
1	CÍRCULOS CON EL CODO	3 series de 10
2	ESTIRAMIENTO LATERAL	2 series de 5
3	APERTURA DE PECHO	2 series de 5
4	ESTIRAMIENTO DE BRAZOS	5 veces
5	ESTIRAMIENTO DE CUÁDRICEPS	2 series de 5
6	FLEXIÓN HACIA DELANTE	2 series de 5
7	MARIPOSA	2 series de 5
8	TORSIÓN VERTEBRAL	3 series de 8
9	ESTIRAMIENTO DE UNA RODILLA	2 series de 8
10	PERRO BOCA ABAJO	5 veces

Consejos para entrenar con seguridad

DÍA

9

La finalidad del ejercicio es mejorar tu salud y bienestar, por lo que lo primero que debes tener en cuenta es mantenerte seguro mientras haces ejercicio. Solo hay que seguir unas sencillas reglas. La primera es calentar. No es buena idea lanzarse a realizar ejercicios cardiovasculares de alta intensidad, o ejercicios duros con pesas o incluso fuertes estiramientos, si no has dado a tus músculos la oportunidad de calentarse. Existen calentamientos sencillos como marchar en el sitio durante unos minutos, rotaciones de hombros, flexiones laterales, unas cuantas sentadillas suaves o incluso un paseo a paso ligero alrededor de la manzana. Otra forma importante de evitar lesiones durante el entrenamiento con pesas y con estiramientos es activar siempre tu tronco antes del movimiento. Mete el ombligo hacia dentro cada vez que hagas un movimiento. Esto mejorará la posición y te protegerá de las lesiones.

RODILLAS ALTAS

1

Las rodillas altas ofrecen un gran ejercicio cardiovascular.

- **Excelente ejercicio cardiovascular**
- **Trabaja pantorrillas, cuádriceps, isquiotibiales, glúteos, tronco y flexores de la cadera**
- **Buen consumo de calorías**

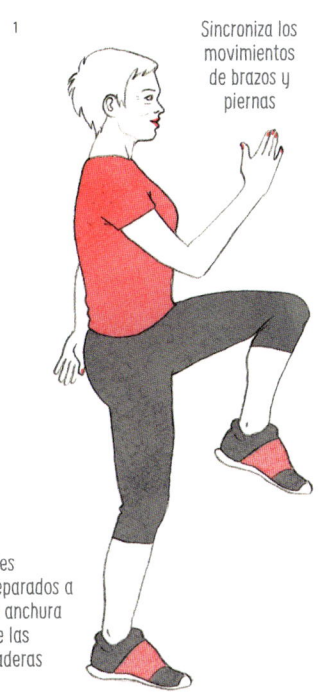

Sincroniza los movimientos de brazos y piernas

Pies separados a la anchura de las caderas

1 Ponte de pie con los pies separados a la anchura de las caderas. Levanta la rodilla izquierda todo lo que puedas justo cuando levantes el brazo derecho.

Levanta las rodillas lo más alto que puedas

2 Cambia rápidamente, levantando la rodilla derecha justo cuando aterrice el pie izquierdo. No empieces demasiado rápido; espera a que tus músculos estén calientes antes de aumentar el ritmo. Haz tres series de 30 segundos cada una.

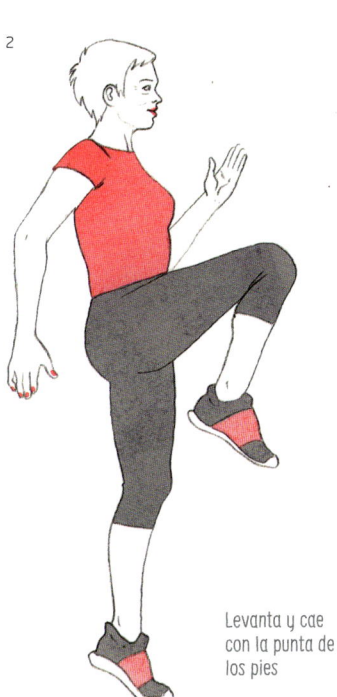

Levanta y cae con la punta de los pies

TORSIÓN DE TRONCO

2

Buen estiramiento si has estado demasiado tiempo sentado frente al ordenador.

- **Trabaja los hombros, los oblicuos, el tronco, las caderas y los músculos de las piernas**
- **Fortalece la columna vertebral**
- **Tonifica los brazos**

Brazos levantados a la altura de los hombros

1 Ponte de pie con los pies separados a la anchura de las caderas. Levanta los brazos a la altura de los hombros, con las palmas hacia abajo. Mete el ombligo hacia dentro y prepárate para el movimiento.

Pies separados a la anchura de las caderas

2 Manteniendo los brazos levantados, gira el torso lentamente hacia la derecha, permitiendo que el talón izquierdo se despegue del suelo. Estírate hasta donde te resulte cómodo y vuelve a la posición inicial.

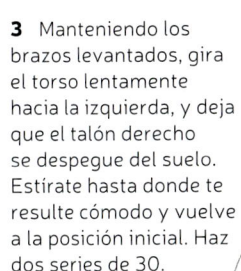

Deja que el talón izquierdo se despegue del suelo

Gira solo hasta donde te resulte cómodo

3 Manteniendo los brazos levantados, gira el torso lentamente hacia la izquierda, y deja que el talón derecho se despegue del suelo. Estírate hasta donde te resulte cómodo y vuelve a la posición inicial. Haz dos series de 30.

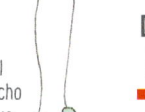

Deja que el talón derecho se despegue del suelo

SENTADILLAS

3

Las sentadillas fortalecen los huesos y los músculos de las piernas, lo que ayuda a prevenir lesiones.

- **Trabaja la parte inferior del cuerpo, como los flexores de la cadera, glúteos, cuádriceps, isquiotibiales y gemelos**
- **También trabaja el tronco**
- **Fortalece el corazón y los pulmones**
- **Mejora el equilibrio y la movilidad**
- **Se queman calorías**

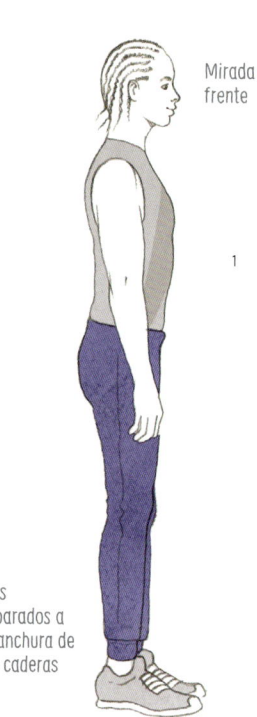

Mirada al frente

Pies separados a la anchura de las caderas

1

1 Colócate erguido, con los pies separados a la anchura de los hombros y los brazos a los lados. Mete el ombligo hacia dentro y prepárate para el movimiento.

2 Levanta despacio los brazos mientras bajas el cuerpo hasta que los muslos queden casi paralelos al suelo. Empuja las caderas hacia atrás, no te limites a doblar las rodillas. Mantén las rodillas alineadas con los dedos de los pies, no dejes que caigan hacia dentro. Mantén recta la parte superior del cuerpo. Vuelve a la posición inicial. Haz tres series de 10.

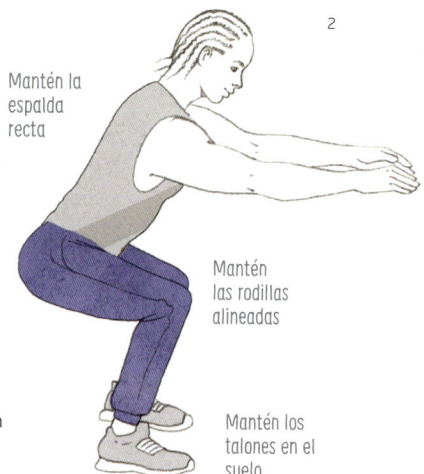

2

Mantén la espalda recta

Mantén las rodillas alineadas

Mantén los talones en el suelo

SALTOS DE TIJERAS

Los saltos de tijeras son un excelente ejercicio para todo el cuerpo.

- **Entrenamiento cardiovascular de todo el cuerpo**
- **Trabaja glúteos y cuádriceps**
- **Fortalece los flexores de la cadera**
- **Buen consumo de calorías**

1 Ponte de pie con los pies a la altura de la cadera y los brazos a los lados. Mete el ombligo hacia dentro para activar el tronco, dobla las rodillas y prepárate para saltar.

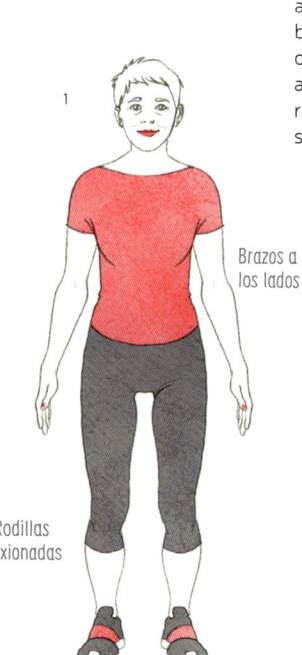

1

Brazos a los lados

Rodillas flexionadas

2 A la vez que saltas, separa bien los pies y estira los brazos por encima de la cabeza. Vuelve a saltar mientras bajas los brazos y llevas los pies a la posición inicial. Haz dos series de 30 saltos.

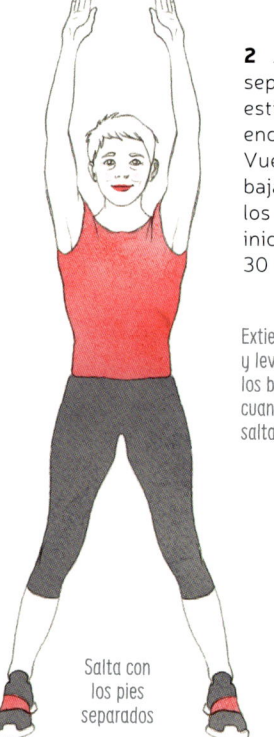

2

Extiende y levanta los brazos cuando saltas

Salta con los pies separados

ESTIRAMIENTO DE CUÁDRICEPS

5 Este estiramiento mejora la flexibilidad de los cuádriceps y los flexores de la cadera.

- **Fortalece los cuádriceps y protege las rodillas**
- **Hace que las piernas sean menos propensas a las lesiones**
- **Tonifica la parte superior de las piernas**

1 Ponte de pie con los pies separados a la anchura de las caderas. Levanta el pie derecho por detrás. Coge la parte superior del pie con la mano derecha y tira suavemente hacia los glúteos. Dirige la rodilla hacia el suelo y mantén la posición durante 15 segundos. Vuelve a la posición inicial. Repite cinco veces por cada lado.

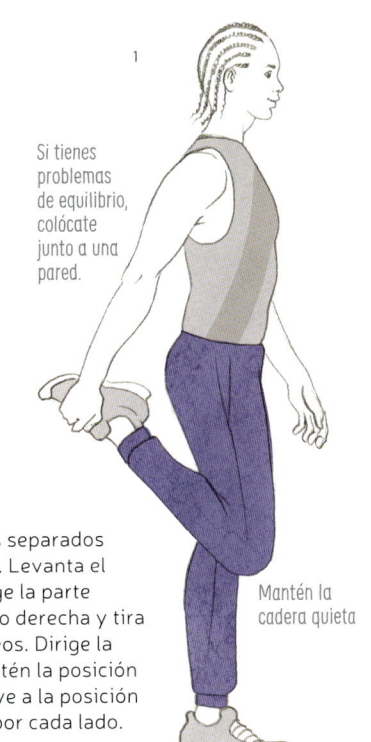

1

Si tienes problemas de equilibrio, colócate junto a una pared.

Mantén la cadera quieta

TALONES A LOS GLÚTEOS

6 Empieza despacio hasta que cojas el ritmo y luego acelera.

- **Gran ejercicio cardiovascular**
- **Fortalece los isquiotibiales, cuádriceps y glúteos**
- **Buena quema de calorías**

1 Ponte de pie con los pies separados a la anchura de las caderas. Dobla los codos y mantén los puños cerrados a la altura de los hombros. Contrae el tronco. Levanta el pie derecho hacia atrás y hacia arriba, llevando el talón hacia los glúteos. Vuelve a apoyar la planta del pie derecho en el suelo y levanta el pie izquierdo hacia los glúteos. Continúa, alternando los talones, durante 2-3 minutos.

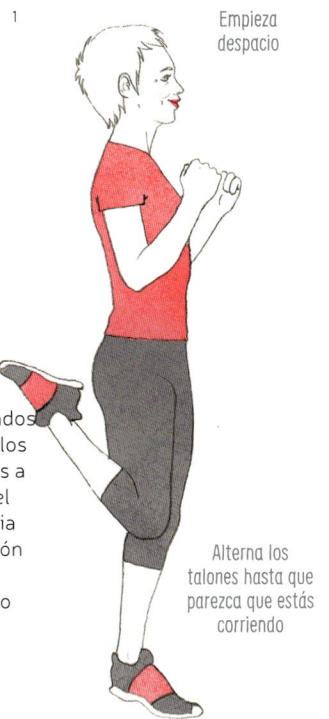

1

Empieza despacio

Alterna los talones hasta que parezca que estás corriendo

ABDOMINALES LATERALES

7 Estos abdominales de pie mejorarán tu equilibrio a la vez que aumentan la fuerza y la estabilidad de la parte superior del cuerpo.

- **Activa los oblicuos**
- **También trabaja el tronco y las caderas**
- **Reduce la cintura**
- **Mejora el equilibrio y la estabilidad**

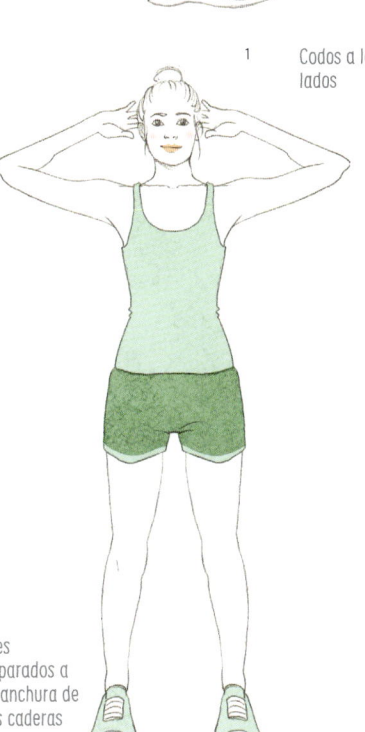

1

Codos a los lados

Pies separados a la anchura de las caderas

1 Ponte de pie con los pies separados a la altura de los hombros. Coloca las manos detrás de la cabeza con los codos estirados hacia los lados. Mete el ombligo hacia dentro para contraer el tronco.

2 Desplaza el peso del cuerpo sobre el pie izquierdo y levanta la rodilla derecha hacia un lado, con la rodilla flexionada. Dóblate hacia el lado derecho, bajando el codo hasta casi tocar la rodilla. Baja la pierna y vuelve a la posición inicial. Repite en el otro lado. Haz dos series de 10.

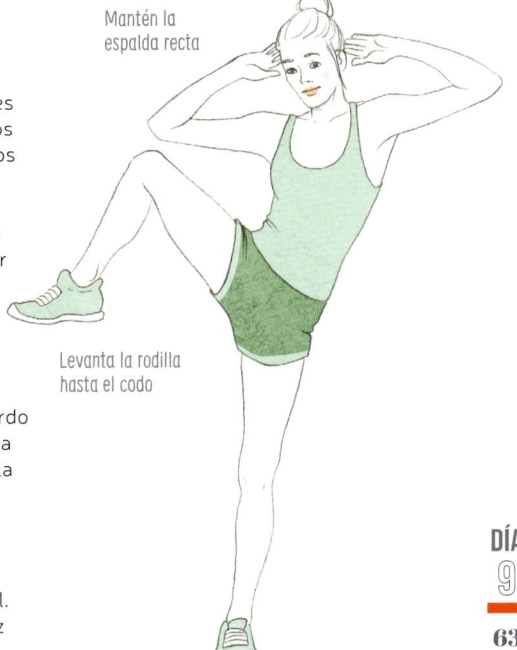

2

Mantén la espalda recta

Levanta la rodilla hasta el codo

FLEXIÓN DE BÍCEPS

8

No te precipites. Levanta suave y lentamente, sintiendo cómo queman los brazos.

- **Fortalece los bíceps**
- **Tonifica y esculpe los brazos**
- **Estabiliza los hombros**
- **Trabaja la parte superior de la espalda**

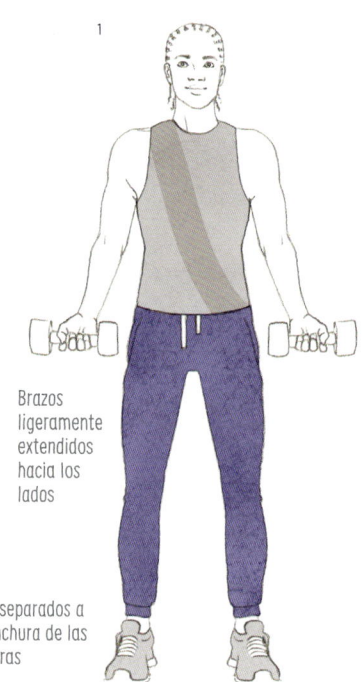

Brazos ligeramente extendidos hacia los lados

Pies separados a la anchura de las caderas

1 Colócate erguido con los pies separados a la anchura de las caderas sujetando una mancuerna de peso medio en cada mano a la altura de los muslos. Las manos están ligeramente separadas de los lados y mirando hacia delante. Mete el ombligo hacia dentro para activar el tronco.

2 Contrae los bíceps y dobla los brazos, llevando las pesas hacia los hombros. Mantén los codos inmóviles y sube las pesas todo lo que puedas sin moverlas. Baja lentamente las pesas, manteniendo una ligera flexión de los codos en la parte inferior. Haz cinco series de 10.

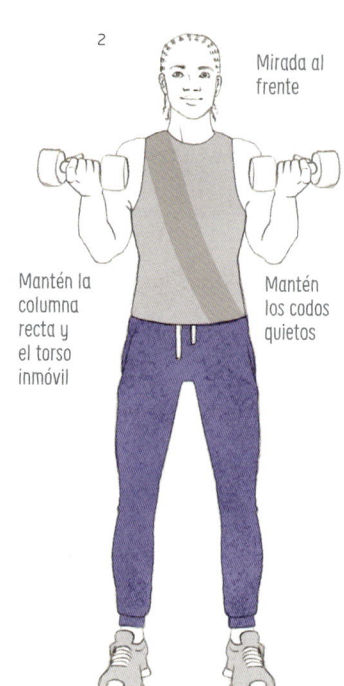

Mirada al frente

Mantén la columna recta y el torso inmóvil

Mantén los codos quietos

PRENSA DE BRAZOS Y HOMBROS

9

Estos ejercicios moldearán tus brazos y hombros.

- **Trabaja los deltoides, trapecios, tríceps y músculos pectorales**
- **Estabiliza el tronco**
- **Tonifica los brazos y la parte superior del cuerpo**
- **Mejora la postura**

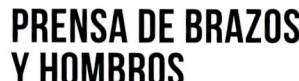

Ligera flexión de codos

Pies separados a la anchura de las caderas

1 Ponte de pie con los pies separados a la anchura de las caderas. Mete el ombligo hacia dentro para trabajar el tronco. Sujeta una mancuerna en cada mano y eleva los brazos a la altura de los hombros.

2 Lleva las mancuernas hacia delante, enfrente del pecho. Haz una pausa y vuelve a la posición inicial con los brazos a la altura de los hombros.

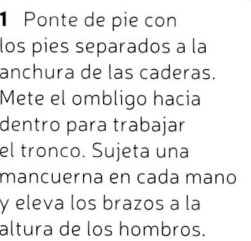

3 Dobla los codos formando un ángulo de 90 grados con la parte superior de los brazos.

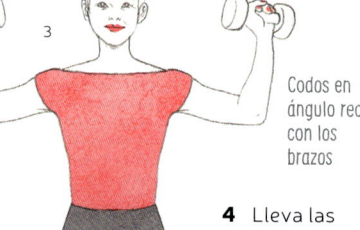

4 Lleva las mancuernas hacia arriba, por encima de la cabeza, en una prensa de hombros. Haz una pausa y baja lentamente los brazos hasta la posición inicial. Haz cinco series de cinco.

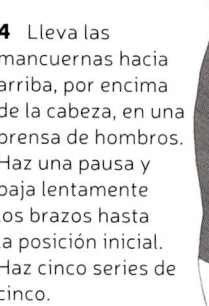

Mantén la espalda recta

Codos en ángulo recto con los brazos

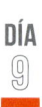

ZANCADAS CON PESAS

10

Mantén el talón delantero firmemente apoyado en el suelo durante todo el ejercicio. El talón trasero puede levantarse.

- **Trabaja cuádriceps, glúteos, isquiotibiales, gemelos, tronco y caderas**
- **Mejora el equilibrio**
- **Aumenta la movilidad**

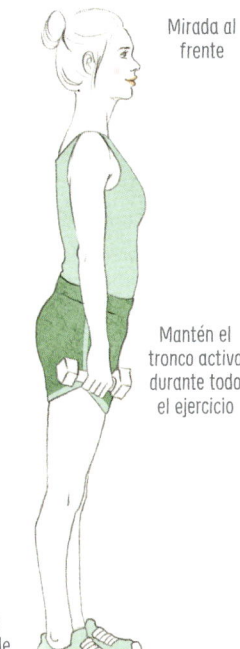

Mirada al frente

Mantén el tronco activo durante todo el ejercicio

Pies separados a la anchura de las caderas

1 Ponte de pie con los pies separados a la anchura de las caderas. Mantén las manos a los lados con una mancuerna en cada una. Mete el ombligo hacia dentro para activar el tronco y prepárate para el movimiento.

2 Inhala y da un gran paso hacia delante con una pierna, doblando la rodilla hasta que el muslo delantero quede casi paralelo al suelo. La pierna de atrás está doblada por la rodilla y en equilibrio sobre los dedos de los pies. Exhala mientras vuelves a la posición inicial. Haz cinco series de 10 por cada lado.

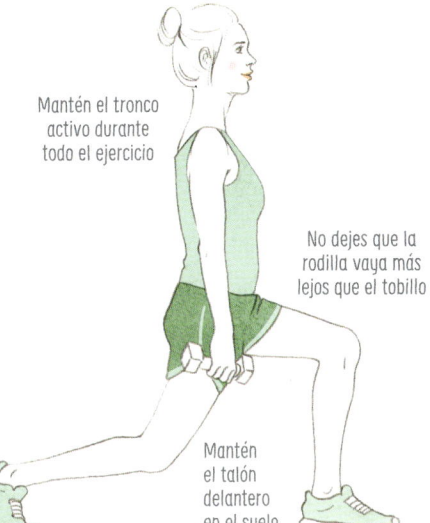

Mantén el tronco activo durante todo el ejercicio

No dejes que la rodilla vaya más lejos que el tobillo

Mantén el talón delantero en el suelo

ESTIRAMIENTO DE UNA RODILLA

Este estiramiento es una excelente forma de recuperar la flexibilidad de la zona lumbar después de una actividad agotadora o de permanecer demasiado tiempo sentado frente al ordenador.

- **Alivia el dolor lumbar**
- **Libera la tensión de la columna vertebral**
- **Trabaja los flexores de la cadera**
- **Tonifica los glúteos**

1 Túmbate boca arriba sobre el suelo, con los pies separados a la anchura de las caderas y los brazos extendidos a los lados.

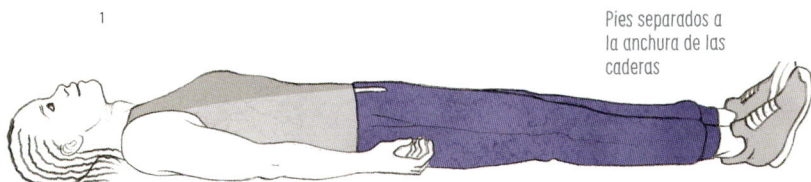

Pies separados a la anchura de las caderas

Relaja el cuello y hombros

2 Manteniendo la pierna izquierda estirada, agarra el muslo derecho con ambas manos y lleva la rodilla hacia el pecho. Relaja un poco la pierna hasta una posición cómoda y empuja suavemente el muslo contra las manos durante cinco segundos. Haz dos series de ocho en cada lado.

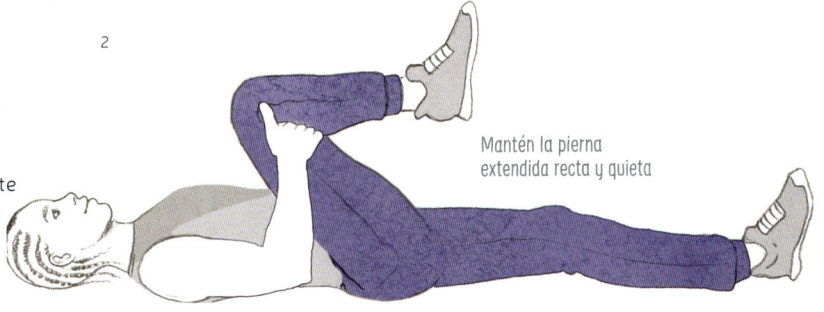

Mantén la pierna extendida recta y quieta

DÍA
9

ESTIRAMIENTO A DOS PIERNAS

12

Este ejercicio es ideal para tonificar los abdominales y las caderas.

- **Trabaja el tronco, especialmente los abdominales inferiores de difícil acceso**
- **Trabaja los flexores de la cadera**
- **Suaviza los dolores lumbares**

1 Túmbate en el suelo boca arriba, con los brazos a los lados y las palmas hacia abajo. Mete el ombligo hacia dentro para activar el tronco y levanta lentamente ambas piernas hasta que formen un ángulo recto respecto a tu torso.

2 Baja ambas piernas lentamente hasta casi tocar el suelo, y luego vuelve a subirlas despacio hasta la posición inicial. Haz tres series de cinco.

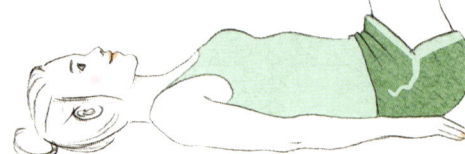
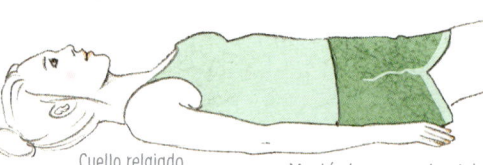

Mueve las piernas despacio para conseguir mayores beneficios

Manos a los lados, palmas hacia abajo

Cuello relajado

Mantén la curva natural de la columna; que no se aplane contra el suelo, pero tampoco arquees la parte inferior de la espalda.

ABDOMINALES

13

Si lo prefieres, practica las flexiones más suaves, con las piernas hacia abajo, que se muestran en la página 25.

- **Trabaja el tronco**
- **Trabaja los flexores del cuello**
- **Aumenta la estabilidad de la columna vertebral y del tronco**
- **Mejora la postura**

1 Túmbate boca arriba con las rodillas flexionadas y los pies apoyados en el suelo. Los pies están separados a la anchura de las caderas. Levanta las manos por detrás de la cabeza, entrelazando los dedos. Inhala y mete el ombligo para activar el tronco y prepárate para el movimiento.

2 Exhala mientras levantas lentamente la cabeza y los hombros tirando de la nuca. No levante la barbilla; mantenla baja como si sujetaras una pelota de tenis entre la barbilla y el pecho. A la vez que subes la cabeza y los hombros, levanta los pies del suelo y mete las rodillas por encima de las caderas. Mantén durante cinco segundos y luego inspira mientras bajas la parte superior de la espalda y las piernas de forma controlada. Repite cinco veces. Descansa entre las elevaciones si notas tensión en la zona. Haz tres series de cinco más.

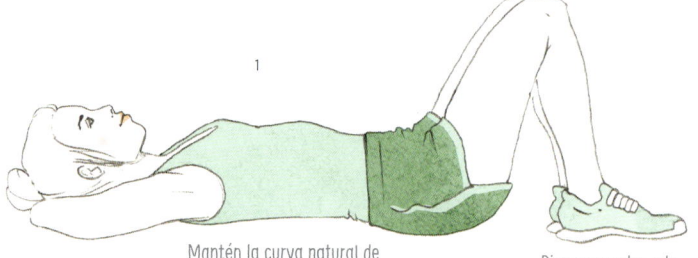
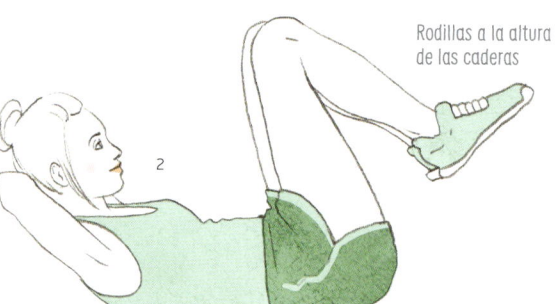

Mantén la curva natural de la columna vertebral en la zona lumbar

Pies separados a la anchura de las caderas

Rodillas a la altura de las caderas

Sujeta el cuello con las manos; no tires de él

Levanta los omóplatos 3-5 cm del suelo. No es necesario subir más.

FLEXIÓN CON RODILLAS

14

Mantén el tronco contraido durante todo el ejercicio para evitar que la espalda se arquee o el cuerpo caiga.

- **Desarrolla la fuerza de la parte superior del cuerpo**
- **Trabaja tríceps, pectorales y hombros**
- **Fortalece la zona lumbar y el tronco**

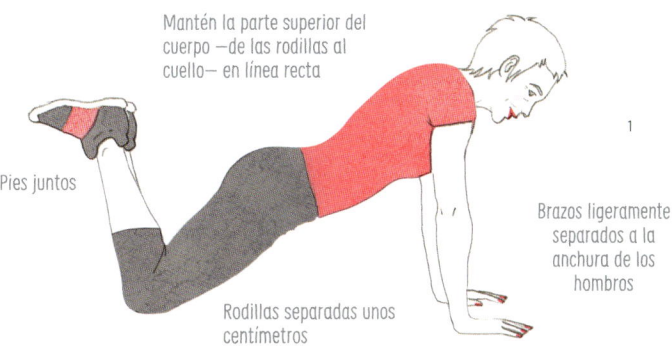

Mantén la parte superior del cuerpo —de las rodillas al cuello— en línea recta

Pies juntos

Rodillas separadas unos centímetros

Brazos ligeramente separados a la anchura de los hombros

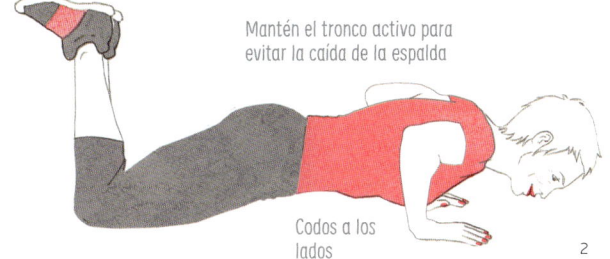

Mantén el tronco activo para evitar la caída de la espalda

Codos a los lados

1 Empieza a cuatro patas con los brazos estirados y separados un poco más que la anchura de los hombros, las manos apoyadas en el suelo y los dedos hacia delante. Mueve un poco las rodillas hacia atrás, levanta la parte inferior de las piernas del suelo y apoya el peso en la parte superior de las rodillas. Mantén la parte superior del cuerpo, desde las rodillas hasta el cuello, en línea recta. Inhala, mete el ombligo hacia dentro y prepárate para el movimiento.

2 Exhala a la vez que bajas el cuerpo hacia el suelo, permitiendo que los codos se doblen hacia los lados. Cuando tu pecho esté casi en el suelo, mantén cinco segundos, y luego vuelve a levantar lentamente el cuerpo hasta la posición inicial. Haz tres series de 5-8, descansando entre ellas.

PUENTE

Un error común en el puente es elevar demasiado las caderas. Intenta hacer una línea diagonal recta entre las rodillas y los hombros.

- **Activa los glúteos**
- **También trabaja los músculos de muslos, caderas, tronco y espalda**
- **Ayuda a los dolores lumbares**
- **Alivia el estrés**

1 Túmbate en el suelo boca arriba, con las rodillas levantadas y los brazos a los lados, con las palmas hacia abajo. Mete el ombligo hacia dentro para activar el tronco.

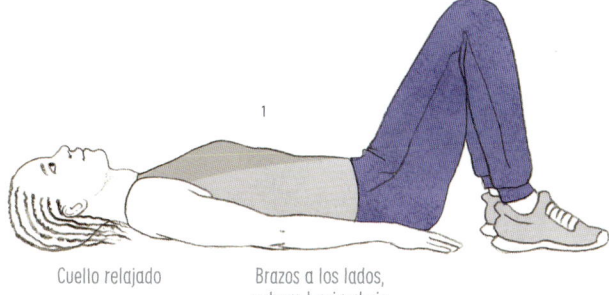

Cuello relajado

Brazos a los lados, palmas hacia abajo

2 Levanta las caderas para crear una línea recta desde las rodillas hasta los hombros. Mantén el tronco contraido para evitar que las caderas se hundan. Aguanta 10 segundos y vuelve a la posición inicial. Haz tres series de cinco.

Mantén una línea recta desde las rodillas hasta los hombros

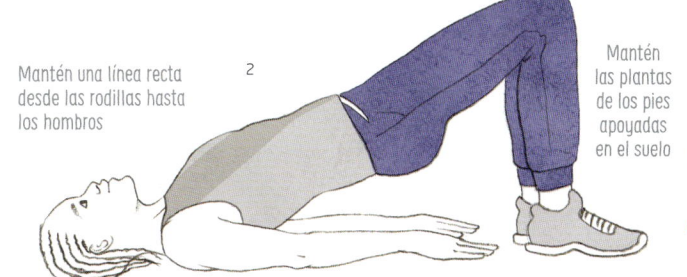

Mantén las plantas de los pies apoyadas en el suelo

Reducir el estrés

No realices este ejercicio si tienes dolor o lesiones en el cuello o en los hombros.

DÍA 10

Tras la sesión más larga de ayer, hoy nos centraremos en la recuperación y la relajación. Ahora que llevamos un tercio del curso, habrás notado que tus niveles de estrés han bajado y que duermes mejor y te enfrentas al mundo con un poco más de confianza y optimismo. El ejercicio regular no solo mejora tu salud física, sino que también tiene unos poderosos beneficios antiestrés. La actividad física intensa mejora la capacidad de tu cuerpo para utilizar el oxígeno y aumenta el flujo sanguíneo. También aumenta la producción cerebral de neurotransmisores del bienestar, conocidos como endorfinas. Dedicarse un poco de tiempo para hacer ejercicios también da un respiro, y te permite alejarte de tus preocupaciones cotidianas. Varios estudios han demostrado que, con solo 20 o 30 minutos de ejercicio moderado a intenso, se genera un estado de calma que dura varias horas. El ejercicio es una forma natural y positiva de afrontar el estrés.

OREJA AL HOMBRO

1

Este suave estiramiento se centra en el cuello y los hombros y ayuda a liberar tensiones y reducir el estrés.

- **Reduce la rigidez y aumenta la flexibilidad**
- **Puede ayudar a aliviar el dolor de cuello y hombros**
- **Mejora la alineación de la cabeza, el cuello y los hombros**
- **Corrige la postura**

Siéntate erguida con las piernas cómodamente cruzadas por delante

Mirada al frente

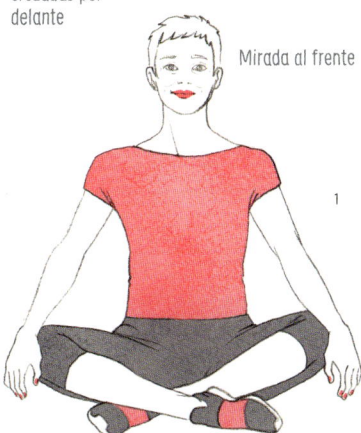

Mantén la espalda recta y los hombros quietos

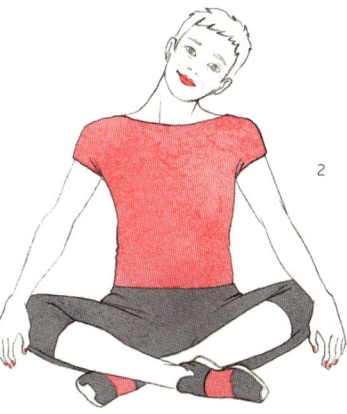

Dobla el cuello solo hasta donde sea cómodo

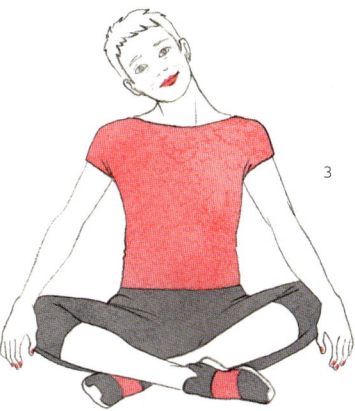

1 Siéntate erguida en el suelo con las piernas cruzadas delante de ti. También puedes sentarte en una silla o estar de pie si te resulta más cómodo.

2 Inclina lentamente la cabeza hacia la izquierda, como si fueras a presionar la oreja contra el hombro. No te inclines más de lo que te resulte cómodo. Aguanta 15 segundos. Vuelve a la posición inicial.

3 Repite en el otro lado. Aguanta 15 segundos. Vuelve a la posición inicial. Repite tres veces en ambos lados.

POSTURA DEL NIÑO

2

La postura del niño es una forma estupenda de relajarse. Existen diversas variaciones de la postura básica. Estas son las dos más comunes. Elige la que resulte más relajante.

- **Estira caderas, muslos y tobillos**
- **Alivia el dolor lumbar**
- **Reduce el estrés y la fatiga**

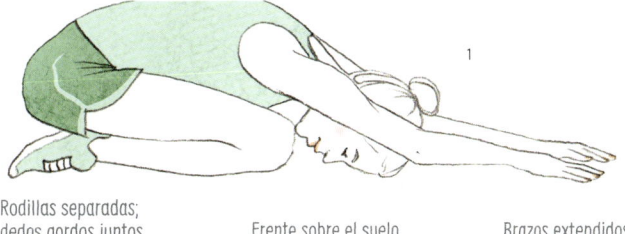

Rodillas separadas; dedos gordos juntos

Frente sobre el suelo

Brazos extendidos

1 Arrodíllate en el suelo, con los dedos gordos de los pies tocándose. Abre las rodillas, espira y dóblate hacia delante desde las caderas hasta que la frente toque el suelo. Extiende los brazos hacia delante, con las palmas hacia abajo. Mantén la postura durante unos minutos, respirando.

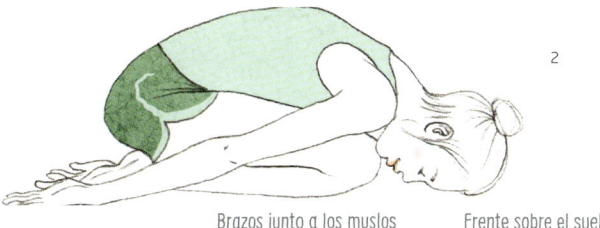

Rodillas separadas; dedos gordos juntos

Brazos junto a los muslos

Frente sobre el suelo

2 En vez de extender los brazos hacia delante, bájalos a lo largo de los muslos con las palmas hacia arriba. Mantén la posición durante unos minutos.

¿Cuándo hacer ejercicio?

DÍA 11

Se ha escrito mucho sobre la mejor hora del día para hacer ejercicio. Algunos expertos deportivos afirman que hacer ejercicio por la mañana con el estómago vacío favorece la pérdida de peso. Tras un ayuno nocturno, nuestro cuerpo depende de la grasa como principal fuente de combustible, por lo que si haces ejercicio antes del desayuno, sin duda quemarás más grasa. Sin embargo, los estudios no han demostrado que los que hacen ejercicio antes del desayuno pierdan más peso que los que lo hacen más tarde. Otros expertos afirman que hacer ejercicio por la noche es mejor para perder peso y dormir mejor. No todo el mundo está de acuerdo. Una regla cierta es no hacer ejercicio demasiado pronto después de comer; debes esperar dos o tres horas. Si has tomado un tentempié, 30 minutos es tiempo suficiente. Quizá la mejor respuesta a nuestra pregunta sea la más pragmática: cumplir un plan de ejercicio no es fácil. Lo ideal es elegir el momento del día que mejor se adapte a tus otros compromisos, y luego cumplir esa rutina, para que se convierta en un hábito.

TALONES A LOS GLÚTEOS

Empieza despacio hasta que cojas el ritmo y luego aumenta la velocidad hasta que parezca que estás corriendo en tu sitio.

- **Gran ejercicio cardiovascular**
- **Fortalece los isquiotibiales, cuádriceps y glúteos**
- **Buena quema de calorías**

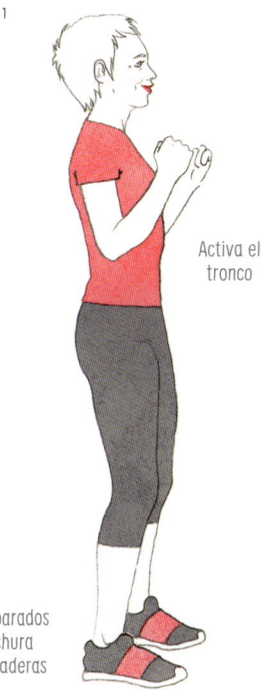

Activa el tronco

Pies separados a la anchura de las caderas

1 Ponte de pie con los pies separados a la anchura de las caderas. Dobla los codos y cierra suavemente los puños a la altura de los hombros. Mete el ombligo hacia dentro para activar el tronco.

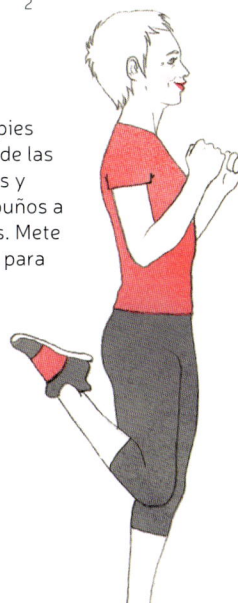

Empieza despacio

2 Levanta el pie derecho hacia atrás y hacia arriba, llevando el talón hacia los glúteos. Vuelve a apoyar la planta pie derecho en el suelo y levanta el pie izquierdo hacia el trasero hasta el tope. Sigue así, alternando las piernas, durante un minuto.

Alterna los talones hasta que parezca que estás corriendo

ELEVACIÓN DE RODILLAS

Puedes hacerlo sin moverte del sitio o caminando.

- **Dirigido a isquiotibiales y glúteos**
- **Trabaja toda la parte inferior del cuerpo**
- **Aumenta la fuerza central y el equilibrio**
- **Aumenta el ritmo para quemar más calorías**

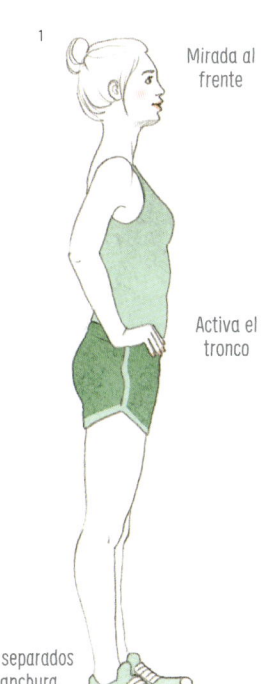

Mirada al frente

Activa el tronco

Pies separados a la anchura de las caderas

1 Ponte de pie con los pies separados a la anchura de las caderas y las manos a los lados o en las caderas. Mete el ombligo hacia dentro y activa el tronco.

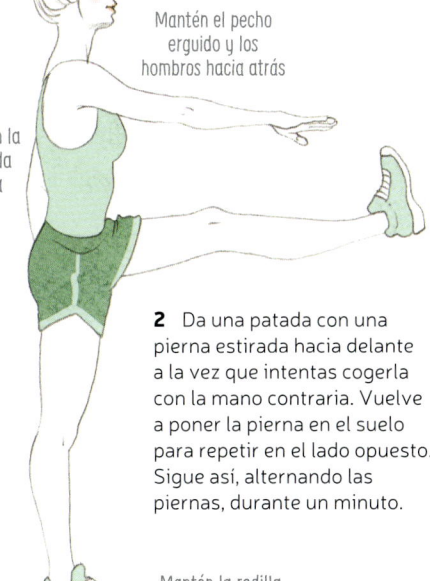

Mantén el pecho erguido y los hombros hacia atrás

Mantén la espalda recta

Mantén la rodilla apoyada recta

2 Da una patada con una pierna estirada hacia delante a la vez que intentas cogerla con la mano contraria. Vuelve a poner la pierna en el suelo para repetir en el lado opuesto. Sigue así, alternando las piernas, durante un minuto.

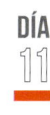

MARCHAR EN EL SITIO

3

A medida que aumente tu forma física, puedes convertir la marcha en un suave trotar en el sitio.

- **Tonifica la parte inferior del cuerpo**
- **Trabaja brazos y hombros**
- **Se añade al recuento de pasos diarios**
- **Quema calorías**
- **Levanta el ánimo**

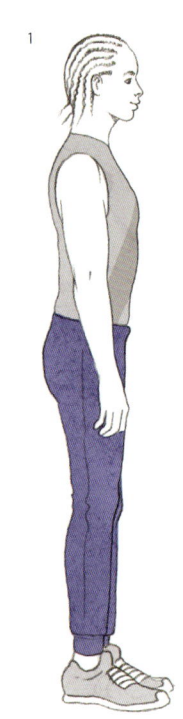

1

Mirada al frente

De pie y erguido

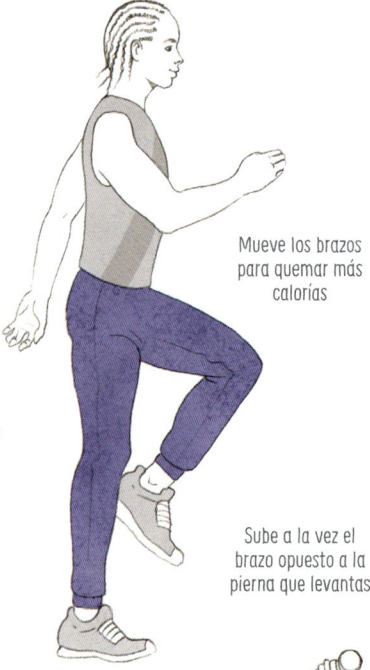

2

1 Mantente erguido con los brazos a los lados. Mete el ombligo hacia dentro para activar el tronco y prepárate para el movimiento.

Mueve los brazos para quemar más calorías

2 Comienza a marchar en el sitio despacio, levantando primero una pierna, y luego la otra. Cuando hayas establecido un ritmo de marcha constante con las piernas, empieza a mover los brazos. Al levantar cada pie, mueve el brazo opuesto hacia delante. Acelera el ritmo. Continúa durante tres minutos.

Sube a la vez el brazo opuesto a la pierna que levantas

PRENSA DE BRAZOS Y ELEVACIÓN DE RODILLA

4

Este ejercicio fortalece los brazos y los hombros a la vez que mejora la coordinación.

- **Activa la parte superior de brazos y hombros**
- **También trabaja las piernas y el tronco**
- **Mejora la coordinación**
- **Buena quema de calorías**

1 Colócate erguida, con los pies separados a la altura de los hombros y sujetando una mancuerna en cada mano a la altura de los hombros. Mete el ombligo hacia dentro y activa el tronco.

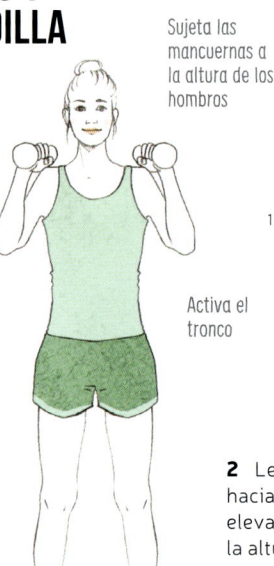

Sujeta las mancuernas a la altura de los hombros

Activa el tronco

1

Pies separados a la anchura de las caderas

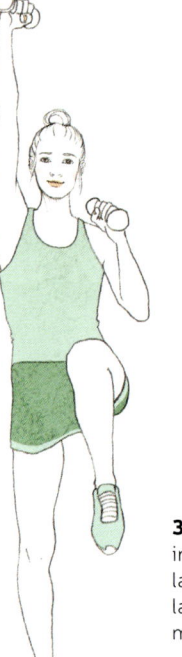

Levanta un brazo hacia arriba

Eleva la rodilla opuesta a la altura de la cadera

2

2 Levanta el brazo derecho hacia arriba a la vez que elevas la rodilla izquierda a la altura de la cadera.

3

Mirada al frente

Muévete despacio al empezar

3 Vuelve a la posición inicial y repite del otro lado. Continúa, alternando las piernas, durante dos minutos.

SENTADILLA SUPERIOR

5

Se trata de un ejercicio para todo el cuerpo que aumenta la fuerza de la parte superior de la espalda, los hombros y el tronco, a la vez que trabaja la parte inferior del cuerpo.

- **Fortalece brazos, hombros, espalda y tronco**
- **Trabaja glúteos, caderas, muslos y pantorrillas**
- **Mejora el equilibrio y la postura**

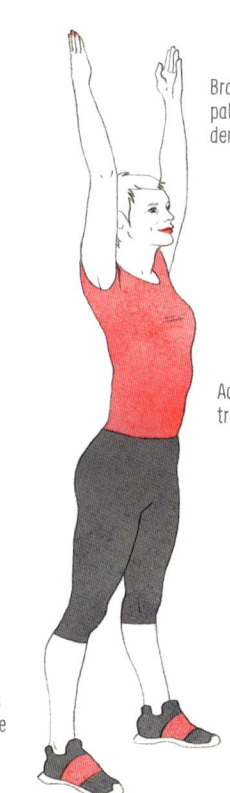

Brazos rectos, palmas hacia dentro

1

Activa el tronco

Pies separados a la anchura de las caderas

1 Ponte de pie con los pies separados a la altura de los hombros. Mete el ombligo hacia dentro, inspira y prepárate para el movimiento. Levanta los brazos por encima de la cabeza, separados a la altura de los hombros, con las palmas hacia dentro.

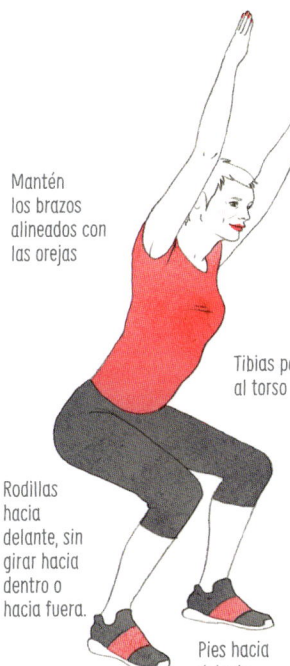

Mantén los brazos alineados con las orejas

2

Tibias paralelas al torso

Rodillas hacia delante, sin girar hacia dentro o hacia fuera.

Pies hacia delante

2 Baja lentamente hasta la posición de sentadillas con las piernas en un ángulo de 90 grados respecto al suelo. Mantén los brazos en línea con tu torso. Repítelo cinco veces.

TORSIÓN DE TRONCO

6

Este estiramiento ayuda a relajar el cuello y los hombros.

- **Trabaja los hombros, los oblicuos, el tronco, las caderas y los músculos de las piernas**
- **Fortalece la columna vertebral**
- **Tonifica los brazos**

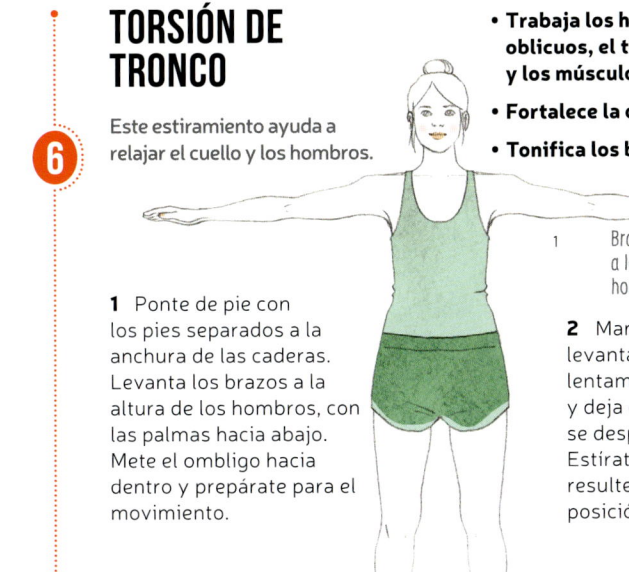

1 Ponte de pie con los pies separados a la anchura de las caderas. Levanta los brazos a la altura de los hombros, con las palmas hacia abajo. Mete el ombligo hacia dentro y prepárate para el movimiento.

Pies separados a la anchura de las caderas

1 Brazos levantados a la altura de los hombros

2 Manteniendo los brazos levantados, gira el torso lentamente hacia la derecha, y deja que el talón izquierdo se despegue del suelo. Estírate hasta donde te resulte cómodo y vuelve a la posición inicial.

2

Deja que el talón izquierdo se despegue del suelo

Gira solo hasta donde te resulte cómodo

3

3 Manteniendo los brazos levantados, gira el torso lentamente hacia la izquierda, y deja que el talón derecho se despegue del suelo. Estírate hasta donde te resulte cómodo y vuelve a la posición inicial. Repite 30 veces a ambos lados.

Deja que el talón derecho se despegue del suelo

PERRO DE CAZA

7

Este ejercicio mejora la coordinación, el equilibrio y la fuerza de todo el cuerpo.

- **Fortalece el tronco, las caderas y la zona lumbar**
- **Aumenta la amplitud de movimiento**

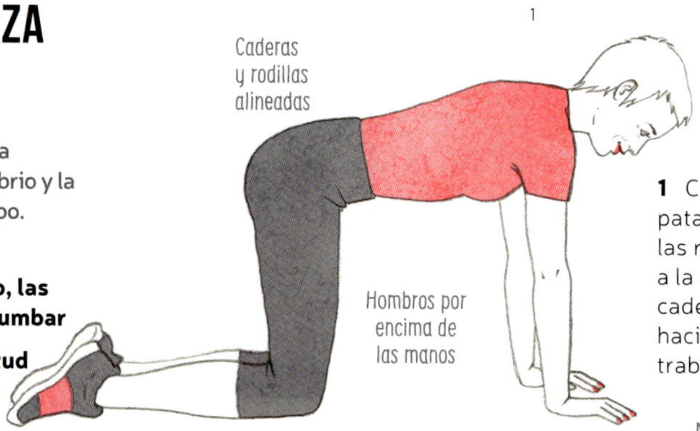

Caderas y rodillas alineadas

Mirada hacia abajo

1

Hombros por encima de las manos

1 Colócate a cuatro patas, con las manos y las rodillas separadas a la anchura de las caderas. Mete el ombligo hacia dentro para trabajar el tronco.

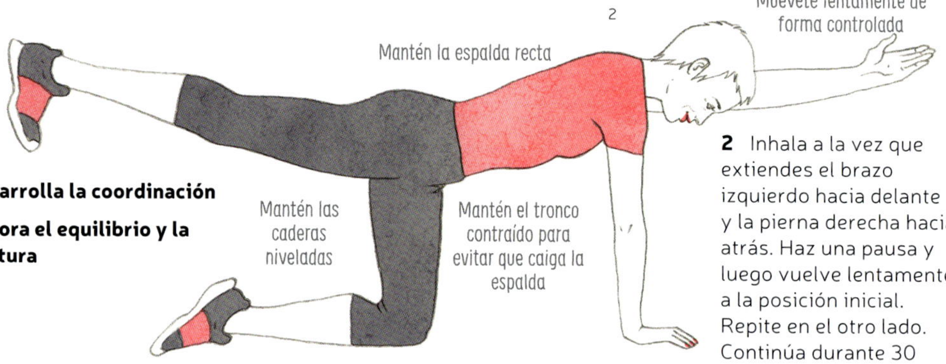

Muévete lentamente de forma controlada

2

Mantén la espalda recta

- **Desarrolla la coordinación**
- **Mejora el equilibrio y la postura**

Mantén las caderas niveladas

Mantén el tronco contraído para evitar que caiga la espalda

2 Inhala a la vez que extiendes el brazo izquierdo hacia delante y la pierna derecha hacia atrás. Haz una pausa y luego vuelve lentamente a la posición inicial. Repite en el otro lado. Continúa durante 30 segundos.

ABDOMINAL DE BICICLETA

8

Este ejercicio tonifica todos los músculos abdominales y los muslos. Hazlo despacio para sacarle el máximo partido.

- **Trabaja el tronco**
- **Reduce la cintura**
- **Tonifica los muslos**

Si tienes dolor o lesiones de espalda o cuello, habla con tu médico antes de hacer este ejercicio. Detente si sientes algún dolor o molestia.

BURPEES DE INICIACIÓN

9

Los burpees se inventaron en la década de 1930 como forma de evaluar la forma física. Hoy empezaremos con una versión adaptada para principiantes.

- **Trabaja los brazos, la espalda, el pecho, el tronco, los glúteos y las piernas**
- **Aumenta la frecuencia cardiaca**
- **Elevado consumo de calorías**

1 Ponte de pie con los pies separados a la altura de los hombros. Mete el ombligo hacia dentro para activar el tronco.

2 Ponte en cuclillas y coloca ambas manos en el suelo delante de ti, justo por fuera de los pies.

3 Lleva un pie atrás y sigue con el otro pie.

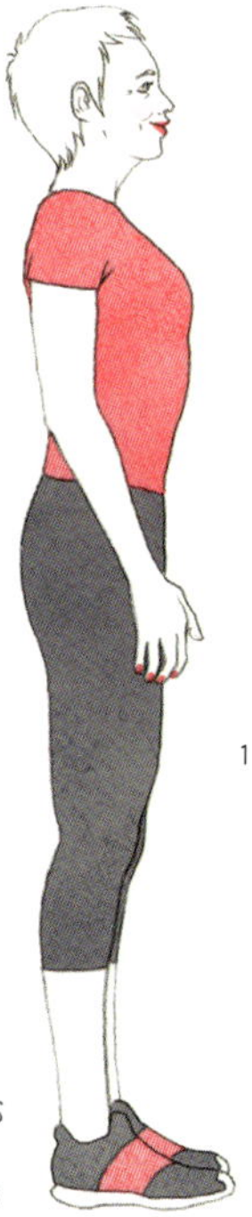

Posición en cuclillas

Un paso atrás con una pierna, luego la otra

Cuando repitas el burpee, alterna la pierna con la que retrocedes cada vez

Pies separados a la anchura de las caderas

1

2

3

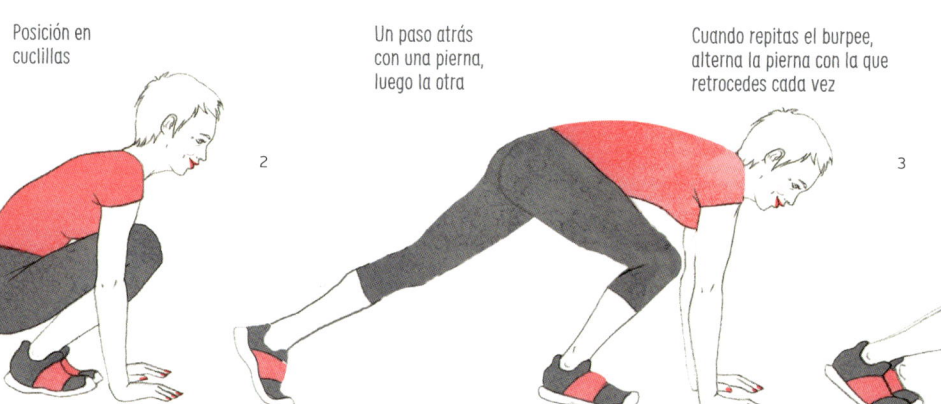

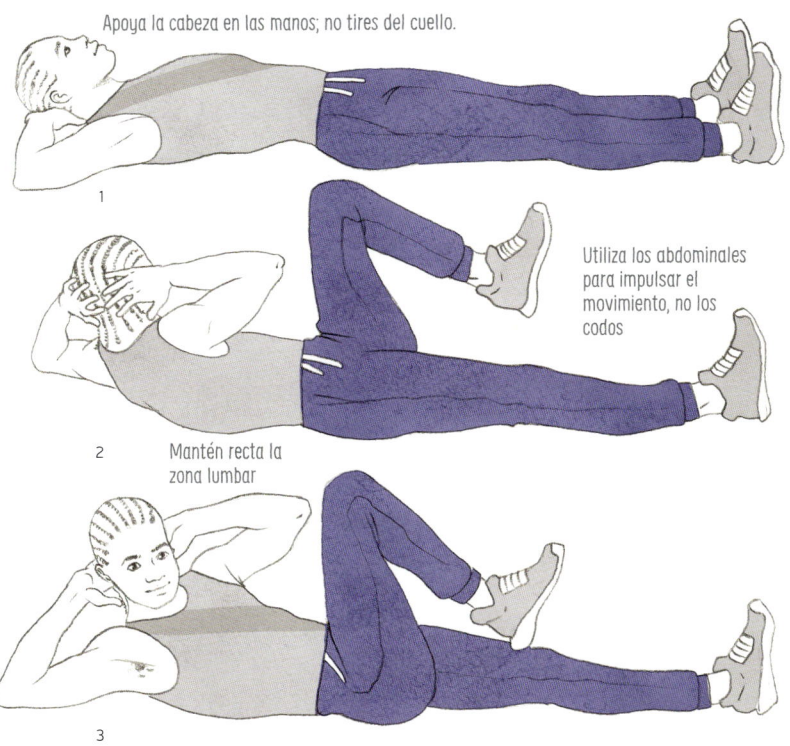

Apoya la cabeza en las manos; no tires del cuello.

Utiliza los abdominales para impulsar el movimiento, no los codos

Mantén recta la zona lumbar

1 Túmbate boca arriba con las piernas extendidas. Levanta los brazos y coloca las manos detrás de la cabeza, con los dedos entrelazados. Mete el ombligo hacia dentro para activar el tronco y prepararte para el movimiento.

2 Dobla la pierna izquierda hacia el pecho y, al mismo tiempo, levanta el cuello y los hombros del suelo. Gira el torso de modo que el codo derecho toque la rodilla izquierda. Vuelve lentamente a la posición inicial.

3 Ahora dobla la pierna derecha hacia el pecho y levanta el cuello y los hombros del suelo. Gira el torso para que el codo izquierdo toque la rodilla derecha. Vuelve poco a poco a la posición inicial. Repite lentamente durante 30 segundos.

4 Ahora estás en posición de plancha.

Mantén la espalda recta y el tronco activo durante todo el ejercicio

5 Sube las piernas de una en una para volver a estar en cuclillas.

Posición en cuclillas

6 Vuelve a la posición inicial. Repite lentamente cinco veces.

Posición de inicio

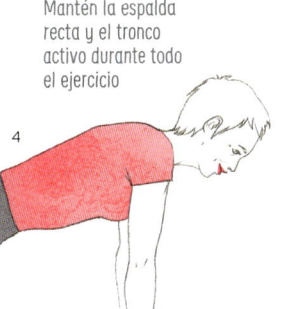

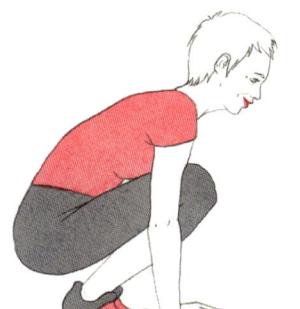

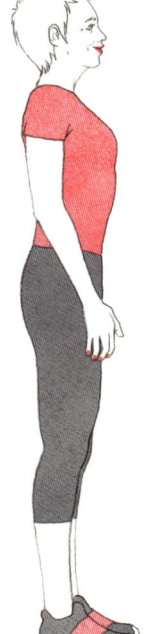

LA RUTINA DE HOY

VUELVE al primer ejercicio que hemos practicado hoy y repítelo el número de veces indicado a la derecha. Sigue el orden de los ejercicios enumerados aquí, haciendo las pausas y descansando lo necesario entre cada uno.

1	**TALONES A LOS GLÚTEOS**	2 minutos
2	**ELEVACIÓN DE RODILLAS**	2 minutos
3	**MARCHAR EN EL SITIO**	2 minutos
4	**PRENSA DE BRAZOS Y ELEVACIÓN DE RODILLA**	2 minutos
5	**SENTADILLA SUPERIOR**	3 series de 5
6	**TORSIÓN DE TRONCO**	2 series de 30
7	**PERRO DE CAZA**	2 series de 1 minuto
8	**ABDOMINAL DE BICICLETA**	2 series de 1 minuto
9	**BURPEES DE INICIACIÓN**	3 series de 5

DÍA
11

75

Respiración

Respirar correctamente durante el ejercicio es realmente importante. A veces, sobre todo cuando te concentras en aprender un nuevo movimiento y hacerlo bien, ¡incluso te olvidas de respirar! No debes contener la respiración durante el ejercicio. Respira de manera fluida por la boca o la nariz, y concéntrate en el diafragma, en la parte inferior de la cavidad torácica, para asegurarte de que respiras profunda y completamente para llenar los pulmones y alimentar tu cuerpo con el oxígeno que necesita para el ejercicio. Establece un ritmo entre tus movimientos y tu respiración, ajusta la velocidad y la intensidad para que tu respiración coincida con cada ejercicio. Inhalar antes de moverte ayuda a estabilizar los músculos centrales, protegiendo la columna vertebral. Exhalar durante el esfuerzo es importante para prevenir lesiones internas como hernias, sobrecarga de los vasos sanguíneos e hipertensión. Después del ejercicio aeróbico, respira lenta, profunda y uniformemente hasta que tu respiración vuelva a la normalidad.

DÍA

12

SENTADILLAS

1

Las sentadillas ayudan a mejorar la circulación al aumentar el flujo sanguíneo.

- **Trabaja la parte inferior del cuerpo, como los flexores de la cadera, glúteos, cuádriceps, isquiotibiales y gemelos**
- **También activa el tronco**
- **Fortalece el corazón y los pulmones**
- **Mejora el equilibrio y la movilidad**
- **Notable consumo de calorías**

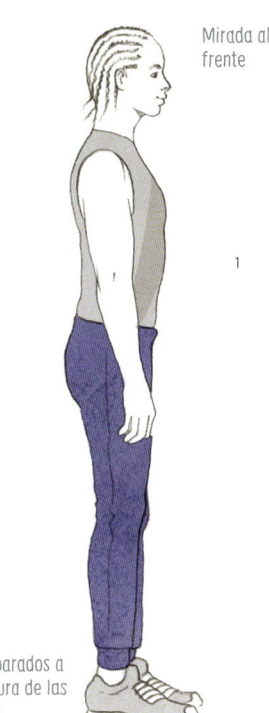

Mirada al frente

Pies separados a la anchura de las caderas

1 Colócate erguido, con los pies separados a la anchura de los hombros y los brazos a los lados. Mete el ombligo hacia dentro para activar el tronco y prepárate para el movimiento.

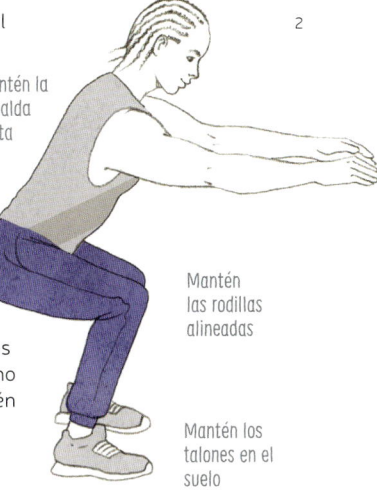

Mantén la espalda recta

Mantén las rodillas alineadas

Mantén los talones en el suelo

2 Levanta despacio los brazos mientras bajas el cuerpo hasta que los muslos queden casi paralelos al suelo. Empuja las caderas hacia atrás, no te limites a doblar las rodillas. Mantén las rodillas alineadas con los dedos de los pies, no dejes que caigan hacia dentro. Mantén recta la parte superior del cuerpo. Vuelve a la posición inicial y repite lentamente 10 veces.

ZANCADA CON TORSIÓN

2

Se trata de un estiramiento de todo el cuerpo que proporciona un buen entrenamiento para las extremidades inferiores.

- **Fortalece glúteos, cuádriceps, isquiotibiales y oblicuos**
- **Mejora la flexibilidad de la cadera**
- **Activa el tronco**

Si tienes una lesión o dolores de rodilla o cadera, omite este ejercicio hasta que estés mejor. Tampoco lo hagas si tienes osteoporosis.

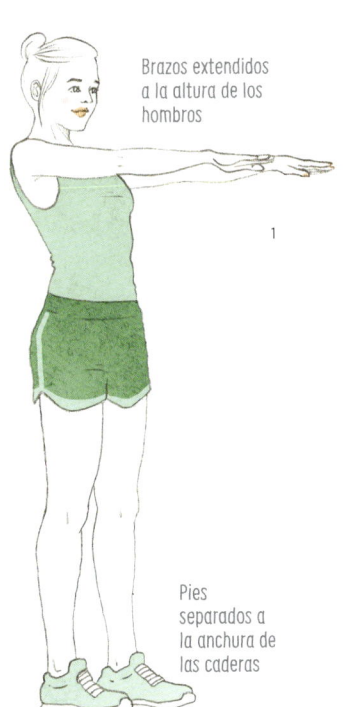

Brazos extendidos a la altura de los hombros

Pies separados a la anchura de las caderas

1 Ponte de pie, con los pies separados a la anchura de las caderas y los brazos extendidos.

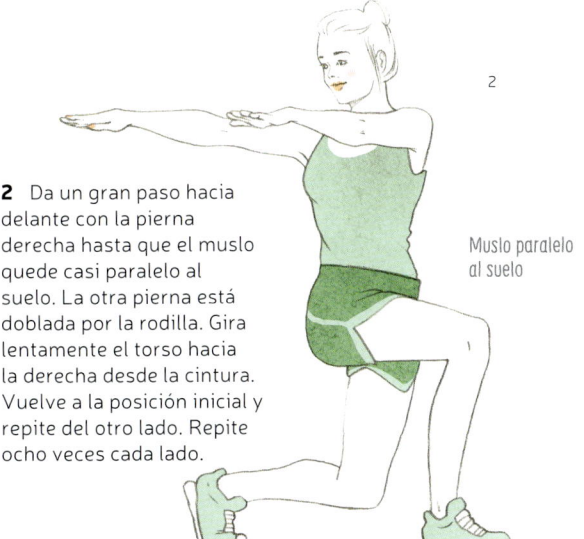

Muslo paralelo al suelo

2 Da un gran paso hacia delante con la pierna derecha hasta que el muslo quede casi paralelo al suelo. La otra pierna está doblada por la rodilla. Gira lentamente el torso hacia la derecha desde la cintura. Vuelve a la posición inicial y repite del otro lado. Repite ocho veces cada lado.

LEVANTAMIENTOS LATERALES

3

Girar las muñecas en la parte superior de la elevación activa más fibras de los deltoides.

- **Trabaja y tonifica los hombros**
- **También trabaja los deltoides, los trapecios y el cuello**
- **Aumenta la amplitud de movimiento**

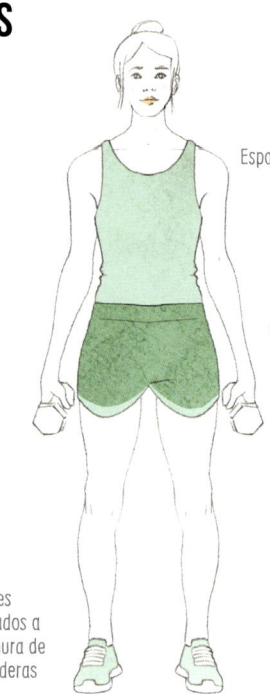

Espalda recta

1

Activa el tronco

Pies separados a la anchura de las caderas

1 Ponte de pie con los pies separados a la anchura de las caderas y una mancuerna en cada mano. Mantén la espalda recta y mete el ombligo hacia dentro para activar el tronco.

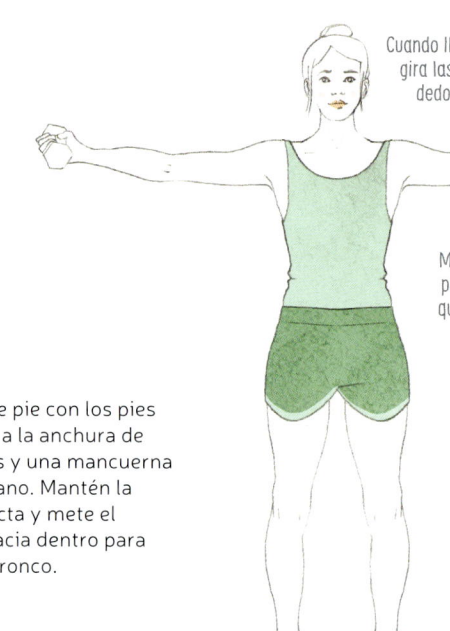

Cuando llegues al punto más alto, gira las muñecas para que los dedos miren hacia arriba.

2

Muévete despacio para aumentar la quema de calorías

2 Levanta lentamente las pesas hacia un lado hasta que los brazos queden paralelos al suelo. Dobla un poco los codos. Cuando las manos lleguen a la altura de los hombros, gira las muñecas de modo que los dedos queden hacia arriba. Vuelve a bajar lentamente. Repite 10 veces.

FLEXIÓN DE BÍCEPS

4

No muevas los codos durante el ejercicio. Déjalos junto a los costados y mueve solo la parte inferior de los brazos.

- **Fortalece los bíceps**
- **Tonifica y esculpe los brazos**
- **Estabiliza los hombros**
- **Trabaja la parte superior de la espalda**

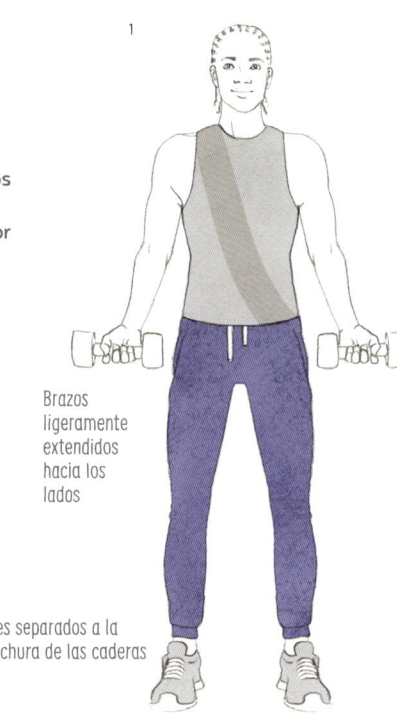

1

Brazos ligeramente extendidos hacia los lados

Pies separados a la anchura de las caderas

1 Ponte de pie con los pies separados a la anchura de las caderas sujetando una mancuerna de peso medio en cada mano a la altura de los muslos. Las manos están ligeramente separadas de los lados y mirando hacia delante. Mete el ombligo para activar el tronco.

2 Contrae los bíceps y dobla los brazos, llevando las pesas hacia los hombros. Mantén los codos inmóviles y sube las pesas todo lo que puedas sin moverlas. Baja lentamente las pesas, manteniendo una ligera flexión de los codos en la parte inferior. Repite despacio 10 veces.

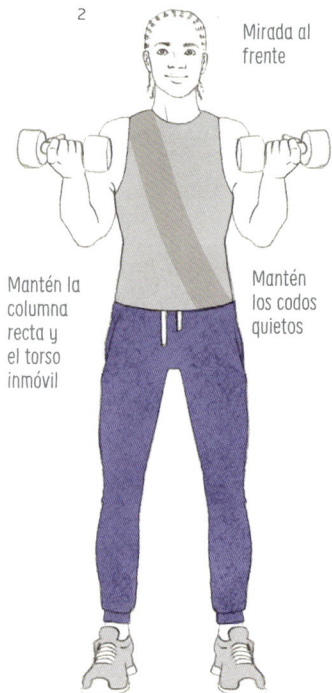

2

Mirada al frente

Mantén la columna recta y el torso inmóvil

Mantén los codos quietos

FONDOS DE TRÍCEPS

5

Este ejercicio utiliza el peso de tu cuerpo para trabajar los tríceps (parte posterior de los brazos).

- **Tonifica la parte superior de los brazos**
- **Fortalece los hombros**
- **Activa el tronco**

Evita este ejercicio si tienes dolor o lesiones en el hombro.

1 Siéntate en una silla firme sin reposabrazos (o en un banco). Sujétate a ambos lados de la silla con las manos. Desliza lentamente las nalgas por la silla. Mantén las piernas flexionadas, con los pies apoyados en el suelo. Deja los brazos rectos, con los codos un poco flexionados, para mantener la tensión en los tríceps y lejos del codo.

2 Baja lentamente el cuerpo hacia el suelo, doblando los codos para hacer un ángulo de 90 grados. Mantén la espalda pegada a la silla. Cuando llegues al final, presiona los tríceps para volver a la posición inicial. Repítelo cinco veces.

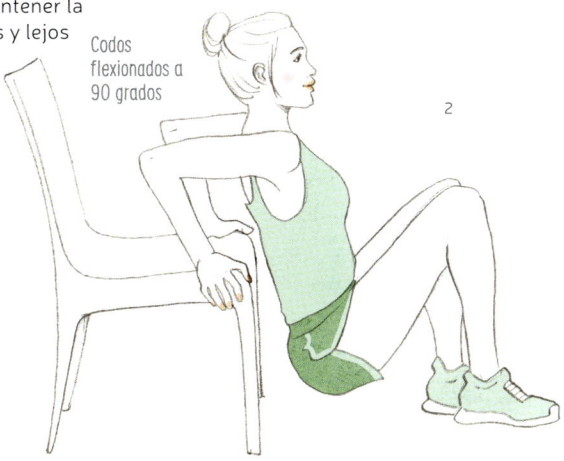

Brazos rectos con los codos ligeramente flexionados

Elige una silla o un banco firme que no se desplace con tu peso

Codos flexionados a 90 grados

1

2

FLEXIÓN CON RODILLAS

6

Este ejercicio pone a prueba los cuádriceps y el tronco. Mantén el cuerpo recto durante todo el ejercicio.

- **Trabaja muslos y tronco**
- **Reduce la cintura**
- **Mejora el equilibrio**

1 Arrodíllate en el suelo en posición vertical, con las rodillas separadas a la anchura de las caderas. Cruza los brazos delante del pecho. Mete ombligo hacia dentro para contraer el tronco.

2 Exhala mientras te inclinas hacia atrás tanto como te resulte cómodo y mantén la posición durante 10 segundos. Sentirás el estiramiento en tus muslos y tronco. Vuelve a la posición inicial. Repite cinco veces.

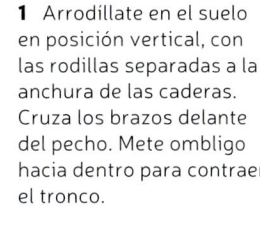

Hombros relajados

Rodillas separadas a la anchura de las caderas

1

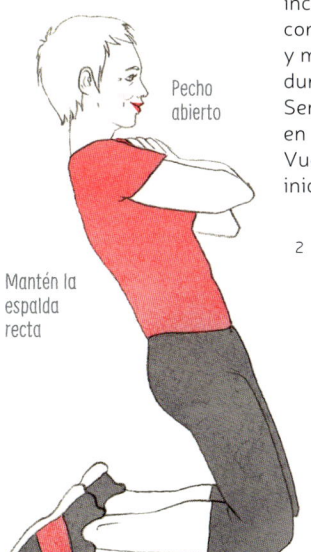

Pecho abierto

Mantén la espalda recta

2

DÍA
12

79

PRENSA DE PECHO

7

Este ejercicio mejora la fuerza del tren superior.

- **Trabaja los hombros, los tríceps y los músculos pectorales**
- **Fortalece toda la parte superior del cuerpo**
- **Tonifica los brazos**
- **Mejora la postura**

1 Túmbate boca arriba con las rodillas flexionadas y los pies apoyados en el suelo separados a la anchura de las caderas. Sujetando una pesa en cada mano, extiende los brazos hacia los lados en línea con los hombros. Mantén los brazos en el suelo mientras levantas los antebrazos con las palmas hacia delante. Mete el ombligo hacia dentro para activar el tronco y prepárate para el movimiento.

2 Exhala mientras levantas lentamente los brazos en el aire, justo por encima del pecho. Mantén la posición durante tres segundos. Luego inhala mientras bajas lentamente las pesas hasta la posición inicial con los codos apoyados en el suelo. Repite cinco veces

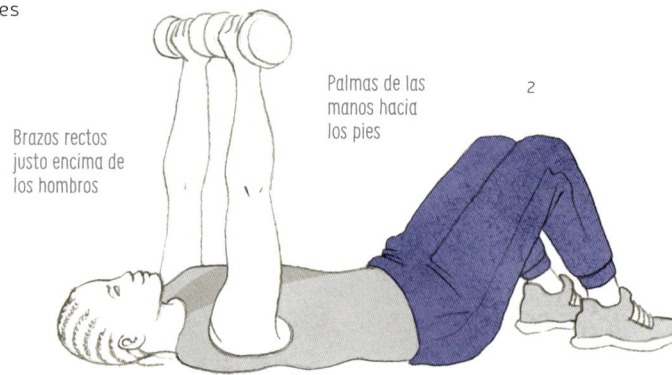

Brazos rectos justo encima de los hombros

Palmas de las manos hacia los pies

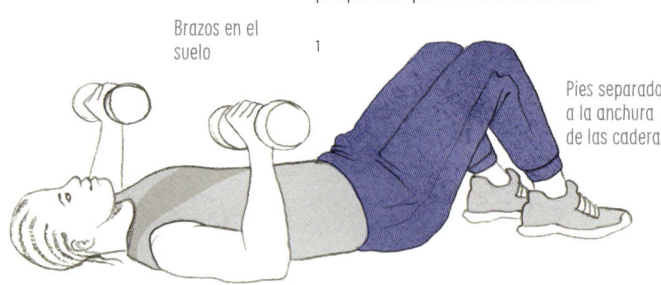

Brazos en el suelo

Pies separados a la anchura de las caderas

ESTIRAMIENTO A DOS PIERNAS

8

Este estiramiento fortalece la espalda y puede ayudar mucho a aliviar el dolor lumbar.

- **Trabaja el tronco, especialmente los abdominales inferiores de difícil acceso**
- **Trabaja los flexores de la cadera**
- **Suaviza los dolores lumbares**

1 Túmbate en el suelo boca arriba, con los brazos a los lados y las palmas hacia abajo. Mete el ombligo hacia dentro para activar el tronco y levanta lentamente ambas piernas hasta que formen un ángulo recto respecto a tu torso.

2 Baja ambas piernas lentamente hasta casi tocar el suelo, y luego vuelve a subirlas despacio hasta la posición inicial. Repite cinco veces.

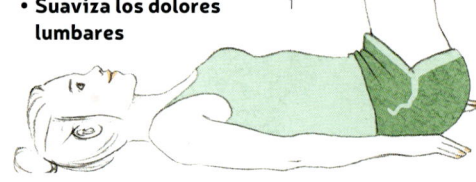

Piernas estiradas en ángulo recto con el torso

Manos a los lados, palmas hacia abajo

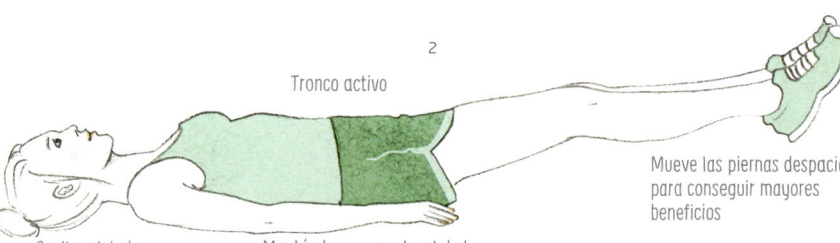

Tronco activo

Cuello relajado

Mantén la curva natural de la columna; que no se aplane contra el suelo, pero tampoco arquees la parte inferior de la espalda

Mueve las piernas despacio para conseguir mayores beneficios

PLANCHA DE BRAZOS

9

Las planchas son una de las mejores maneras para fortalecer tu tronco.

- **Fortalece el tronco**
- **Mejora la postura**
- **Ayuda a aliviar el dolor de espalda**
- **Aumenta la flexibilidad**

1 Túmbate boca abajo, con las piernas extendidas hacia atrás y los antebrazos apoyados en el suelo. Mete el ombligo hacia dentro para activar el tronco.

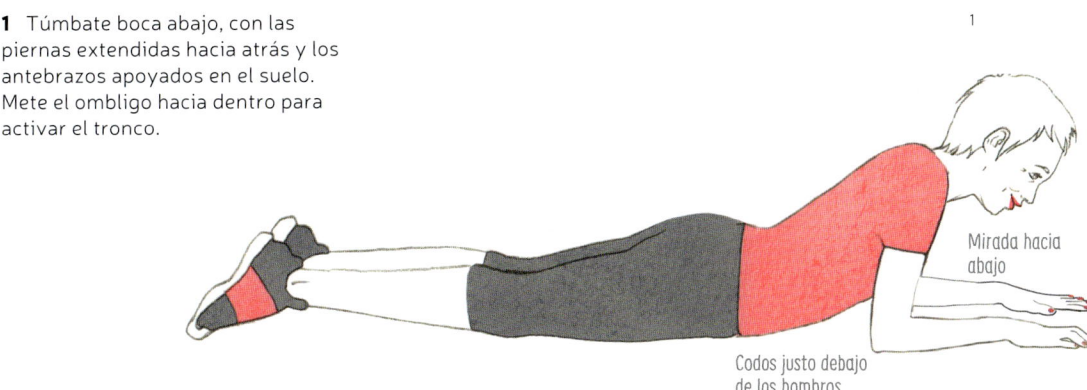

Mirada hacia abajo

Codos justo debajo de los hombros

2 Levanta el cuerpo del suelo de modo que estés en equilibrio sobre los dedos de los pies y los antebrazos. Mantén el cuerpo en línea recta. Aguanta 20 segundos. Túmbate lentamente en el suelo y descansa unos segundos. Repite.

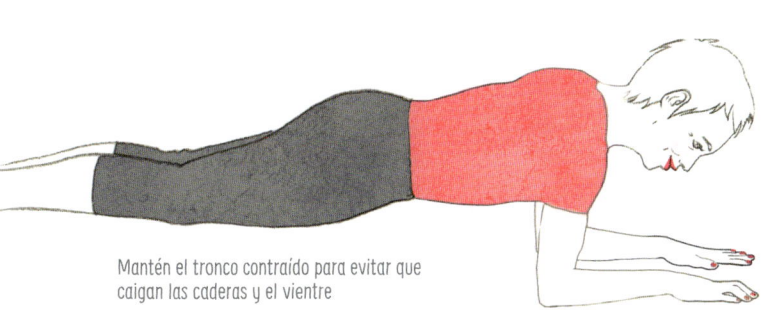

Mantén el tronco contraído para evitar que caigan las caderas y el vientre

POSTURA DEL NIÑO

10

Este ejercicio es una forma estupenda de relajarse al final del entrenamiento.

- **Estira caderas, muslos y tobillos**
- **Alivia el dolor lumbar**
- **Reduce el estrés y la fatiga**

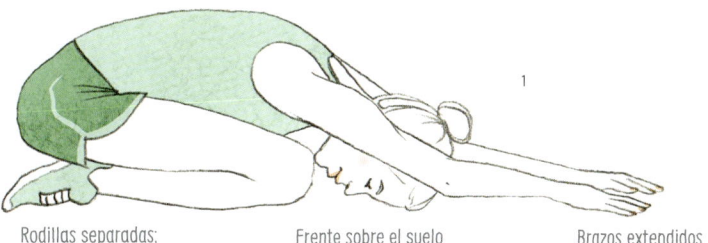

Rodillas separadas; dedos gordos juntos

Frente sobre el suelo

Brazos extendidos

1 Arrodíllate en el suelo, con los dedos gordos de los pies tocándose. Abre las rodillas, espira y dóblate hacia delante desde las caderas hasta que la frente toque el suelo. Extiende los brazos hacia delante, con las palmas hacia abajo. Mantén la postura durante unos minutos, respirando.

LA RUTINA DE HOY			
VUELVE al primer ejercicio que hemos practicado hoy y repítelo el número de veces indicado a la derecha. Sigue el orden de los ejercicios enumerados aquí, haciendo las pausas y descansando lo necesario entre cada uno.	1	SENTADILLLAS	3 series de 10
	2	ZANCADA CON TORSIÓN	3 series de 8
	3	LEVANTAMIENTOS LATERALES	3 series de 12
	4	FLEXIÓN DE BÍCEPS	5 series de 15
	5	FONDOS DE TRÍCEPS	2 series de 5
	6	FLEXIÓN CON RODILLAS	2 series de 5
	7	PRENSA DE PECHO	2 series de 5
	8	ESTIRAMIENTO A DOS PIERNAS	2 series de 5
	9	PLANCHA DE BRAZOS	3 series de 20 segundos
	10	POSTURA DEL NIÑO	3–5 minutos

Mantener la motivación

Si estás hojeando el libro y te preocupa un poco cómo vas a seguir el ritmo del entrenamiento, aquí tienes algunas ideas sencillas para ayudarte. Para empezar, piensa por qué quieres ponerte en forma. ¿Cuáles son tus objetivos? ¿Una vida más saludable? ¿Perder peso? ¿Mejorar tu estilo de vida en general? ¿Acudir a un acontecimiento especial (reunión del instituto, boda familiar) dentro de un mes y presentar tu mejor cara? Sean cuales sean tus motivos, escríbelos y tenlos a mano. Imagina cómo te sentirás cuando alcances tu objetivo y date algunas recompensas incluso sobre la marcha: por ejemplo, regálate un masaje relajante o una prenda de vestir cuando llegues al Día 10 o al Día 15. Algunas personas se motivan mejor si no hacen ejercicio solas, así que tal vez quieras reclutar a uno o dos amigos o familiares y hacer el curso juntos. Por último, no seas demasiado duro contigo mismo. Si faltas un día, no es para tanto. Continúa donde lo dejaste y sigue adelante.

ESTIRAMIENTO LATERAL

1

Utiliza este estiramiento en cualquier momento del día para liberar la tensión de los hombros y aliviar la rigidez de la espalda.

- **Trabaja los oblicuos y la columna vertebral**
- **Reduce la cintura y tensa los abdominales**
- **Mejora la postura y la estabilidad**

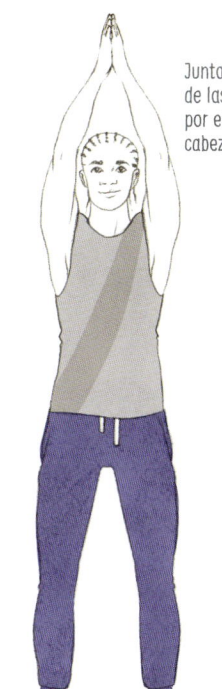

1

Junta las palmas de las manos por encima de la cabeza

Pies separados a la anchura de las caderas

1 Ponte de pie, con las manos a los lados y los pies separados a la anchura de los hombros. Inhala mientras levantas los brazos, presionando las palmas de las manos por encima de la cabeza.

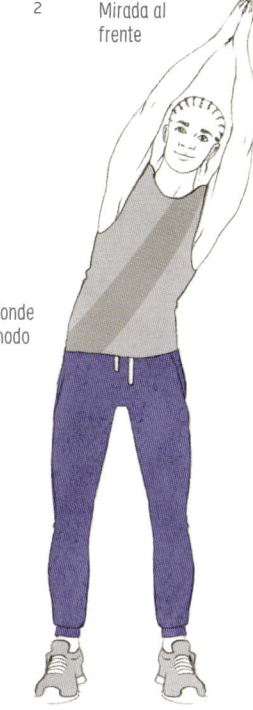

2

Mirada al frente

Estira hasta donde te sientas cómodo

2 Exhala y dobla el torso lentamente hacia un lado hasta donde te sientas cómodo. Aguanta 10 segundos y vuelve a la posición inicial con los brazos directamente por encima de la cabeza. Dóblate hacia el otro lado y aguanta 10 segundos. Vuelve a la posición inicial y baja los brazos. Repite dos veces a ambos lados.

APERTURA DE PECHO

2

Este estiramiento ayudará a corregir los hombros redondeados y aliviará la tensión de la parte superior de la espalda.

- **Abre el pecho**
- **Mejora la postura**
- **Activa los isquiotibiales**
- **Tonifica los brazos**

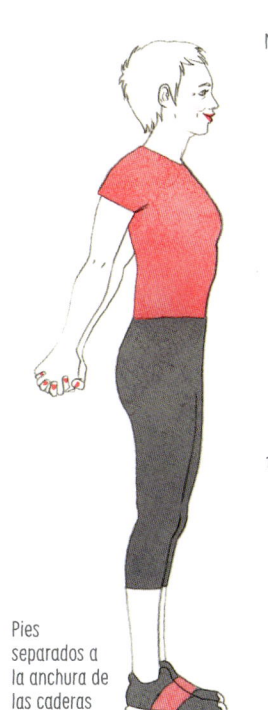

Mirada al frente

Pies separados a la anchura de las caderas

1

1 Ponte de pie con los pies separados a la anchura de las caderas. Levanta los brazos a la altura de los hombros y júntalos detrás de la espalda. Entrelaza los dedos y aprieta los omóplatos. Mantén la posición 10 segundos.

Dobla las caderas hacia delante

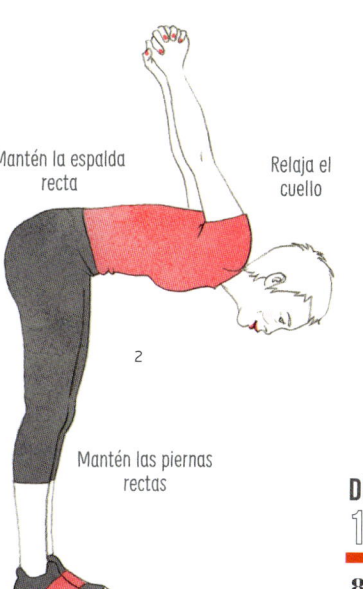

Mantén la espalda recta

Relaja el cuello

Mantén las piernas rectas

2

2 Manteniendo las piernas estiradas, dóblate hacia delante desde las caderas, llevando las manos hacia arriba sobre la espalda. Relaja la nuca. Mantén 20 segundos y vuelve poco a poco a la posición inicial. Repite.

BARBILLA AL PECHO

3

Encoge los hombros varias veces para calentar el cuello y los hombros antes de empezar estos estiramientos cervicales.

- **Reduce la rigidez y aumenta la flexibilidad**
- **Puede ayudar a aliviar el dolor de cuello y hombros**
- **Mejora la alineación de la cabeza, el cuello y los hombros**
- **Corrige la postura**

Mirada al frente

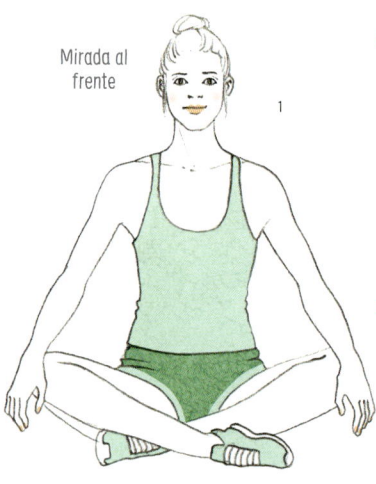

Si tienes lesiones cervicales previas, consulta a tu médico antes de hacer cualquiera de los estiramientos que se muestran aquí. No estires más allá de lo confortable. Muévete despacio y detente si sientes dolor.

No estires demasiado

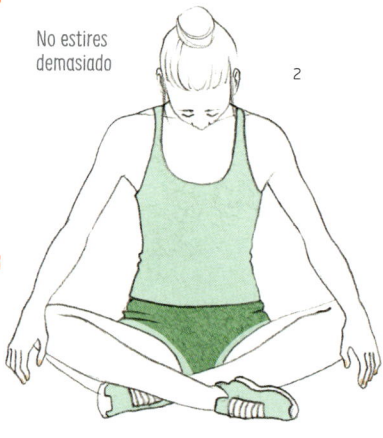

1 Siéntate erguida en el suelo con las piernas cruzadas delante de ti. También puedes sentarte en una silla o estar de pie si te resulta más cómodo.

2 Inclina lentamente la cabeza hacia delante, acercando la barbilla al pecho. Detente cuando sientas un estiramiento en la nuca. Mantén la postura durante 15 segundos. Levanta lentamente la cabeza hasta la posición inicial. Repite tres veces.

OREJA AL HOMBRO

4

El cuello es una zona delicada. Muévete lentamente por cada uno de los ejercicios de estas páginas, deteniéndote si sientes alguna molestia.

- **Reduce la rigidez y aumenta la flexibilidad**
- **Puede ayudar a aliviar el dolor de cuello y hombros**
- **Mejora la alineación de la cabeza, el cuello y los hombros**
- **Corrige la postura**

Siéntate erguida con las piernas cómodamente cruzadas por delante

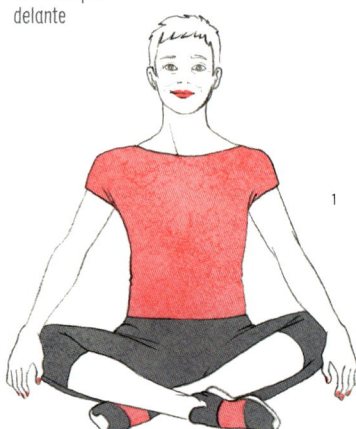

Mantén la espalda recta y los hombros quietos

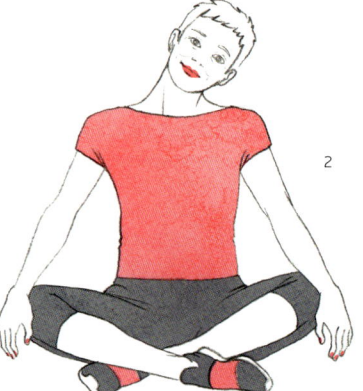

Dobla el cuello solo hasta donde sea cómodo

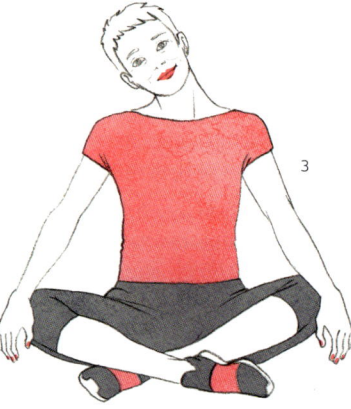

1 Siéntate erguida en el suelo con las piernas cruzadas delante de ti. También puedes sentarte en una silla o estar de pie si te resulta más cómodo.

2 Inclina lentamente la cabeza hacia la izquierda, como si fueras a presionar la oreja contra el hombro. No te inclines más de lo que te resulte cómodo. Aguanta 15 segundos. Vuelve a la posición inicial.

3 Repite en el otro lado. Aguanta 15 segundos. Vuelve a la posición inicial. Repite tres veces en ambos lados.

BARBILLA ARRIBA

5

La rigidez de cuello suele deberse a una mala postura. Hacer estos sencillos estiramientos con regularidad ayuda a prevenir lesiones.

- **Reduce la rigidez y aumenta la flexibilidad**
- **Puede ayudar a aliviar el dolor de cuello y hombros**
- **Mejora la alineación de la cabeza, el cuello y los hombros**
- **Corrige la postura**

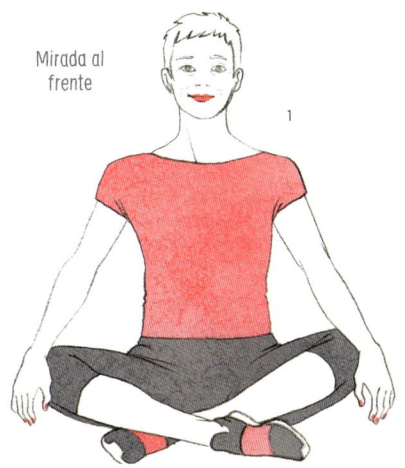

Mirada al frente

1

1 Siéntate erguida en el suelo con las piernas cruzadas delante de ti. También puedes sentarte en una silla o estar de pie si te resulta más cómodo.

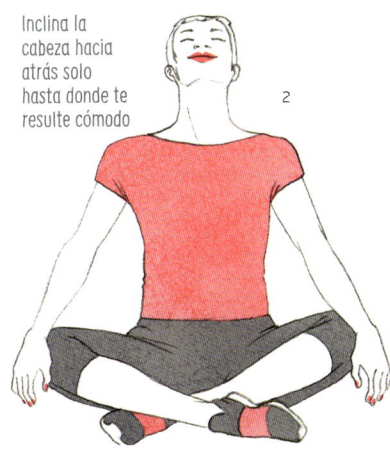

Inclina la cabeza hacia atrás solo hasta donde te resulte cómodo

2

Mantén la espalda recta y los hombros quietos

2 Inclina lentamente la cabeza hacia atrás, de modo que mires hacia el techo. No te inclines demasiado. Aguanta 15 segundos. Vuelve a la posición inicial. Repite tres veces.

ESTIRAMIENTO LATERAL DE CUELLO

6

Este es un gran ejercicio para liberar la tensión del cuello mientras trabajas con el ordenador.

- **Reduce la rigidez y aumenta la flexibilidad**
- **Puede ayudar a aliviar el dolor de cuello y hombros**
- **Mejora la alineación de la cabeza, el cuello y los hombros**
- **Corrige la postura**

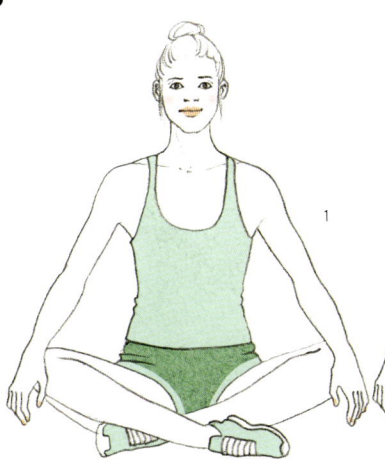

Siéntate erguida con las piernas cómodamente cruzadas por delante

1

1 Siéntate erguida en el suelo con las piernas cruzadas delante de ti. También puedes sentarte en una silla o estar de pie si te resulta más cómodo.

Mantén la espalda recta y los hombros quietos

Gira la cabeza solo lo que te resulte cómodo

2

2 Manteniendo los hombros quietos y la espalda recta, gira lentamente la cabeza hacia la izquierda todo lo que puedas sin sentir molestias. Mantén la posición durante 15 segundos. Vuelve a la posición inicial.

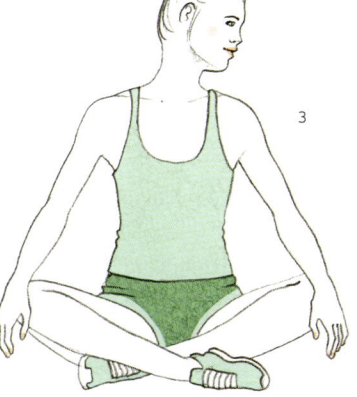

Muévete despacio, y detente ante cualquier molestia

3

3 Repite en el otro lado. Mantén durante 15 segundos. Vuelve a la posición inicial. Repite tres veces en ambos lados.

ELEVACIÓN LATERAL DE PIERNAS

Este estiramiento es ideal para quienes pasan gran parte del día sentados.

- **Aumenta la flexibilidad de la cadera**
- **Fortalece caderas, rodillas y lumbares**
- **Estabiliza el tronco**

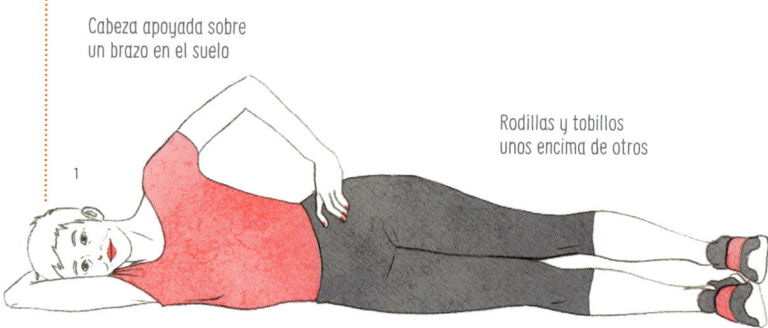

Cabeza apoyada sobre un brazo en el suelo

Rodillas y tobillos unos encima de otros

1 Túmbate de lado con la cabeza apoyada sobre un brazo en el suelo. Mantén el cuerpo en línea recta, hombro sobre hombro, cadera sobre cadera y tobillos juntos. Coloca la mano sobre la cadera.

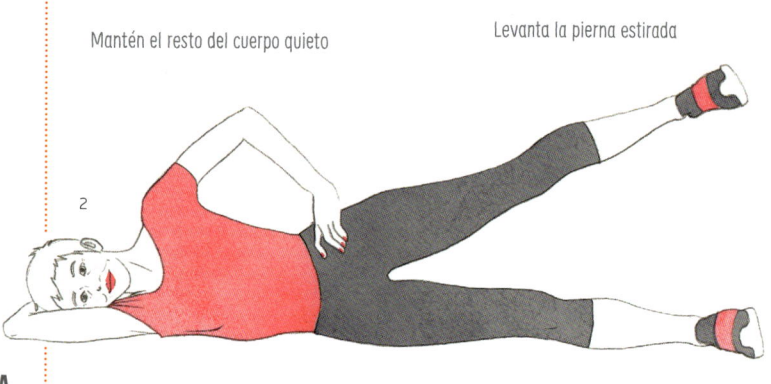

Mantén el resto del cuerpo quieto

Levanta la pierna estirada

2 Exhala mientras levantas lentamente la pierna superior hacia arriba. Aguanta cinco segundos y vuelve poco a poco a la posición inicial. Repite cinco veces, luego date la vuelta y repite cinco veces con la otra pierna.

GATO-VACA

El gato-vaca ayuda a la digestión, así como en los dolores menstruales.

- **Masajea la columna vertebral**
- **Libera tensiones**
- **Alivia el dolor de espalda**
- **Mejora la digestión**

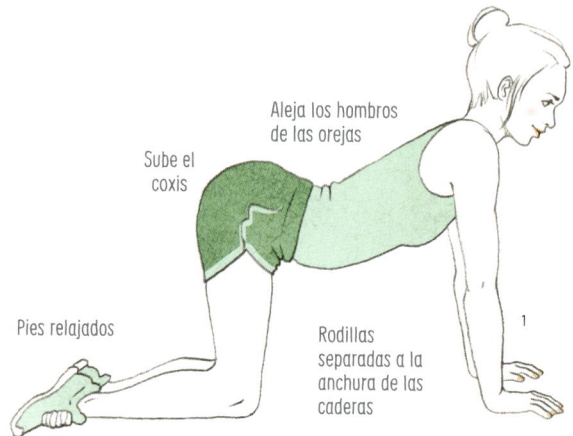

Aleja los hombros de las orejas

Sube el coxis

Pies relajados

Rodillas separadas a la anchura de las caderas

1 Empieza a cuatro patas con las muñecas bajo los hombros y las rodillas por debajo de las caderas. Mantén las rodillas separadas a la anchura de las caderas. Contrae el tronco. Inhala y expande el vientre hacia el suelo. Abre el pecho y ensancha los hombros. Levanta un poco la mirada, ahuecando la parte baja de la espalda. Aleja los hombros de las orejas.

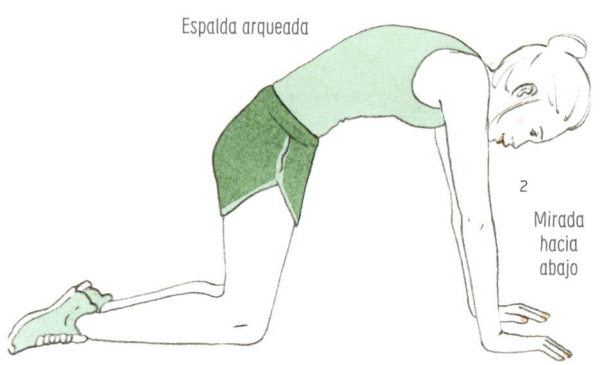

Espalda arqueada

Mirada hacia abajo

2 Presiona con las manos para arquear la parte superior de la espalda, como si una cuerda tirara del centro de la espalda hacia el techo. Deja caer la cabeza y mete la barbilla hacia el pecho, tirando del vientre hacia la columna vertebral. Repite tres veces.

TORSIÓN EN EL SUELO

9

Esta postura reparadora masajea los órganos abdominales y fortalece el tronco.

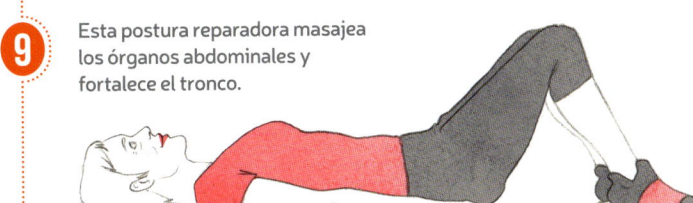

1

- **Aumenta la energía y la concentración**
- **Fortalece la columna vertebral**
- **Tonifica los brazos y la parte superior del cuerpo**
- **Mejora el equilibrio y la postura**

1 Túmbate boca arriba con los pies apoyados en el suelo y los brazos a los lados, con las palmas hacia abajo.

3 Mantén los hombros en el suelo, inspira y baja lentamente las piernas hasta que sientas un ligero estiramiento en la parte baja de la espalda. Intenta alcanzar el suelo, lo que puedas, sin forzar. Al mismo tiempo, gira despacio la cabeza hacia el lado opuesto a las rodillas. Mantén la posición durante 10 segundos, espira y vuelve a colocar la cabeza y las piernas en la posición inicial. Repite en el otro lado.

Omite este ejercicio si tienes dolor reciente de espalda, cadera u hombro. Consulta con tu médico si tienes osteoporosis.

Rodillas flexionadas 90 grados

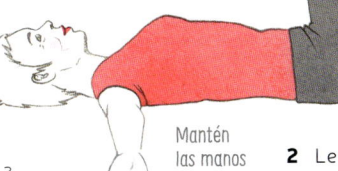

2

Mantén las manos en el suelo durante el estiramiento

2 Levanta las rodillas flexionadas hasta un ángulo de 90 grados, como si estuvieras sentada en una silla. Estira los brazos hacia los lados y presiona el dorso de las manos contra el suelo.

Mantén la parte superior de la espalda apoyada en el suelo

3

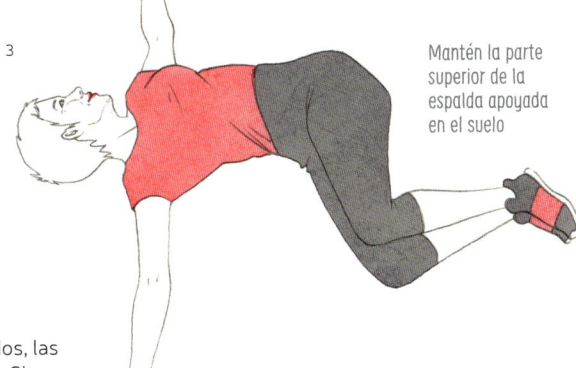

POSTURA DEL CADÁVER

10

Esta es una postura clásica de relajación del yoga y una forma maravillosa de relajarse al final de un entrenamiento o de un día estresante.

- **Relaja la mente y el cuerpo después del esfuerzo físico**
- **Favorece una relajación profunda**
- **Reduce la fatiga**
- **Mejora el sueño**

1 Túmbate boca arriba con los brazos a los lados, las palmas hacia arriba. Deja caer los pies abiertos. Cierra los ojos. Empezando por la planta de los pies, sube hasta la coronilla, y ve liberando la tensión de cada articulación y músculo por el camino. Vacía la mente y concéntrate en respirar profunda y uniformemente. Mantén la postura durante cinco minutos (o más).

Libera y relaja conscientemente todos los músculos del cuerpo, desde los pies hacia arriba.

Cúbrete con una manta fina si tienes frío

1

Deja caer los pies

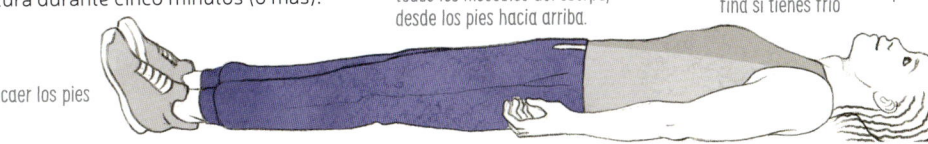

Túmbate sobre una colchoneta u otra superficie blanda

LA RUTINA DE HOY

VUELVE al primer ejercicio que hemos practicado hoy y repítelo el número de veces indicado a la derecha. Sigue el orden de los ejercicios enumerados aquí, haciendo las pausas y descansando lo necesario entre cada uno. Haz la postura del cadáver solo una vez, al final.

1	ESTIRAMIENTO LATERAL	2 series de 10
2	APERTURA DE PECHO	2 series de 5
3	BARBILLA AL PECHO	2 series de 5
4	OREJA AL HOMBRO	2 series de 5
5	BARBILLA ARRIBA	2 series de 5
6	ESTIRAMIENTO LATERAL DE CUELLO	2 series de 5
7	ELEVACIÓN LATERAL DE PIERNAS	2 series de 5
8	GATO-VACA	2 series de 10
9	TORSIÓN EN EL SUELO	2 series de 5
10	POSTURA DEL CADÁVER	5 minutos

Perder peso

Cargar con demasiado peso es incómodo y agotador. Y también puede perjudicar tu salud. El sobrepeso o la obesidad aumentan el riesgo de padecer varias enfermedades graves, como diabetes, cardiopatías y algunos tipos de cáncer. Seguir una dieta sana y vigilar el tamaño de las raciones es una buena forma de reducir peso. Combinar una dieta sana con ejercicio regular es una forma aún más eficaz de alcanzar o mantener el peso deseado. La pérdida de peso por el ejercicio es mayor cuando haces cardio de intensidad moderada o alta, pero incluso pequeños incrementos en las actividades repercuten a la hora de adelgazar. Veamos algunas cifras: si haces solo 15 minutos de ejercicio moderado, como caminar un kilómetro y medio cada día, quemarás 100 calorías extra. Quemar 700 calorías extra a la semana supondrá una pérdida de peso de unos 5 kg en un año. Un ejercicio más intenso quemará más calorías y más rápido, lo que conducirá a perder peso más deprisa.

ESTIRAMIENTO DE CUÁDRICEPS

1

Si tienes problemas de equilibrio, colócate junto a una pared mientras haces este estiramiento.

- **Fortalece los cuádriceps y protege las rodillas**
- **Hace que las piernas sean menos propensas a las lesiones**
- **Tonifica la parte superior de las piernas**

1 Ponte de pie con los pies separados a la anchura de las caderas. Levanta el pie derecho por detrás. Coge la parte superior del pie con la mano derecha y tira suavemente hacia los glúteos. Dirige la rodilla hacia el suelo y mantén la posición durante 15 segundos. Vuelve a la posición inicial. Repite cinco veces por cada lado.

1

Mantén la cadera quieta

RODILLAS ALTAS

2

Se trata de un ejercicio de alta intensidad que puede quemar hasta 100 calorías en 10 minutos.

- **Excelente ejercicio cardiovascular**
- **Trabaja pantorrillas, cuádriceps, isquiotibiales, glúteos, tronco y flexores de la cadera**
- **Buen consumo de calorías**

1 Ponte de pie con los pies separados a la anchura de las caderas. Levanta la rodilla izquierda todo lo que puedas justo cuando levantes el brazo derecho. Cambia rápido, levantando la rodilla derecha justo cuando aterrice el pie izquierdo. No empieces demasiado deprisa; espera a que los músculos estén calientes antes de acelerar el ritmo. Haz tres series de un minuto cada una.

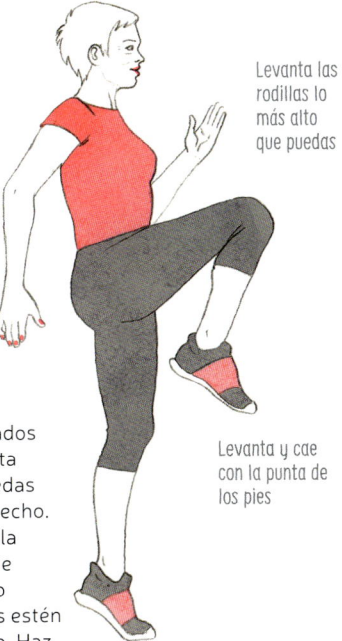

1

Levanta las rodillas lo más alto que puedas

Levanta y cae con la punta de los pies

ZANCADA CON TORSIÓN

3

Es un estiramiento para todo el cuerpo, en especial para el tren inferior.

- **Fortalece glúteos, cuádriceps, isquiotibiales y oblicuos**
- **Mejora la flexibilidad de la cadera**
- **Activa el tronco**

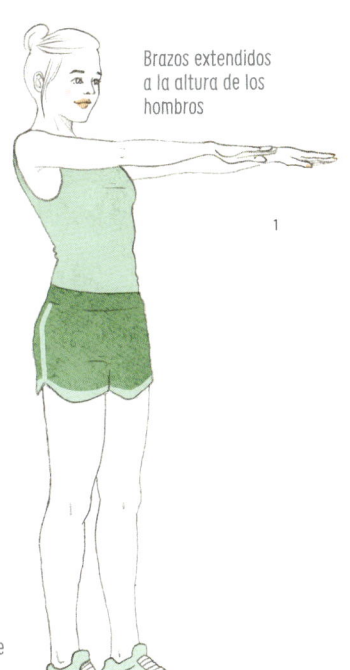

Brazos extendidos a la altura de los hombros

1

Pies separados a la anchura de las caderas

1 Ponte de pie, con los pies separados a la anchura de las caderas y los brazos extendidos.

2 Da un gran paso hacia delante con la pierna derecha hasta que el muslo quede casi paralelo al suelo. La otra pierna está doblada por la rodilla. Gira lentamente el torso hacia la derecha desde la cintura. Vuelve a la posición inicial. Haz tres series de ocho por cada lado.

2

Muslo paralelo al suelo

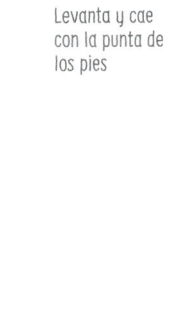

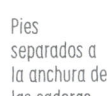

DÍA
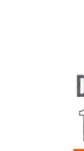
14

89

SALTOS DE TIJERAS

Los saltos de tijeras son una estupenda alternativa casera a hacer kilómetros en la cinta de correr del gimnasio.

- **Entrenamiento cardiovascular de todo el cuerpo**
- **Trabaja glúteos y cuádriceps**
- **Fortalece los flexores de la cadera**
- **Buen consumo de calorías**

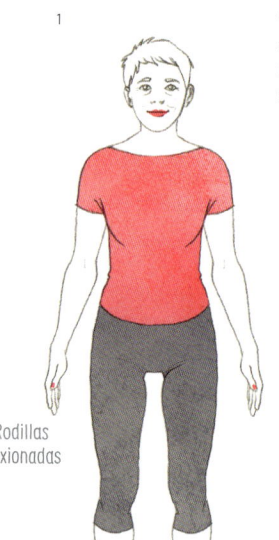

1

Brazos a los lados

Rodillas flexionadas

1 Ponte de pie con los pies a la altura de la cadera y los brazos a los lados. Mete el ombligo hacia dentro para activar el tronco, dobla las rodillas y prepárate para saltar.

2

2 A la vez que saltas, separa bien los pies y estira los brazos por encima de la cabeza. Vuelve a saltar mientras bajas los brazos y llevas los pies a la posición inicial. Haz dos series de 30 saltos.

Extiende y levanta los brazos cuando saltas

Salta con los pies separados

ABDOMINALES LATERALES

Estos abdominales de pie queman más calorías que los abdominales laterales realizados en la colchoneta.

- **Activa los oblicuos**
- **También trabaja el tronco y las caderas**
- **Reduce la cintura**
- **Mejora el equilibrio y la estabilidad**

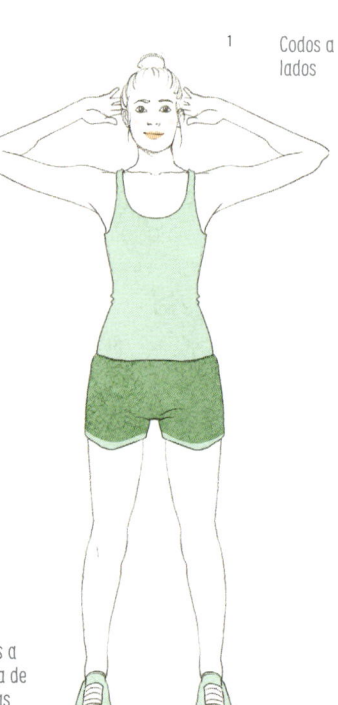

1

Codos a los lados

Pies separados a la anchura de las caderas

1 Ponte de pie con los pies separados a la altura de los hombros. Coloca las manos detrás de la cabeza con los codos estirados hacia los lados. Mete el ombligo hacia dentro para activar el tronco.

2 Desplaza el peso del cuerpo sobre el pie izquierdo y levanta la rodilla derecha hacia un lado, con la rodilla flexionada. Dóblate hacia el lado derecho, bajando el codo hasta casi tocar la rodilla. Baja la pierna y vuelve a la posición inicial. Repite por el otro lado. Haz tres series de 10.

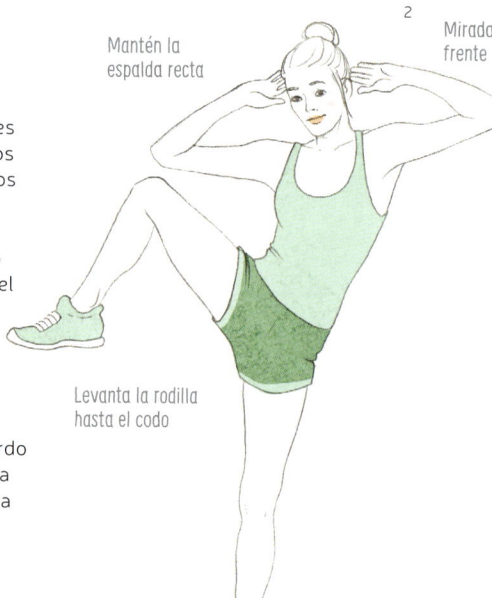

2

Mantén la espalda recta

Mirada al frente

Levanta la rodilla hasta el codo

BURPEES DE INICIACIÓN

Los burpees son un ejercicio de cuerpo entero que hace trabajar la mayoría de los principales grupos musculares, a la vez que ejercita tu corazón.

- **Trabaja los brazos, la espalda, el pecho, el tronco, los glúteos y las piernas**
- **Aumenta la frecuencia cardiaca**
- **Elevado consumo de calorías**

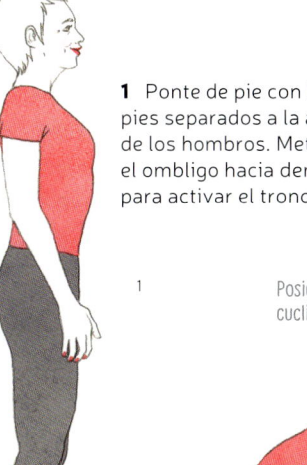

Pies separados a la anchura de las caderas

1 Ponte de pie con los pies separados a la altura de los hombros. Mete el ombligo hacia dentro para activar el tronco.

1

Posición en cuclillas

2 Ponte en cuclillas y coloca ambas manos en el suelo delante de ti, justo por fuera de los pies.

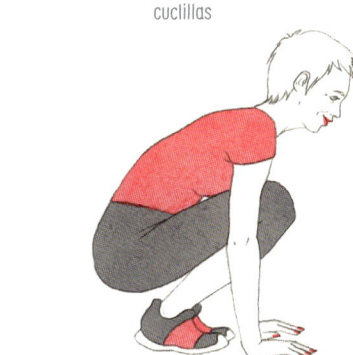

2

Un paso atrás con una pierna, luego la otra

3 Lleva un pie atrás y sigue con el otro pie.

Cuando repitas el burpee, alterna la pierna con la que retrocedes cada vez

3

4 Ahora estás en posición de plancha.

5 Sube las piernas de una en una para volver a estar en cuclillas.

6 Vuelve a la posición inicial. Haz tres series de cinco, y descansa entre ellas si es necesario.

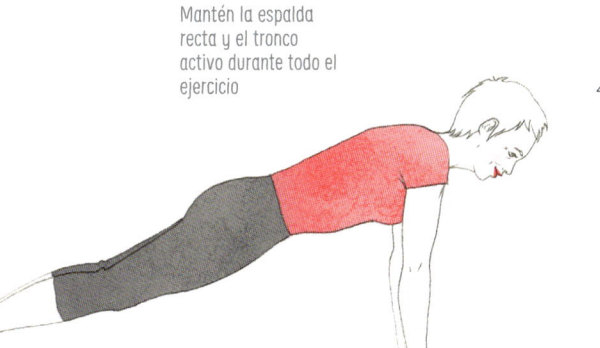

Mantén la espalda recta y el tronco activo durante todo el ejercicio

4

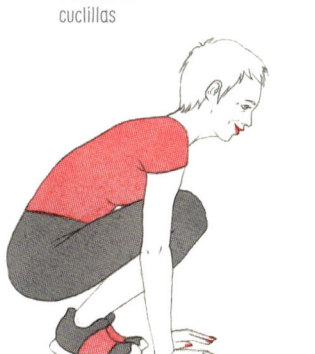

Posición en cuclillas

5

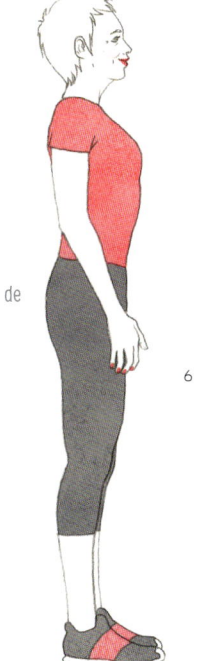

Posición de incio

6

GATO-VACA

7

Este suave estiramiento libera tensión de la columna vertebral y los hombros.

- Masajea la columna vertebral
- Libera tensiones
- Alivia el dolor de espalda
- Mejora la digestión

1 Empieza a cuatro patas con las muñecas bajo los hombros y las rodillas por debajo de las caderas. Mantén las rodillas separadas a la anchura de las caderas. Tira del ombligo hacia dentro para activar el tronco.

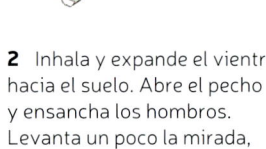

Pies relajados

Peso distribuido uniformemente

Mirada hacia abajo

Rodillas separadas a la anchura de las caderas

2 Inhala y expande el vientre hacia el suelo. Abre el pecho y ensancha los hombros. Levanta un poco la mirada, ahuecando la zona lumbar. Baja la espalda. Aleja los hombros de las orejas.

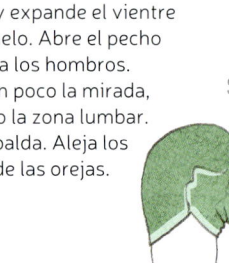

Aleja los hombros de las orejas

Sube el coxis

Levanta la mirada

3 Presiona con las manos para arquear la parte superior de la espalda, como si una cuerda tirara del centro de la espalda hacia el techo. Deja caer la cabeza y mete la barbilla hacia pecho, tirando del vientre hacia la columna vertebral. Haz tres series de 10.

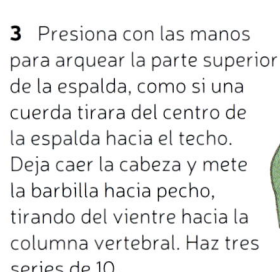

Espalda arqueada

Mirada hacia abajo

FLEXIÓN CON RODILLAS

8

Este ejercicio pone a prueba los cuádriceps y el tronco. Mantén el cuerpo recto durante todo el ejercicio.

- Trabaja muslos y tronco
- Reduce la cintura
- Mejora el equilibrio

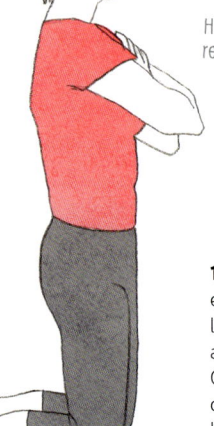

Hombros relajados

Mete los dedos de los pies

1 Arrodíllate en el suelo en posición vertical, con las rodillas separadas a la anchura de las caderas. Cruza los brazos delante del pecho. Mete ombligo hacia dentro para contraer el tronco.

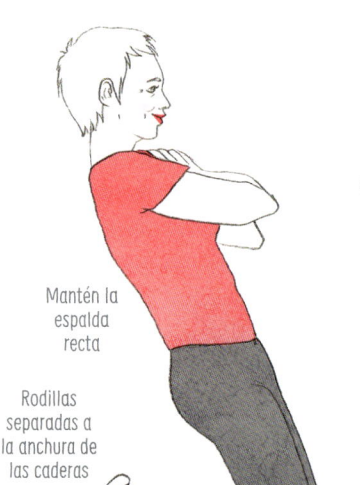

Pecho abierto

Mantén la espalda recta

Rodillas separadas a la anchura de las caderas

2 Exhala mientras te inclinas hacia atrás tanto como te resulte cómodo y mantén la posición durante 10 segundos. Sentirás el estiramiento en tus muslos y tronco. Vuelve a la posición inicial. Repite cinco veces.

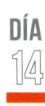

TORSIÓN VERTEBRAL

9

Este giro aumentará la amplitud de movimiento de la parte superior del cuerpo.

- **Aumenta la flexibilidad de la columna vertebral**
- **Estabiliza la pelvis**
- **Mejora la postura**
- **Aumenta la amplitud de movimiento**

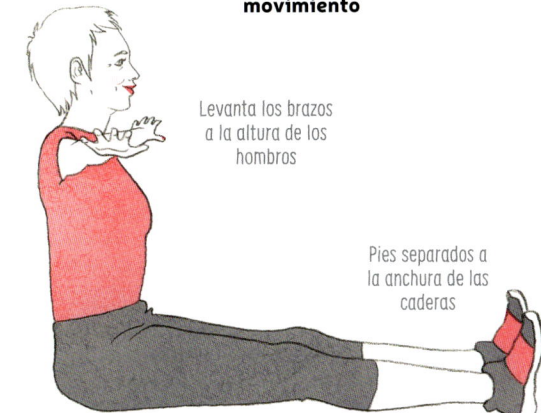

Levanta los brazos a la altura de los hombros

Pies separados a la anchura de las caderas

1 Siéntate erguida con las piernas estiradas hacia delante y separadas a la altura de los hombros. Inspira y mete el ombligo para contraer el tronco. Levanta los brazos a la altura de los hombros, con las palmas hacia abajo.

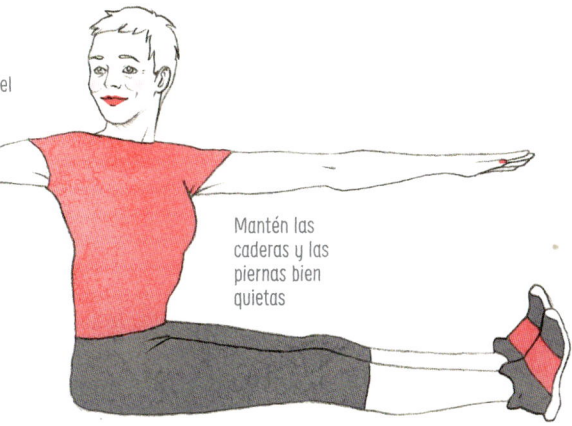

Gira la parte superior del cuerpo

Mantén las caderas y las piernas bien quietas

2 Exhala mientras giras lentamente la parte superior del cuerpo hacia la derecha todo lo que puedas sin forzar. Gira desde la cintura manteniendo las caderas y las piernas inmóviles. Inhala cuando vuelvas a la posición inicial. Haz tres series de ocho por cada lado.

FLEXIÓN HACIA DELANTE

10

Mantén los dedos de los pies levantados mientras te inclinas hacia delante. Esto aumenta el estiramiento de los isquiotibiales.

- **Activa la columna vertebral, los hombros y los isquiotibiales**
- **Masajea los órganos internos**
- **Calma la mente**
- **Alivia la tensión**

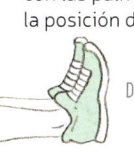

Activa el tronco

Dedos hacia arriba

1 Siéntate erguida en el suelo, con las piernas extendidas y las manos en el suelo junto a las caderas. Inspira mientras metes el ombligo. Levanta los brazos por encima de la cabeza, con las palmas hacia delante. Mantén la posición durante cinco segundos.

Mantén la espalda recta

Mantén la columna recta y la barbilla hacia dentro

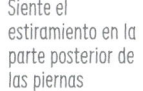

2 Exhala mientras te doblas hacia delante desde las caderas. Baja los brazos por las piernas hasta donde lleguen, sin forzar. Intenta llegar al menos hasta los tobillos, respirando con calma. Repite.

Siente el estiramiento en la parte posterior de las piernas

3 Dobla más el torso hacia delante, acercando la cabeza lo más posible a las rodillas sin forzar. Mantén la posición durante 15 segundos, respirando. Haz dos series de cinco.

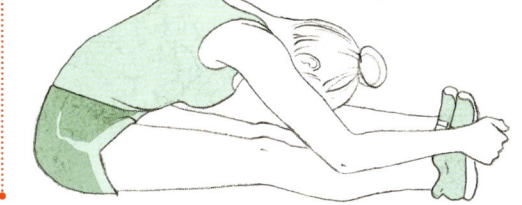

Estira solo hasta donde te resulte cómodo

TORSIÓN EN EL SUELO

Esta postura reparadora estira, relaja y realinea la columna vertebral.

- **Aumenta la energía y la concentración**
- **Fortalece la columna vertebral**
- **Tonifica los brazos y la parte superior del cuerpo**
- **Mejora el equilibrio y la postura**

1

Pies juntos

1 Túmbate boca arriba con los pies apoyados en el suelo y los brazos a los lados, con las palmas hacia abajo.

3 Mantén los hombros en el suelo, inspira y baja lentamente las piernas hasta que sientas un ligero estiramiento en la parte baja de la espalda. Intenta alcanzar el suelo, pero si no tienes tanta flexibilidad, baja todo lo que puedas. Al mismo tiempo, gira despacio la cabeza hacia el lado opuesto a las rodillas. Mantén la posición durante 10 segundos, espira y vuelve a colocar la cabeza y las piernas en la posición inicial. Haz dos series de cinco en ambos lados.

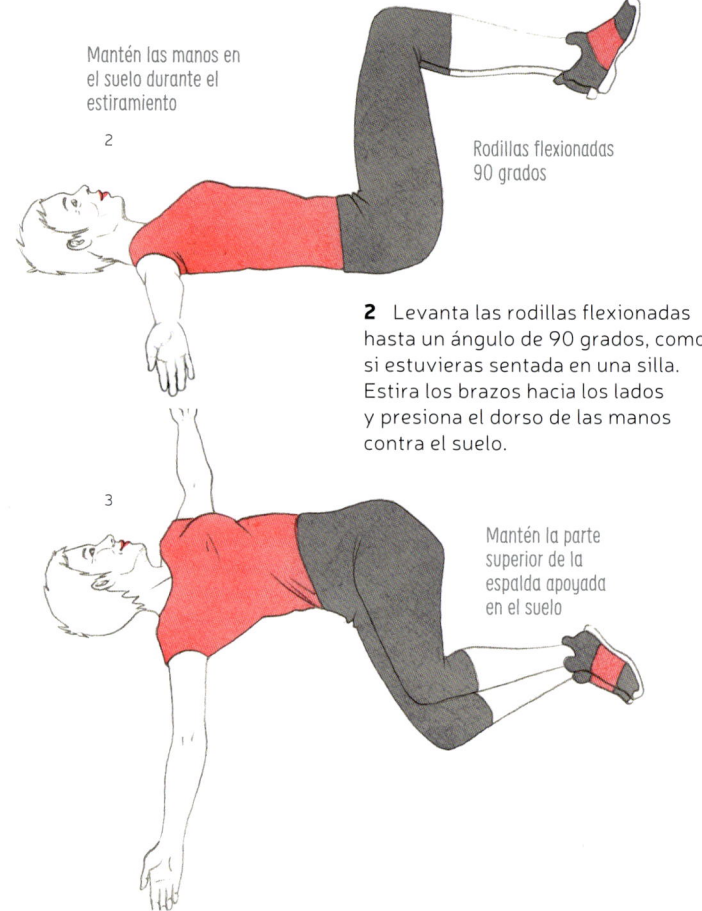

Mantén las manos en el suelo durante el estiramiento

2

Rodillas flexionadas 90 grados

2 Levanta las rodillas flexionadas hasta un ángulo de 90 grados, como si estuvieras sentada en una silla. Estira los brazos hacia los lados y presiona el dorso de las manos contra el suelo.

3

Mantén la parte superior de la espalda apoyada en el suelo

PUENTE

12

Este ejercicio tonifica los glúteos y el tronco, y también es bueno para aliviar el estrés.

- **Activa los glúteos**
- **También trabaja los músculos de muslos, caderas, tronco y espalda**
- **Ayuda a los dolores lumbares**
- **Alivia el estrés**

1 Túmbate en el suelo boca arriba, con las rodillas levantadas y los brazos a los lados, con las palmas hacia abajo. Mete el ombligo hacia dentro para activar el tronco.

2 Levanta las caderas para crear una línea recta desde las rodillas hasta los hombros. Mantén el tronco contraído para evitar que las caderas se hundan. Aguanta 10 segundos y vuelve a la posición inicial. Haz dos series de cinco.

1

Brazos a los lados, palmas hacia abajo

Cuello relajado

2

Mantén una línea recta desde las rodillas hasta los hombros

Mantén las plantas de los pies apoyadas en el suelo

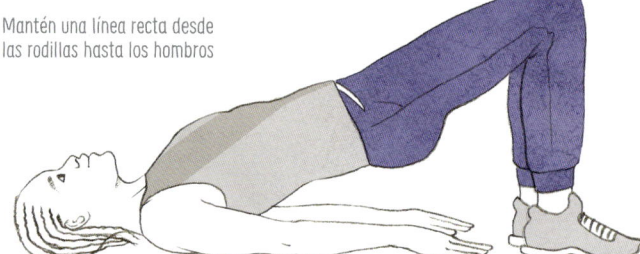

ELEVACIÓN LATERAL DE PIERNAS

13 Este estiramiento se centra en músculos que a menudo no se activan en muchos ejercicios.

- **Aumenta la flexibilidad de la cadera**
- **Fortalece caderas, rodillas y lumbares**
- **Estabiliza el tronco**

1 Túmbate de lado con la cabeza apoyada sobre un brazo en el suelo. Mantén el cuerpo en linea recta, hombro sobre hombro, cadera sobre cadera y tobillos juntos. Coloca la mano sobre la cadera.

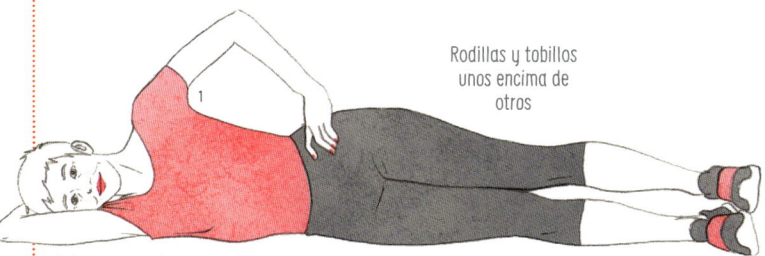

Rodillas y tobillos unos encima de otros

Cabeza apoyada sobre un brazo en el suelo

2 Exhala mientras levantas lentamente la pierna superior hacia arriba. Aguanta cinco segundos y vuelve poco a poco a la posición inicial. Haz dos series de cinco por cada lado.

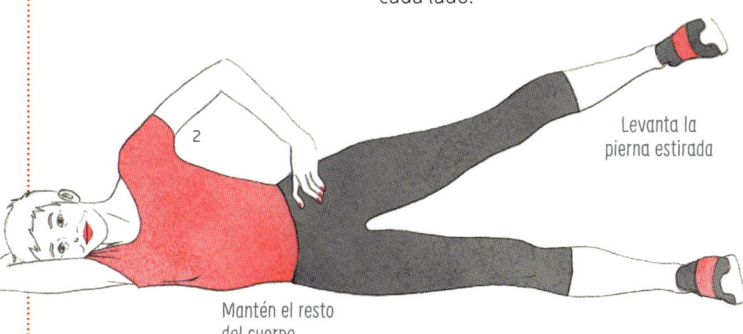

Levanta la pierna estirada

Mantén el resto del cuerpo quieto

PERRO BOCA ABAJO

14 Esta postura clásica del yoga fortalece y flexibiliza los hombros, los brazos, el tronco, la espalda y las piernas.

- **Trabaja los músculos de brazos, hombros, espalda y piernas**
- **Fortalece la columna vertebral**
- **Tonifica los brazos y la parte superior del cuerpo**
- **Puede aliviar la ciática**

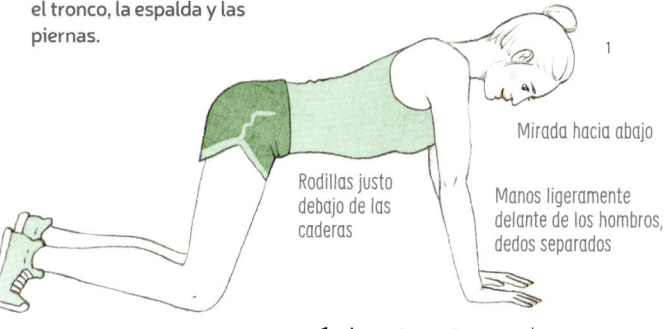

Rodillas justo debajo de las caderas

Mirada hacia abajo

Manos ligeramente delante de los hombros, dedos separados

1 A cuatro patas, con las manos y las rodillas separadas a la altura de los hombros, mete el ombligo hacia dentro y aprieta el tronco. Colócate sobre los dedos de los pies, preparada para el movimiento.

Mantén la espalda recta

2 Exhala y levanta las caderas hacia el techo, estirando los brazos y las piernas.

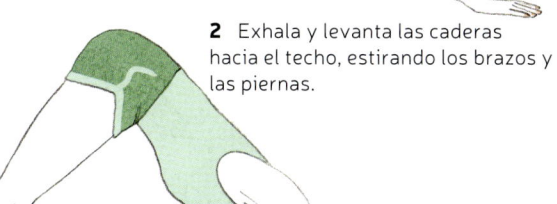

Si puedes, deja los talones sobre el suelo

3 Si puedes, baja los talones hacia el suelo. Sentirás un profundo estiramiento en los isquiotibiales y los gemelos, y es posible que no puedas hacerlo. No fuerces. Cuenta hasta 15. Repite cinco veces.

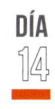

¡A medio camino!

DÍA 15

Hoy has llegado al ecuador de nuestro curso. ¡Lo estás haciendo bien! En solo 15 días has aprendido y practicado 48 ejercicios diferentes. Probablemente ya hayas notado algunos cambios en tu cuerpo, así como una mayor capacidad para concentrarte, relajarte y dormir plácidamente. Incluso sin cambiar tu dieta, habrás notado que tus vaqueros o vestidos favoritos te quedan un poco menos ajustados, ya que tus esfuerzos han reducido unos 2,5 cm de tu cintura y caderas. La parte superior de tus brazos también debería verse más tonificada en tus camisetas sin mangas. Poder relajarte y dormir mejor también habrá mejorado tu aspecto, dándote una piel resplandeciente y unos ojos más brillantes. Sigue así y los beneficios no harán más que aumentar.

BARBILLA ARRIBA

 Sube y baja los hombros para calentar el cuello y hombros antes de empezar este calentamiento.

- **Reduce la rigidez y aumenta la flexibilidad**
- **Puede ayudar a aliviar el dolor de cuello y hombros**
- **Mejora la alineación de la cabeza, el cuello y los hombros**
- **Corrige la postura**

BARBILLA AL PECHO

 La rigidez de cuello suele deberse a una mala postura. Hacer unos sencillos estiramientos con regularidad te ayudará.

- **Reduce la rigidez y aumenta la flexibilidad**
- **Puede ayudar a aliviar el dolor de cuello y hombros**
- **Mejora la alineación de la cabeza, el cuello y los hombros**
- **Corrige la postura**

1 Siéntate erguida en el suelo con las piernas cruzadas delante de ti. También puedes sentarte en una silla o estar de pie si te resulta más cómodo.

2 Inclina lentamente la cabeza hacia atrás, de modo que mires hacia el techo. No te inclines demasiado. Aguanta 15 segundos. Vuelve a la posición inicial. Repite cinco veces.

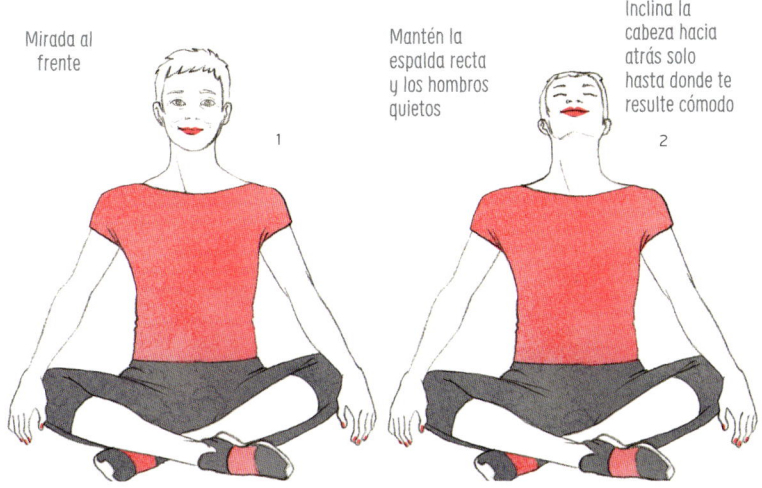

Mirada al frente

Mantén la espalda recta y los hombros quietos

Inclina la cabeza hacia atrás solo hasta donde te resulte cómodo

1 Siéntate erguida en el suelo con las piernas cruzadas delante de ti. También puedes sentarte en una silla o estar de pie si te resulta más cómodo.

2 Inclina lentamente la cabeza hacia delante, acercando la barbilla al pecho. Detente cuando sientas un estiramiento en la nuca. Mantén la postura durante 15 segundos. Levanta lentamente la cabeza hasta la posición inicial. Repite cinco veces.

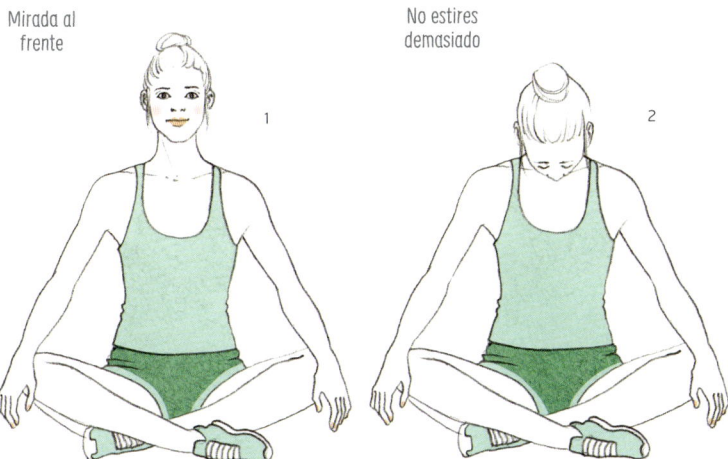

Mirada al frente

No estires demasiado

MARIPOSA TUMBADA

Esta postura tan reparadora es una forma estupenda de relajarse. Permanece así entre uno y cinco minutos.

- **Activa la cara interna de los muslos, la ingle y las rodillas**
- **Da energía los órganos abdominales, como los ovarios, la próstata y los riñones**
- **Alivia el estrés**

1 Túmbate boca arriba con las piernas extendidas y los brazos a los lados, con las palmas hacia arriba. Dobla las rodillas y presiona las plantas de los pies. Deja que las rodillas se abran. Si sientes tensión en las caderas y las ingles, aleja los pies del cuerpo.

Deja que las rodillas se abran

Apoya el exterior de los pies sobre el suelo

2 Para intensificar el estiramiento, sube los brazos a la altura de los hombros y acerca los pies al cuerpo. Relaja los hombros alejándolos de las orejas y deja que el cuerpo se hunda en el suelo. Mantén la postura de uno a cinco minutos, según lo cómodo que estés.

Relaja los hombros y sepáralos de las orejas

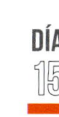

Huesos sanos

Unos huesos fuertes se construyen y mantienen mediante una combinación de buena alimentación y ejercicio regular. Hasta la mitad de la treintena podemos aumentar la densidad ósea, pero después empieza a disminuir. Las mujeres, que suelen tenerla más ligera, tienden a perder más masa ósea que los hombres a medida que envejecen, sobre todo durante los cinco a 10 años próximos a la menopausia. Esto las expone a un mayor riesgo de osteopenia, o pérdida de masa ósea, y de osteoporosis. Al igual que el músculo, el hueso es un tejido vivo que se fortalece con el ejercicio. Los mejores para prevenir la pérdida ósea son las actividades en las que se soporta peso, como saltar a la comba, caminar a paso ligero, correr, bailar y jugar al tenis. Las actividades de entrenamiento de fuerza, como levantar pesas o tu propio peso corporal (planchas, flexiones, etc.), no solo ayudan a prevenir la pérdida ósea, sino que también fortalecen los músculos que sostienen los huesos. Estar en forma y mantener la flexiblilidad a medida que envejeces también reduce la probabilidad de caer y romperse los huesos.

Si tienes una lesión o dolores de rodilla o cadera, evita este ejercicio hasta que estés mejor. Omite esta postura si tienes osteoporosis.

MARCHAR EN EL SITIO

1

Después de haber calentado, acelera el ritmo hasta que estés casi corriendo sobre el sitio.

- **Tonifica la parte inferior del cuerpo**
- **Trabaja brazos y hombros**
- **Se añade al recuento de pasos diarios**
- **Quema calorías**
- **Levanta el ánimo**

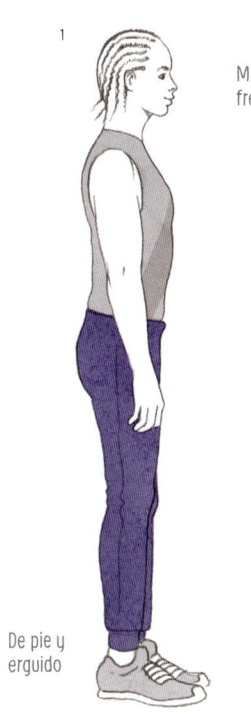

Mirada al frente

De pie y erguido

1 Mantente erguido con los brazos a los lados. Mete el ombligo hacia dentro para activar el tronco y prepárate para el movimiento.

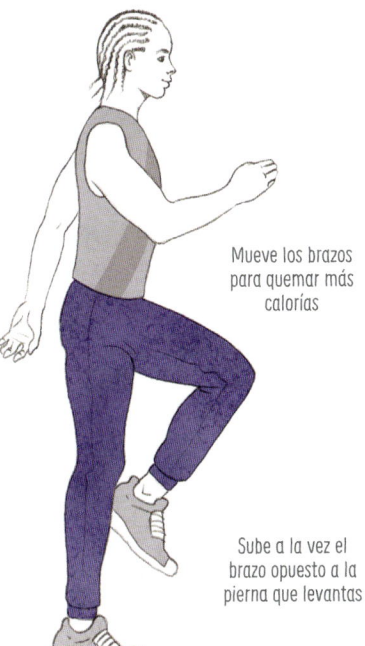

Mueve los brazos para quemar más calorías

2 Comienza a marchar en el sitio despacio, levantando primero una pierna, y luego la otra. Cuando hayas establecido un ritmo de marcha constante con las piernas, empieza a mover los brazos. Al levantar cada pie, mueve el brazo opuesto hacia delante. Acelera el ritmo. Continúa durante tres minutos.

Sube a la vez el brazo opuesto a la pierna que levantas

PATADAS FRONTALES

2

Esta patada procede de las artes marciales. Calienta muy bien la parte inferior del cuerpo y es divertida de hacer.

- **Trabaja isquiotibiales y glúteos**
- **Activa toda la parte inferior del cuerpo**
- **Mejora el equilibrio y la coordinación**

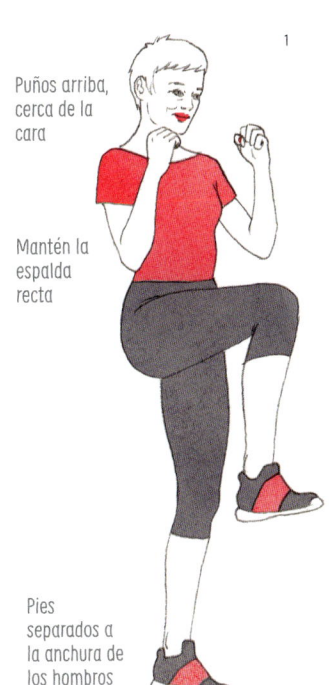

Puños arriba, cerca de la cara

Mantén la espalda recta

Pies *separados* a la anchura de los hombros

1 Ponte de pie con los pies separados a la anchura de los hombros. Dobla los codos y acerca los puños a la cara. Mete el ombligo hacia dentro para activar el tronco y levanta rápidamente la rodilla derecha.

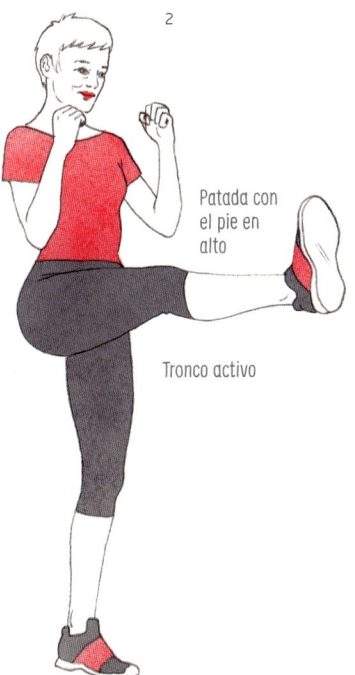

Patada con el pie en alto

Tronco activo

2 Con un solo movimiento fluido, da una patada con el pie derecho hacia delante tan alto como puedas. Devuelve la pierna abajo. Repite cinco veces con la pierna derecha y otras cinco con la izquierda. Haz una pausa y luego completa tres series de 10 patadas a cada lado.

PATINADOR

3

Empieza despacio con este ejercicio dinámico. Una vez que sepas cómo hacerlo, puedes convertir los pasos a izquierda y derecha en saltos.

- **Trabaja la parte inferior del cuerpo y el tronco**
- **Trabaja cuádriceps, glúteos, isquiotibiales y gemelos**
- **Mejora la fuerza de la rodilla**
- **Gran consumo de calorías**

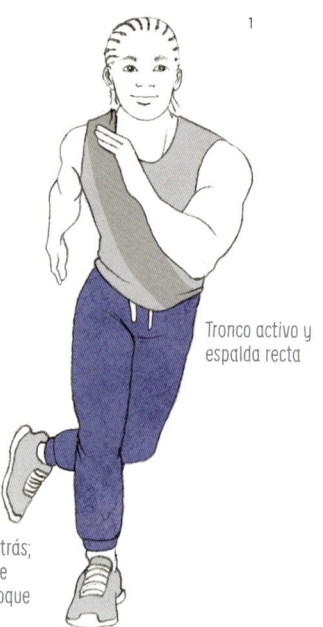

Frente alta y mirada hacia delante

Tronco activo y espalda recta

Pie izquierdo atrás; que la punta de los dedos no toque el suelo

1 Ponte de pie con los pies separados a la anchura de las caderas, los brazos doblados por los codos hacia delante. Inclínate un poco hacia delante, manteniendo la espalda recta, y activa el tronco. Da un gran paso hacia la derecha con el pie derecho, y mueve el pie izquierdo hacia atrás. Al mismo tiempo, mueve el brazo derecho hacia atrás y el izquierdo hacia el pecho.

2 Ahora da un gran paso hacia la izquierda llevando el brazo izquierdo y el pie derecho hacia atrás y el brazo derecho sobre el pecho. Vuelve a dar un paso hacia la derecha y sigue así durante 30 segundos, dando pasos a izquierda y derecha a ritmo de patinador. Descansa y luego haz dos series más de 30 segundos cada una.

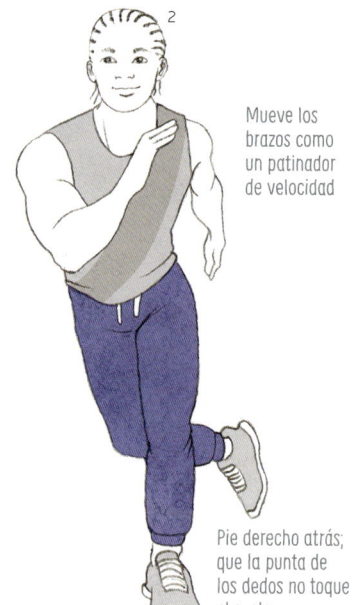

Mueve los brazos como un patinador de velocidad

Pie derecho atrás; que la punta de los dedos no toque el suelo

TIJERAS CRUZADAS

4

Los saltos cruzados consumen algo más de energía que los normales. También ayudan a desarrollar la coordinación.

- **Entrenamiento de cardio para todo el cuerpo**
- **Trabaja glúteos y cuádriceps**
- **Fortalece los flexores de la cadera**
- **Buen consumo de calorías**

Si tienes problemas articulares, sobre todo en caderas, rodillas o tobillos, consulta a tu médico antes de hacer este ejercicio.

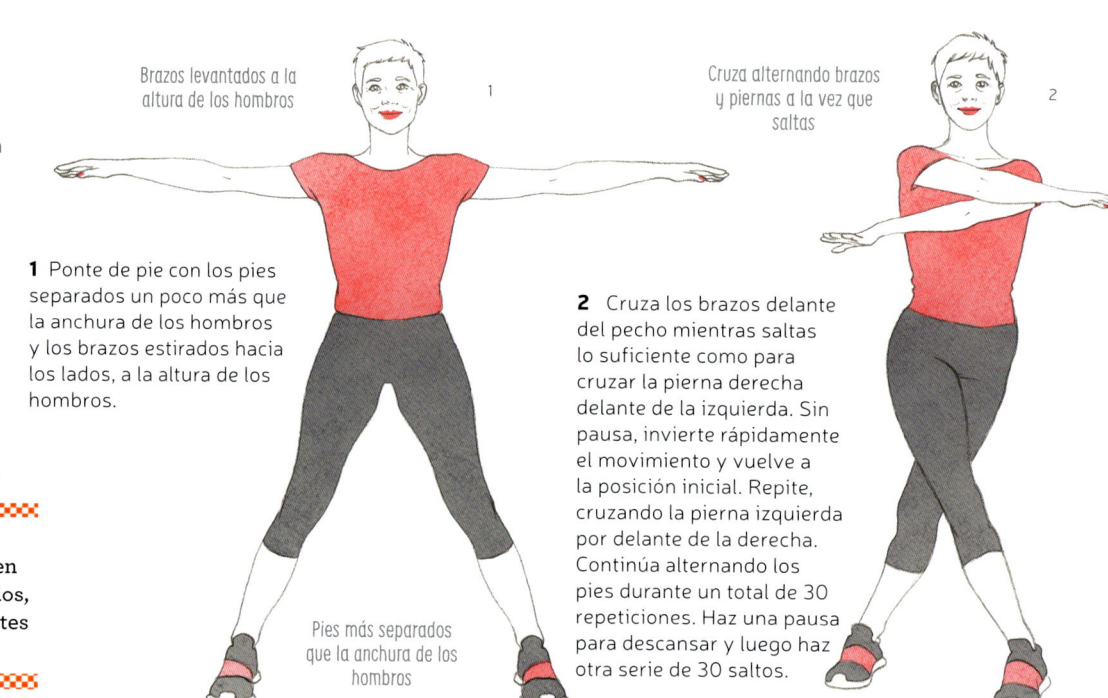

Brazos levantados a la altura de los hombros

Cruza alternando brazos y piernas a la vez que saltas

1 Ponte de pie con los pies separados un poco más que la anchura de los hombros y los brazos estirados hacia los lados, a la altura de los hombros.

2 Cruza los brazos delante del pecho mientras saltas lo suficiente como para cruzar la pierna derecha delante de la izquierda. Sin pausa, invierte rápidamente el movimiento y vuelve a la posición inicial. Repite, cruzando la pierna izquierda por delante de la derecha. Continúa alternando los pies durante un total de 30 repeticiones. Haz una pausa para descansar y luego haz otra serie de 30 saltos.

Pies más separados que la anchura de los hombros

SENTADILLA SUPERIOR

5

Se trata de un ejercicio para todo el cuerpo que aumenta la fuerza de la parte superior de la espalda, los hombros y el tronco, a la vez que trabaja la parte inferior del cuerpo.

- **Fortalece brazos, hombros, espalda y tronco**
- **Trabaja glúteos, caderas, muslos y pantorrillas**
- **Mejora el equilibrio y la postura**

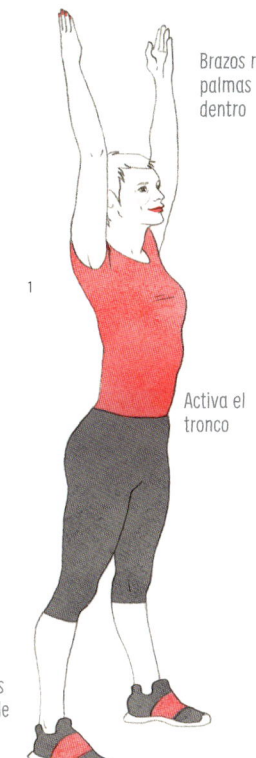

Brazos rectos, palmas hacia dentro

Activa el tronco

Pies separados a la anchura de los hombros

1 Ponte de pie con los pies separados a la altura de los hombros. Mete el ombligo hacia dentro y prepárate para el movimiento. Levanta los brazos por encima de la cabeza, separados a la altura de los hombros, con las palmas hacia dentro.

Mantén los brazos alineados con las orejas

2 Baja lentamente hasta la posición de cuclillas con las piernas en un ángulo de 90 grados respecto al suelo. Mantén los brazos alineados con tu torso. Repite cinco veces. Haz dos series más de cinco.

Tibias paralelas al torso

Rodillas hacia delante, sin girar hacia dentro o hacia fuera.

Pies hacia delante

PRENSA DE BRAZOS Y ELEVACIÓN DE RODILLA

6

Este ejercicio fortalece los brazos y los hombros a la vez que mejora la coordinación.

- **Activa la parte superior de brazos y hombros**
- **También trabaja las piernas y el tronco**
- **Mejora la coordinación**
- **Buena quema de calorías**

1 Colócate erguida, con los pies separados a la altura de los hombros y sujetando una mancuerna en cada mano a la altura de los hombros. Mete el ombligo hacia dentro y activa el tronco.

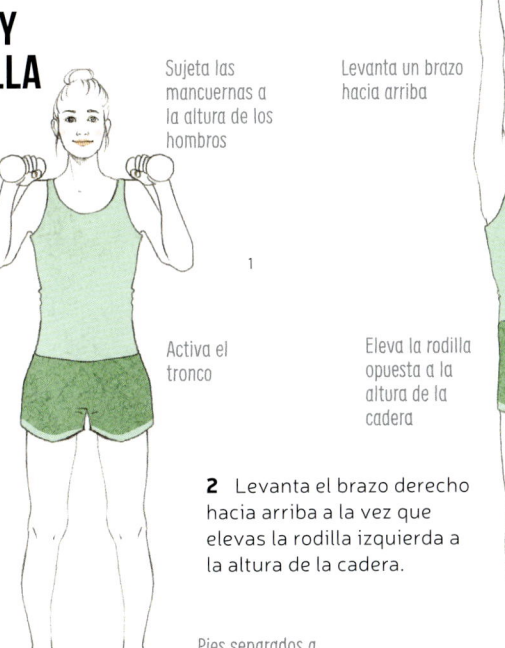

Sujeta las mancuernas a la altura de los hombros

Activa el tronco

Pies separados a la anchura de los hombros

Levanta un brazo hacia arriba

Eleva la rodilla opuesta a la altura de la cadera

2 Levanta el brazo derecho hacia arriba a la vez que elevas la rodilla izquierda a la altura de la cadera.

Mirada al frente

Muévete despacio al empezar

3 Vuelve a la posición inicial y repite del otro lado. Continúa, alternando las piernas, durante dos minutos.

BURPEES DE INICIACIÓN

7

Hoy daremos un paso más en nuestro burpee para principiantes: en lugar de volver a la de plancha, salta con los dos pies hacia atrás al mismo tiempo para aterrizar suavemente sobre las puntas de los pies.

- **Trabaja los brazos, la espalda, el pecho, el tronco, los glúteos y las piernas**
- **Aumenta la frecuencia cardiaca**
- **Elevado consumo de calorías**

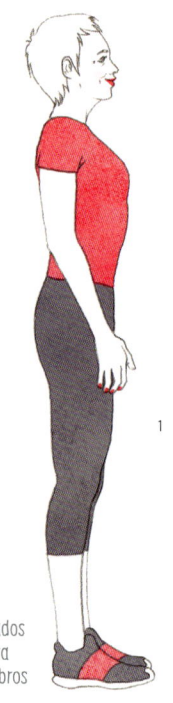

Pies separados a la anchura de los hombros

1 Ponte de pie con los pies separados a la altura de los hombros. Mete el ombligo hacia dentro para activar el tronco.

2 Ponte en cuclillas y coloca ambas manos en el suelo delante de ti, justo por fuera de los pies. Salta con los pies juntos.

Posición de cuclillas

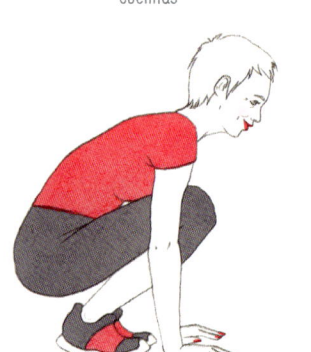

3 Cae suavemente sobre las puntas de los pies en la de plancha. Haz una pausa de un segundo.

Mantén la espalda recta y el tronco activo durante todo el ejercicio

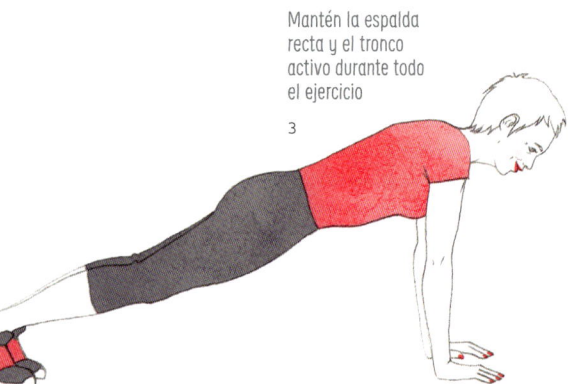

4 Junta las piernas y vuelve a la posición de cuclillas.

Posición de cuclillas

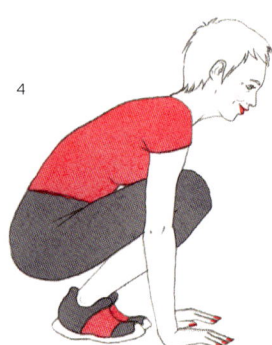

5 Vuelve a la posición inicial. Repite lentamente cinco veces. Haz una pausa para descansar y luego haz otras dos series de cinco.

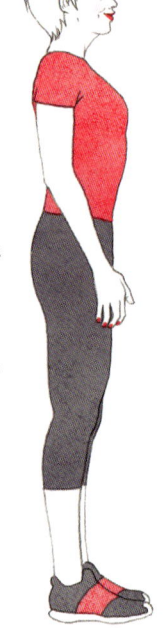

PERRO DE CAZA

8

Este ejercicio mejora la coordinación, el equilibrio y la fuerza del cuerpo.

- **Fortalece el tronco, las caderas y la zona lumbar**
- **Aumenta la amplitud de movimiento**
- **Desarrolla la coordinación**
- **Mejora el equilibrio y la postura**

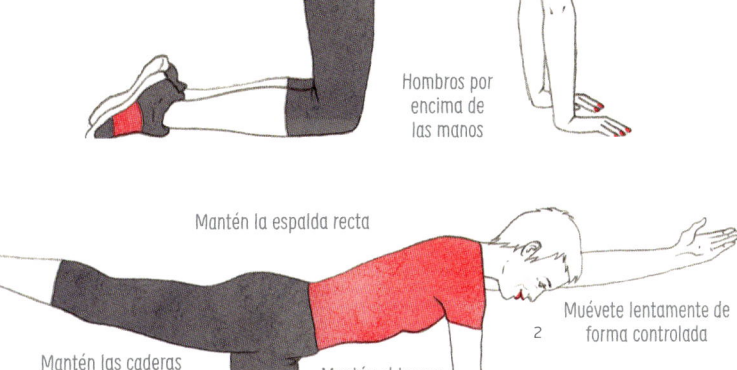

Caderas y rodillas alineadas

Mirada hacia abajo

Hombros por encima de las manos

Mantén la espalda recta

Muévete lentamente de forma controlada

Mantén las caderas niveladas

Mantén el tronco contraído para evitar que caiga la espalda

1 Colócate a cuatro patas, con las manos y las rodillas separadas a la anchura de las caderas. Mete el ombligo hacia dentro para activar el tronco.

2 Inhala mientras extiendes el brazo izquierdo hacia delante y la pierna derecha hacia atrás. Mantén la posición durante cinco segundos y luego vuelve poco a poco a la posición inicial. Continúa durante un minuto.

ABDOMINALES

9

Muévete despacio, procurando no forzar el cuello o la espalda.

- **Trabaja el tronco**
- **Trabaja los flexores del cuello**
- **Aumenta la estabilidad de la columna vertebral y del tronco**
- **Mejora la postura**

1 Túmbate boca arriba con las rodillas flexionadas y los pies apoyados en el suelo. Los pies están separados a la anchura de las caderas. Levanta las manos por detrás de la cabeza, entrelazando los dedos. Inhala y mete el ombligo para activar el tronco y prepárate para el movimiento.

2 Exhala mientras levantas lentamente la cabeza y los hombros tirando de la nuca. No levantes la barbilla; mantenla baja como si sujetaras una pelota de tenis entre la barbilla y el pecho. A la vez que subes la cabeza y los hombros, levanta los pies del suelo y mete las rodillas por encima de las caderas. Mantén durante cinco segundos y luego inspira mientras bajas la parte superior de la espalda y las piernas de forma controlada. Repite siete veces. Descansa entre las elevaciones si notas tensión en la zona. Haz tres series de siete más.

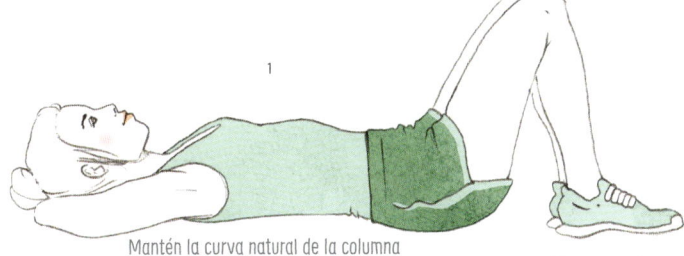

Mantén la curva natural de la columna vertebral en la zona lumbar

Pies separados a la anchura de las caderas

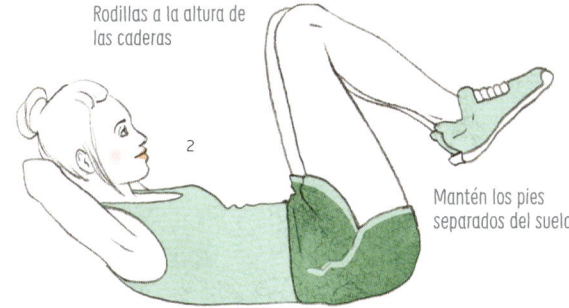

Rodillas a la altura de las caderas

Mantén los pies separados del suelo

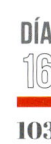

Salud cerebral

La actividad física regular no solo tonifica el cuerpo, sino que también favorece la salud cerebral. En los mayores, incluso ayuda a ralentizar o invertir el deterioro cerebral relacionado con la edad y previene la demencia. El ejercicio aeróbico aumenta el flujo de sangre nutritiva y oxígeno al cerebro. También estimula la producción de hormonas que potencian el crecimiento de las células cerebrales, lo cual mejora la función cerebral y la capacidad de pensar, al tiempo que protege la memoria. Cuando acabamos la veintena, el volumen de nuestro hipocampo, la parte de nuestro cerebro responsable de la memoria y la función cognitiva, empieza a encogerse. Los estudios neurológicos han demostrado que el ejercicio físico no solo aumenta el número de neuronas nuevas que se forman en el hipocampo, sino que también mejora la forma en que estas neuronas funcionan y se integran en el circuito cerebral. El ejercicio también mejora el estado de ánimo y el sueño, al tiempo que reduce el estrés y la ansiedad. Los problemas en estas áreas pueden causar o agravar el deterioro cognitivo.

RODILLAS ALTAS

1

Las rodillas altas proporcionan un intenso entrenamiento cardiovascular y una gran quema de calorías.

- **Excelente ejercicio cardiovascular**
- **Trabaja pantorrillas, cuádriceps, isquiotibiales, glúteos, tronco y flexores de la cadera**
- **Buen consumo de calorías**

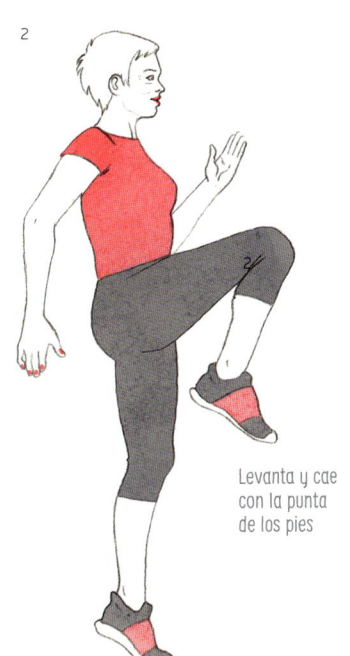

Sincroniza los movimientos de brazos y piernas

Levanta las rodillas lo más alto que puedas

Pies separados a la anchura de las caderas

Levanta y cae con la punta de los pies

1 Ponte de pie con los pies separados a la anchura de las caderas. Levanta la rodilla izquierda todo lo que puedas justo cuando levantes el brazo derecho.

2 Cambia rápido, levantando la rodilla derecha justo cuando aterrice el pie izquierdo. Empieza despacio, alternando las extremidades y moviéndote a un ritmo cómodo durante un minuto. No empieces demasiado rápido; espera a que tus músculos estén calientes antes de aumentar el ritmo. Haz tres series de un minuto cada una.

ZANCADA CON TORSIÓN

2

Se trata de un estiramiento de todo el cuerpo que proporciona un buen entrenamiento para la parte inferior del cuerpo.

- **Fortalece glúteos, cuádriceps, isquiotibiales y oblicuos**
- **Mejora la flexibilidad de la cadera**
- **Activa el tronco**

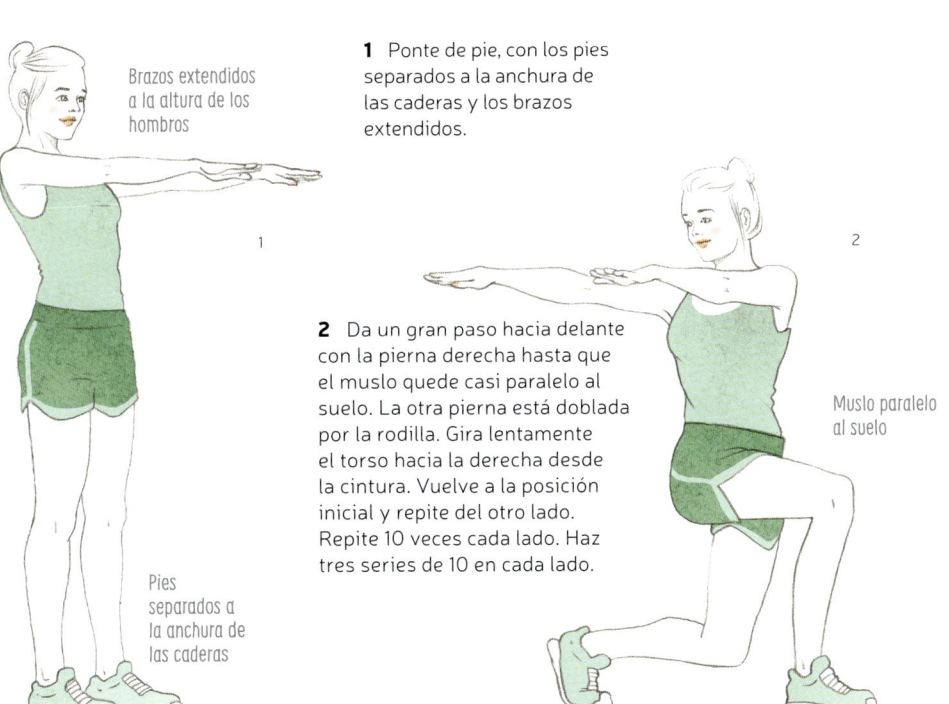

Brazos extendidos a la altura de los hombros

Pies separados a la anchura de las caderas

Muslo paralelo al suelo

1 Ponte de pie, con los pies separados a la anchura de las caderas y los brazos extendidos.

2 Da un gran paso hacia delante con la pierna derecha hasta que el muslo quede casi paralelo al suelo. La otra pierna está doblada por la rodilla. Gira lentamente el torso hacia la derecha desde la cintura. Vuelve a la posición inicial y repite del otro lado. Repite 10 veces cada lado. Haz tres series de 10 en cada lado.

SENTADILLA PLIE

3

La sentadilla plie viene de una postura del ballet; te proporcionará las piernas tonificadas de una bailarina.

- **Trabaja los cuádriceps, los glúteos, la cara interna de los muslos y las pantorrillas**
- **Aumenta la amplitud de movimiento de las caderas**
- **Mejora el equilibrio y la estabilidad**

Si tienes una lesión o dolores de rodilla, evita este ejercicio hasta que estés mejor.

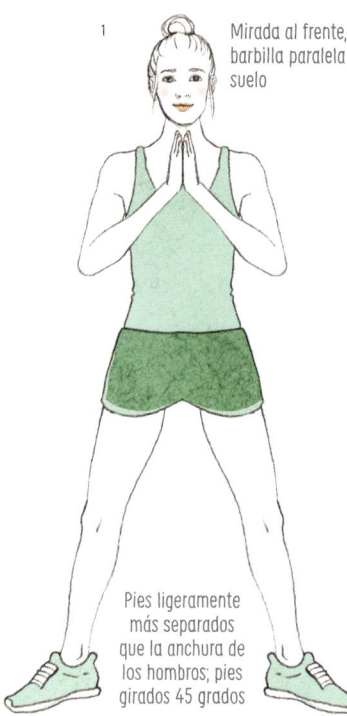

Mirada al frente, barbilla paralela al suelo

Pies ligeramente más separados que la anchura de los hombros; pies girados 45 grados

1 Sitúate erguida con los pies separados a una distancia algo superior a la anchura de los hombros, con las puntas de los pies giradas en diagonal a 45 grados. Junta las palmas de las manos delante del pecho o colócalas sobre las caderas. Mete el ombligo hacia dentro para contraer el tronco.

2 Baja las caderas lentamente, doblando las rodillas a no más de 90 grados. Apunta las rodillas hacia los dedos de los pies; que no se doblen hacia dentro. Apoya bien en los talones y vuelve poco a poco a la posición inicial. Repite cinco veces. Descansa y haz otras dos series de cinco.

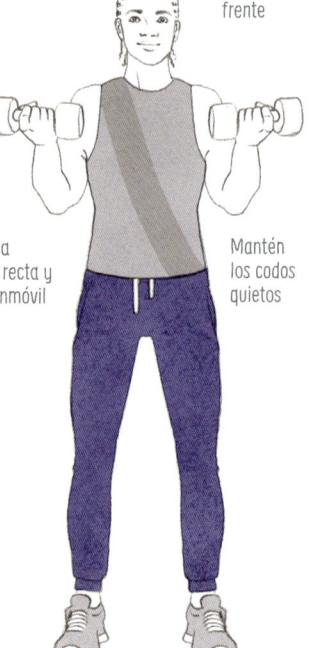

Mantén la espalda recta; imagina que la parte posterior de la cabeza, la espalda y el coxis se apoyan contra una pared

Mantén los hombros hacia atrás y hacia abajo

No dejes que las rodillas se doblen más que esto

FLEXIÓN DE BÍCEPS

4

No muevas los codos durante la flexión. Mantenlos pegados a los costados y mueve solo la parte inferior de los brazos.

- **Fortalece los bíceps**
- **Tonifica y esculpe los brazos**
- **Estabiliza los hombros**
- **Trabaja la parte superior de la espalda**

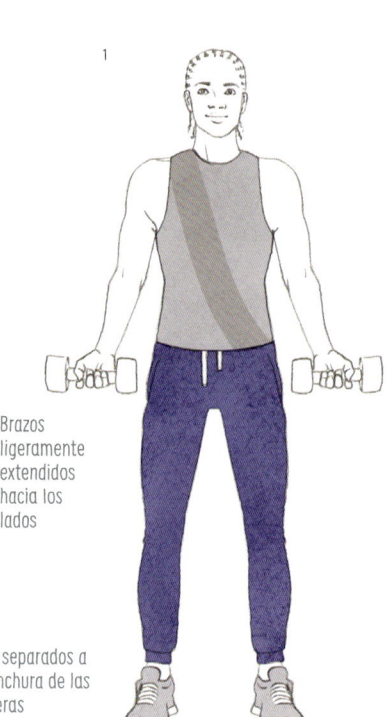

Brazos ligeramente extendidos hacia los lados

Pies separados a la anchura de las caderas

1 Colócate erguido con los pies separados a la anchura de las caderas sujetando una mancuerna de peso medio en cada mano a la altura de los muslos. Las manos están ligeramente separadas de los lados y mirando hacia delante. Mete el ombligo para activar el tronco.

2 Contrae los bíceps y dobla los brazos, llevando las pesas hacia los hombros. Mantén los codos inmóviles y sube las pesas todo lo que puedas sin moverlas. Baja lentamente las pesas, manteniendo una ligera flexión de los codos en la parte inferior. Repite despacio 20 veces. Haz tres series de 20 más.

Mirada al frente

Mantén la columna recta y el torso inmóvil

Mantén los codos quietos

KICKBACKS DE TRÍCEPS

Elige un peso de mancuerna que te suponga un pequeño esfuerzo, pero tan ligero como para que puedas hacer varias repeticiones sin sufrir.

- **Trabaja el tríceps**
- **Esculpe y tonifica la parte superior de los brazos**
- **Mejora el equilibrio y la postura**

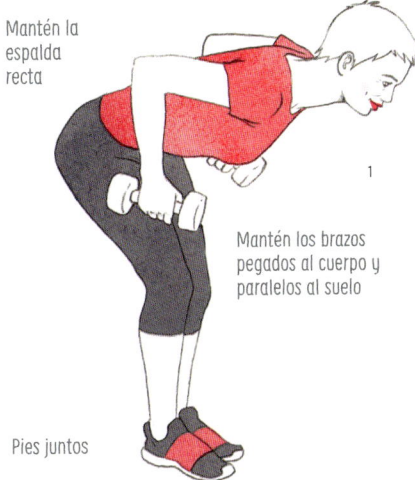

Mantén la espalda recta

Mantén los brazos pegados al cuerpo y paralelos al suelo

Pies juntos

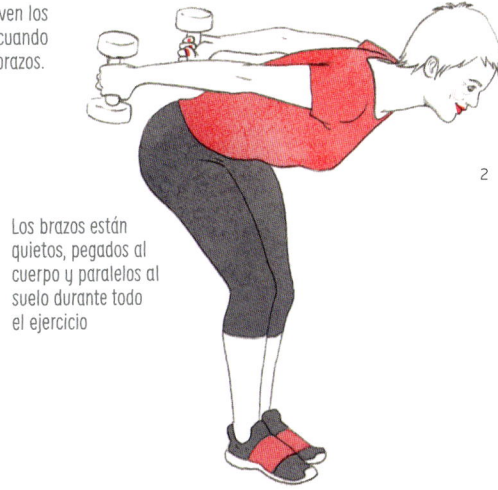

Solo se mueven los antebrazos cuando estiras los brazos.

Los brazos están quietos, pegados al cuerpo y paralelos al suelo durante todo el ejercicio

1 Sujeta una mancuerna en cada mano, con las palmas hacia dentro. Dobla un poco las rodillas y gira la cintura hacia delante hasta que la espalda quede casi paralela al suelo. Mete el ombligo hacia dentro para activar el tronco.

2 Mantén la parte superior de los brazos pegada al cuerpo y exhala mientras doblas los codos, levantando las mancuernas hacia arriba y hacia atrás a la vez que estiras los brazos. Solo se mueven los antebrazos. Haz una pausa y vuelve a la posición inicial. Repite siete veces. Haz otras tres series de siete.

PRENSA DE PECHO

La prensa de pecho mejora la fuerza de la parte superior del cuerpo.

- **Trabaja los hombros, los tríceps y los músculos pectorales**
- **Fortalece toda la parte superior del cuerpo**
- **Tonifica los brazos**
- **Mejora la postura**

1 Túmbate boca arriba con las rodillas flexionadas y los pies apoyados en el suelo separados a la anchura de las caderas. Sujetando una pesa en cada mano, extiende los brazos hacia los lados en línea con los hombros. Mantén los brazos en el suelo mientras levantas los antebrazos con las palmas hacia delante. Mete el ombligo hacia dentro para activar el tronco y prepárate para el movimiento.

2 Exhala mientras levantas lentamente los brazos en el aire, justo por encima del pecho. Mantén la posición durante tres segundos. Luego inhala mientras bajas lentamente las pesas hasta la posición inicial con los codos apoyados en el suelo. Repite diez veces. Haz otras tres series de 10.

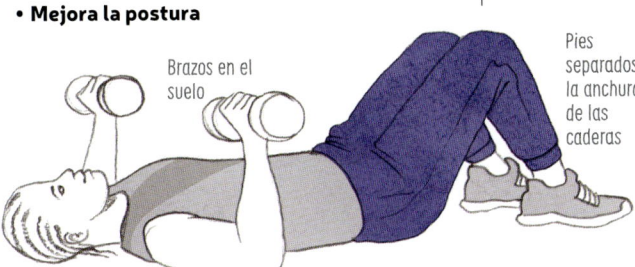

Brazos en el suelo

Pies separados a la anchura de las caderas

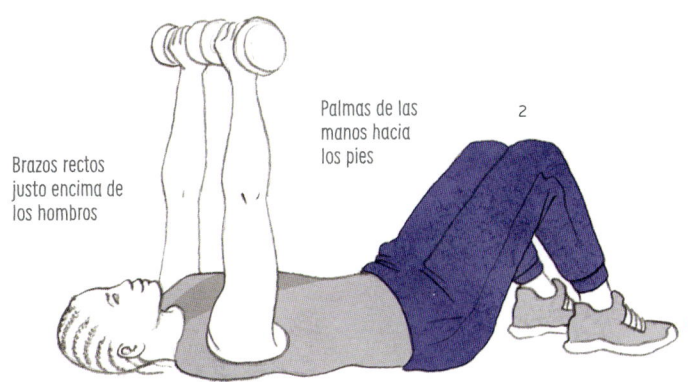

Brazos rectos justo encima de los hombros

Palmas de las manos hacia los pies

FLEXIONES

7

Hoy pasamos a la flexión completa. Si lo prefieres, sigue utilizando la Flexión con rodillas que aprendimos por primera vez en la página 24.

- **Desarrolla la fuerza de la parte superior del cuerpo**
- **Trabaja tríceps, pectorales y hombros**
- **Fortalece la zona lumbar y el tronco**

1 Colócate a cuatro patas con las manos un poco más separadas que la anchura de los hombros. Mete el ombligo hacia dentro para activar el tronco. Extiende las piernas hacia atrás y mantén el equilibrio sobre los dedos de los pies y las manos. Deja el cuerpo en línea recta, sin hundirte en el centro. Separa los pies a la anchura de las caderas.

2 Inspira mientras doblas los codos y bajas hasta que la barbilla casi roce el suelo. Exhala mientras contraes los músculos del pecho y empuja hacia arriba con las manos hasta la posición inicial. No bloquees los codos, mantenlos ligeramente flexionados. Repite cinco veces. Descansa y luego haz tres series de cinco a ocho flexiones.

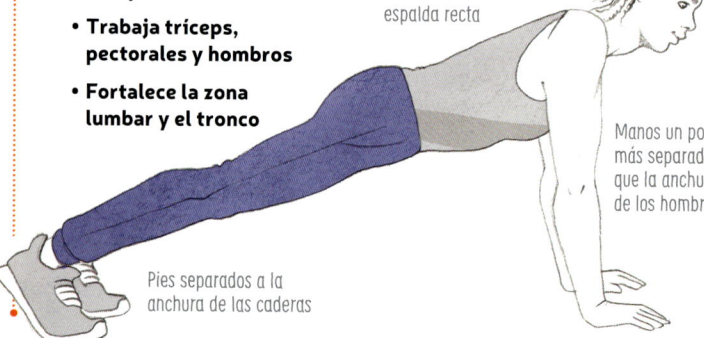

Mantén la espalda recta

Manos un poco más separadas que la anchura de los hombros

Pies separados a la anchura de las caderas

1

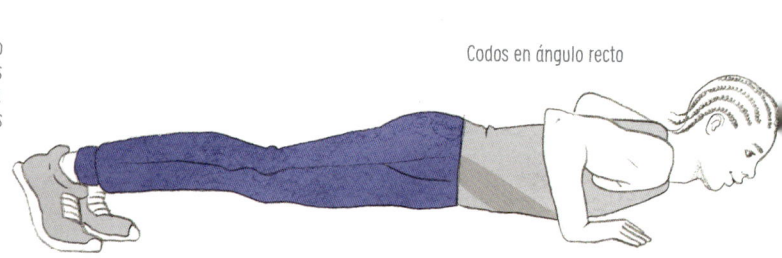

Codos en ángulo recto

2

ELEVACIÓN LATERAL DE PIERNAS

8

Este estiramiento es ideal para quienes pasan gran parte del día sentados.

- **Aumenta la flexibilidad de la cadera**
- **Fortalece caderas, rodillas y lumbares**
- **Estabiliza el tronco**

1 Túmbate de lado con la cabeza apoyada sobre un brazo en el suelo. Mantén el cuerpo en línea recta, hombro sobre hombro, cadera sobre cadera y tobillos juntos. Coloca la mano sobre la cadera.

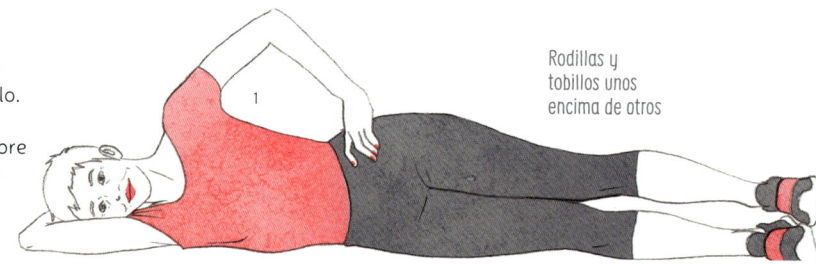

Rodillas y tobillos unos encima de otros

Cabeza apoyada sobre un brazo en el suelo

1

2 Exhala mientras levantas lentamente la pierna superior hacia arriba. Aguanta cinco segundos y vuelve poco a poco a la posición inicial. Repite 10 veces, luego date la vuelta y repite 10 veces con la otra pierna. Haz otra serie más.

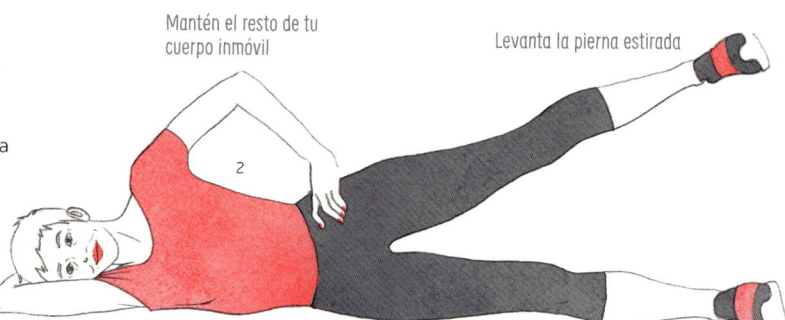

Mantén el resto de tu cuerpo inmóvil

Levanta la pierna estirada

2

ESTIRAMIENTO A DOS PIERNAS

9

Este estiramiento fortalece la espalda y puede ayudar mucho a aliviar el dolor lumbar.

- **Trabaja el tronco, especialmente los abdominales inferiores de difícil acceso**
- **Trabaja los flexores de la cadera**
- **Suaviza los dolores lumbares**

1 Túmbate en el suelo boca arriba, con los brazos a los lados y las palmas hacia abajo. Mete el ombligo hacia dentro para activar el tronco y levanta lentamente ambas piernas hasta que formen un ángulo recto respecto a tu torso.

2 Baja ambas piernas lentamente hasta casi tocar el suelo, y luego vuelve a subirlas despacio hasta la posición inicial. Repite cinco veces. Descansa y luego haz un tres series de cinco.

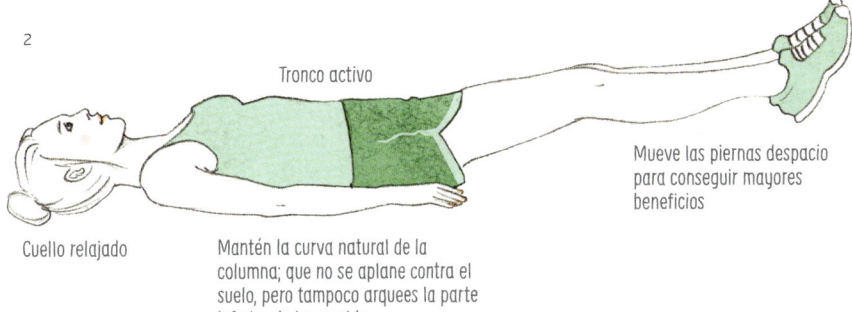

Manos a los lados, palmas hacia abajo

Cuello relajado

Tronco activo

Mantén la curva natural de la columna; que no se aplane contra el suelo, pero tampoco arquees la parte inferior de la espalda.

Mueve las piernas despacio para conseguir mayores beneficios

EXTENSIÓN DE ESPALDA

10

Hoy añadimos el paso extra de levantar los brazos. Esto aumenta la intensidad del estiramiento, tonifica los músculos de la espalda y fortalece aún más la columna vertebral.

- **Tonifica y fortalece la zona lumbar**
- **También trabaja glúteos, caderas y hombros**
- **Mejora la postura**
- **Ayuda a prevenir el dolor lumbar**

1 Túmbate boca abajo en el suelo con los brazos estirados a los lados, las palmas hacia abajo. Activa el tronco metiendo el ombligo hacia dentro.

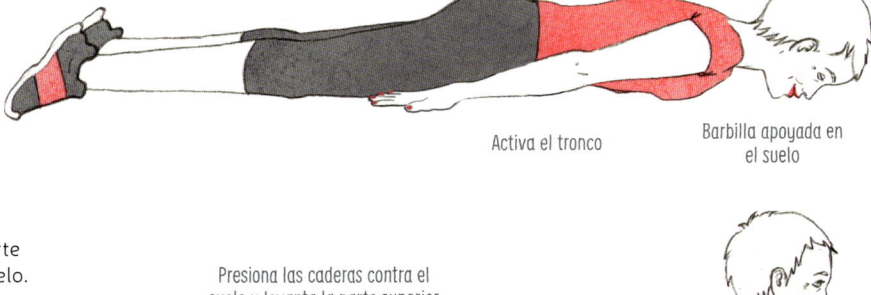

Activa el tronco

Barbilla apoyada en el suelo

2 Levanta despacio la parte superior del cuerpo del suelo. Mantén la posición durante 10 segundos. Si notas tensión en la zona lumbar, vuelve a la posición inicial y descansa durante unos segundos. Repítelo cinco veces. Haz otras dos series de cinco.

Presiona las caderas contra el suelo y levanta la parte superior del cuerpo y de los brazos

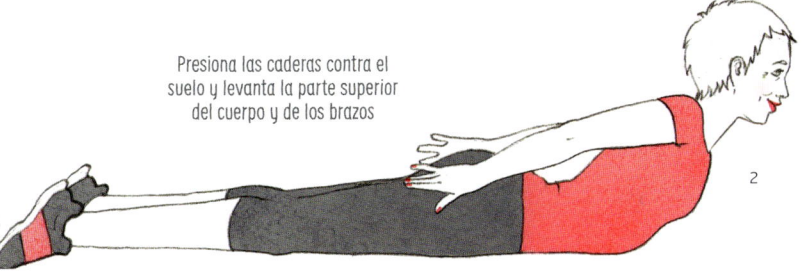

Un sueño reparador

Diferentes estudios científicos han descubierto que el ejercicio físico mejora tanto la calidad como la duración del sueño. Demuestran que la actividad física aumenta el tiempo de sueño profundo, la fase más reparadora. El sueño profundo permite el funcionamiento adecuado del cerebro y mejora la memoria, restaura la energía y refuerza el sistema inmunitario. Es cuando nuestras células se regeneran y los tejidos se reparan. Dormir lo suficiente es esencial para despertarse por la mañana sintiéndose renovado. Además de mejorar la calidad del sueño, el ejercicio también puede ayudar a aumentar su duración. Estar físicamente cansado cuando te acuestas no solo te ayuda a conciliar el sueño, sino también a permanecer dormido durante más tiempo, de modo que descanses la cantidad adecuada a tus necesidades. Como el ejercicio libera endorfinas que te hacen sentir bien y ayudan a aliviar el estrés y la ansiedad, es una forma muy saludable de afrontar el insomnio. También hay pruebas de que el exceso de ejercicio puede reducir la calidad del sueño, así que tampoco exageres.

DÍA

18

APERTURA DE PECHO

1

Este ejercicio ayudará a corregir los hombros caídos y aliviará la tensión de la parte superior de la espalda.

- **Abre el pecho**
- **Mejora la postura**
- **Activa los isquiotibiales**
- **Tonifica los brazos**

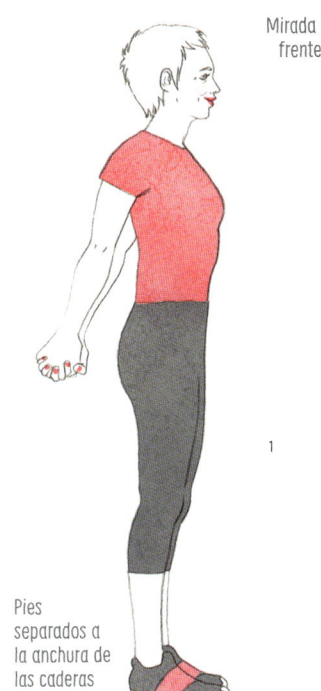

Mirada al frente

Pies separados a la anchura de las caderas

1

1 Ponte de pie con los pies separados a la anchura de las caderas. Levanta los brazos a la altura de los hombros y júntalos detrás de la espalda. Entrelaza los dedos y aprieta los omóplatos. Mantén la posición 10 segundos.

2 Manteniendo las piernas estiradas, dóblate hacia delante desde las caderas, llevando las manos hacia arriba sobre la espalda. Relaja la nuca. Mantén 20 segundos y vuelve poco a poco a la posición inicial. Repite cinco veces. Descansa y haz otra serie de cinco.

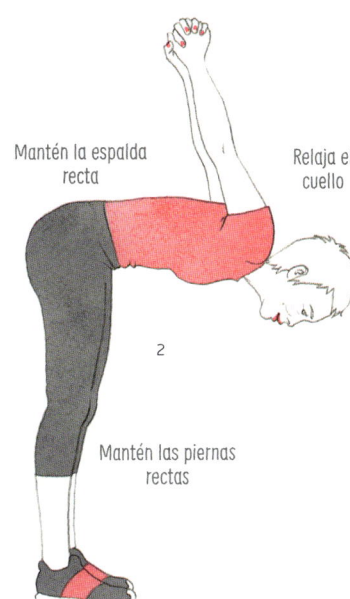

Mantén la espalda recta

Relaja el cuello

Dobla las caderas hacia delante

Mantén las piernas rectas

2

ESTIRAMIENTO DE ISQUIOTIBIALES

2

Los isquiotibiales, situados en la parte posterior del muslo, te ayudan a flexionar las rodillas y a extender los glúteos, para que puedas andar y correr.

- **Mejora la movilidad**
- **Previene lesiones**
- **Previene o alivia el dolor lumbar**

1 Ponte de pie con los pies separados a la anchura de las caderas. Da un paso adelante con el pie izquierdo y dóblalo hacia arriba. Dobla las caderas y coloca las manos sobre el muslo izquierdo. Mantén la pierna izquierda estirada y dobla un poco la rodilla derecha. Siente el estiramiento en el isquiotibial izquierdo. Mantén la posición durante 15 segundos. Repite cinco veces a ambos lados.

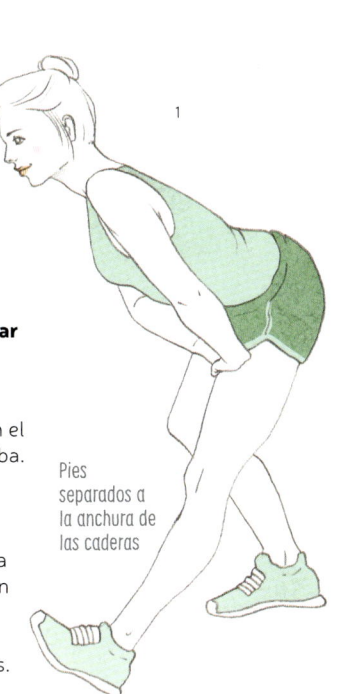

1

Pies separados a la anchura de las caderas

ESTIRAMIENTO DE CUÁDRICEPS

3

Mantener los cuádriceps flexibles ayuda a las rodillas y mejora la movilidad.

- **Fortalece los cuádriceps y protege las rodillas**
- **Hace que las piernas sean menos susceptibles a las lesiones**
- **Tonifica la parte superior de las piernas**

1 Ponte de pie con los pies separados a la anchura de las caderas. Levanta el pie derecho hacia atrás. Coge la parte superior del pie con la mano derecha y tira suavemente hacia los glúteos. Dirige la rodilla hacia el suelo y mantén la posición durante 15 segundos. Repite cinco veces a ambos lados.

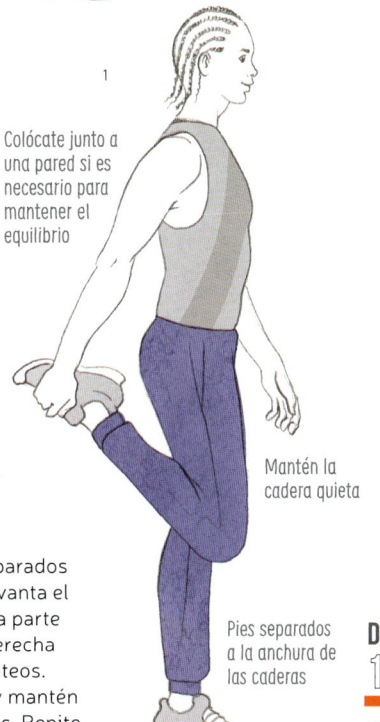

1

Colócate junto a una pared si es necesario para mantener el equilibrio

Mantén la cadera quieta

Pies separados a la anchura de las caderas

DÍA
18

III

CÍRCULOS CON EL CODO

4

Estos estiramientos son ideales si practicas deportes que impliquen el uso de los hombros, como la natación, el golf y el tenis.

- **Aumenta la movilidad de la articulación del hombro**
- **Trabaja los trapecios del cuello y la parte superior de la espalda**
- **Tonifica los brazos**

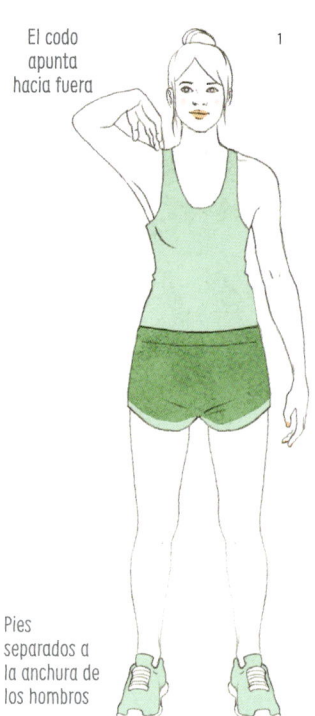

El codo apunta hacia fuera

Pies separados a la anchura de los hombros

1 Ponte de pie, con los pies separados a la anchura de los hombros. Levanta un brazo y coloca la punta de los dedos sobre el hombro. Gira lentamente el brazo hacia delante 15 veces. Repite primero el ejercicio hacia atrás y luego haz lo mismo en el otro lado.

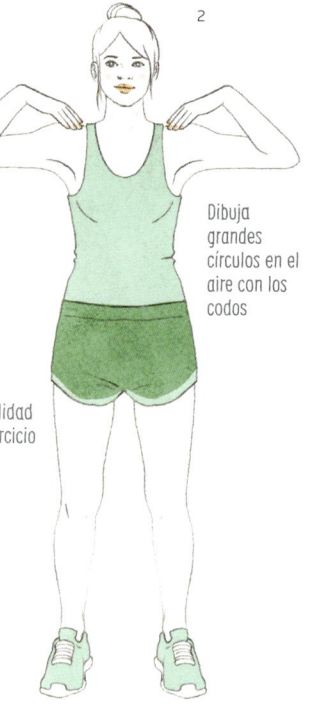

Dibuja grandes círculos en el aire con los codos

Respira con normalidad durante todo el ejercicio

2 Ahora levanta ambos brazos a la altura de los hombros y coloca las puntas de los dedos sobre los hombros, con los codos apuntando hacia fuera. Gira lentamente ambos brazos hacia delante 15 veces. Repite 15 veces hacia atrás. Haz otras dos series de 15.

ESTIRAMIENTO DE GEMELOS

5

Estirar los músculos de las pantorrillas ayuda a prevenir lesiones y calambres en los tobillos.

- **Estabiliza los tobillos**
- **Previene lesiones, como la rotura del tendón de Aquiles**
- **Ayuda a prevenir los calambres**

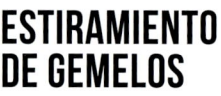

Manos contra la pared

Pies bien apoyados en el suelo

1 Colócate a un brazo de distancia de la pared y apoya sobre ella las palmas de las manos. Adelanta la pierna izquierda, con la rodilla flexionada y el pie apoyado en el suelo, y extiende la pierna derecha hacia atrás, manteniéndola recta y con el talón apoyado en el suelo. Apóyate en la pared hasta que sientas el estiramiento en el gemelo derecho. Mantén la posición durante 20 segundos. Repite cinco veces a ambos lados.

ESTIRAMIENTO LATERAL

6

Este estiramiento quita tensión a la espalda.

- **Trabaja los oblicuos y la columna vertebral**
- **Reduce la cintura y tensa los abdominales**
- **Mejora la postura y la estabilidad**

1 Ponte de pie, con los pies separados a la anchura de los hombros. Inhala a la vez que levantas los brazos por encima de la cabeza, presionando con las palmas juntas. Exhala y dobla el torso lentamente hacia un lado hasta donde te sientas cómodo. Aguanta 10 segundos y vuelve a la posición inicial con los brazos justo por encima de la cabeza. Inclínate hacia el otro lado y aguanta 10 segundos. Baja los brazos. Haz dos series de cinco repeticiones cada una.

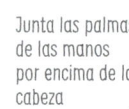

Junta las palmas de las manos por encima de la cabeza

Mirada al frente

Estira hasta donde te sientas cómodo

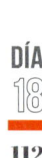

ESTIRAMIENTO DE ESPINILLA

7

Este ejercicio está pensado para aumentar la movilidad de la espinilla y el tobillo.

- **Mejora la amplitud de movimiento de los tobillos**
- **Ayuda a prevenir los dolores de espinilla**
- **Trabaja los hombros**

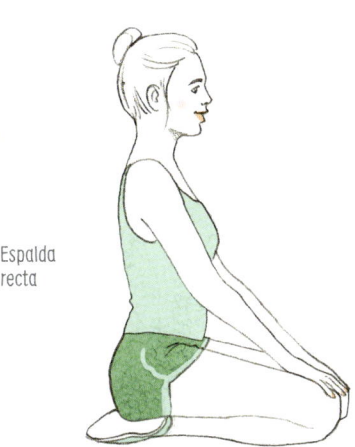

1

Espalda recta

1 Arrodíllate en el suelo con las rodillas y los tobillos juntos y la parte superior de los pies apoyada en el suelo. Mete el ombligo hacia dentro para activar el tronco.

2

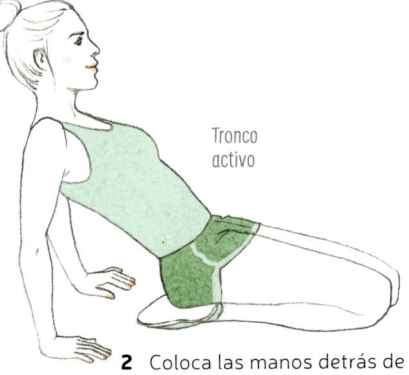

Tronco activo

2 Coloca las manos detrás de ti, con las palmas apoyadas en el suelo, los dedos hacia delante, e inclínate lentamente hacia atrás. Mantén la posición durante 20 segundos. Repite cinco veces.

TORSIÓN VERTEBRAL

8

Hoy llevamos la torsión vertebral sentada un paso más lejos.

- **Aumenta la flexibilidad de la columna vertebral**
- **Estabiliza la pelvis**
- **Mejora la postura**
- **Aumenta la amplitud de movimiento**

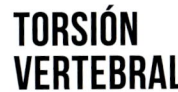

1

Levanta los brazos a la altura de los hombros

1 Siéntate erguida con las piernas estiradas frente a ti, separadas a la altura de los hombros. Inhala y mete el ombligo hacia dentro para activar el tronco. Levanta los brazos a la altura de los hombros, con las palmas hacia abajo.

Pies separados a la anchura de los hombros

2

Gira la parte superior del cuerpo

Mantén las caderas y las piernas bien quietas

2 Espira mientras giras poco a poco la parte superior del cuerpo hacia la derecha tanto como puedas sin esforzarte. Gira desde la cintura manteniendo inmóviles las caderas y las piernas. Haz una pausa mientras inhalas.

3 Exhala y mueve el hombro izquierdo hacia la pierna derecha. Al mismo tiempo, lleva el brazo izquierdo hacia la pierna derecha y el brazo derecho hacia atrás y lejos del cuerpo. Gira lo que puedas sin esforzarte, aguanta 10 segundos, luego vuelve a la posición vertical. Repite cinco veces a ambos lados.

3

Los huesos de apoyo permanecen sobre el suelo

DÍA
18

FLEXIÓN HACIA DELANTE

9

Esta flexión hacia delante calma el sistema nervioso, y te ayuda a relajarte.

- **Activa la columna vertebral, los hombros y los isquiotibiales**
- **Masajea los órganos internos**
- **Calma la mente**
- **Alivia la tensión**

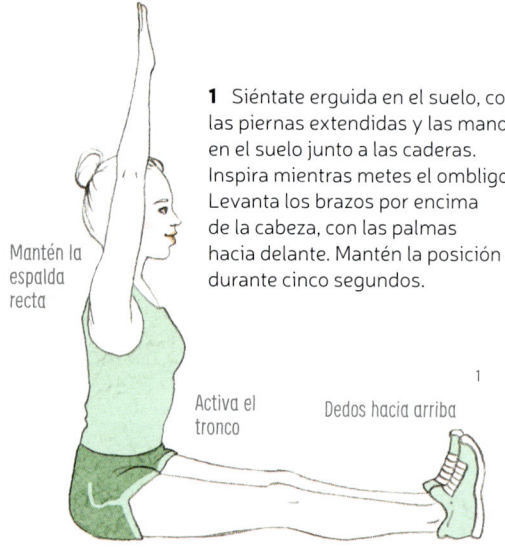

Mantén la espalda recta

Activa el tronco

Dedos hacia arriba

1 Siéntate erguida en el suelo, con las piernas extendidas y las manos en el suelo junto a las caderas. Inspira mientras metes el ombligo. Levanta los brazos por encima de la cabeza, con las palmas hacia delante. Mantén la posición durante cinco segundos.

2 Exhala mientras te doblas hacia delante desde las caderas. Baja los brazos por las piernas hasta donde lleguen, sin forzar. Intenta llegar al menos hasta los tobillos. Mantén la posición durante 15 segundos, respirando. Repite cinco veces.

Estira solo hasta donde te resulte cómodo

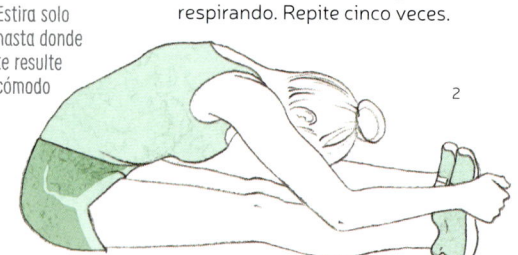

MARIPOSA

10

Hoy añadimos otro paso al estiramiento mariposa.

1 Siéntate erguida en el suelo con las piernas estiradas hacia delante. Lleva el pie derecho a la ingle, con la planta hacia el muslo izquierdo.

2 Lleva la pierna izquierda hacia dentro y presiona las plantas de los pies. Lleva los talones hacia la ingle.

Presiona suavemente las rodillas hacia el suelo

3 Extiende los codos hacia las rodillas. Inclina el pecho hacia delante y aplica una ligera presión en la cara interna de los muslos para bajar las rodillas hacia el suelo. Debes sentir un suave tirón y tensión en la ingle. Aguanta 20 segundos. Repite cinco veces.

- **Activa las ingles y la cara interna de los muslos**
- **Abre las caderas**
- **Beneficia a los órganos reproductores y al sistema urinario**

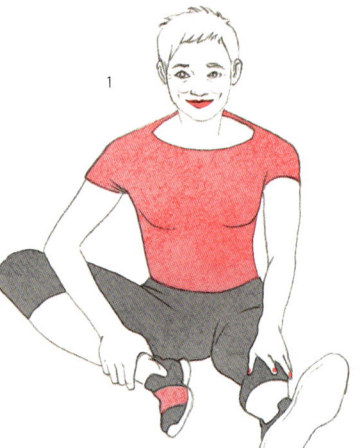

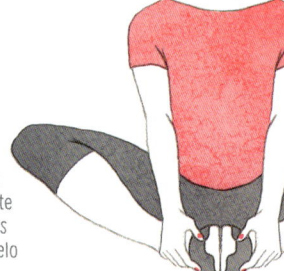

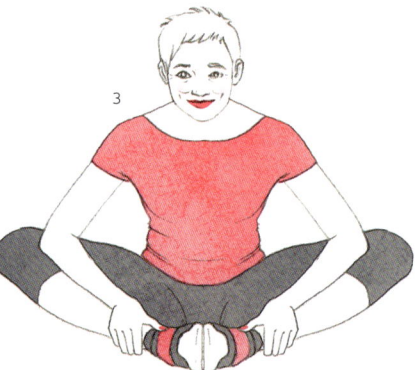

PUENTE

11

Este ejercicio tonifica los glúteos y el tronco, pero también es bueno para aliviar el estrés.

- **Activa los glúteos**
- **También trabaja los músculos de muslos, caderas, tronco y espalda**
- **Ayuda a los dolores lumbares**
- **Alivia el estrés**

1 Túmbate en el suelo boca arriba, con las rodillas levantadas y los brazos a los lados, con las palmas hacia abajo. Mete el ombligo hacia dentro para activar el tronco.

2 Levanta las caderas para crear una línea recta desde las rodillas hasta los hombros. Mantén el tronco contraído para evitar que las caderas se hundan. Aguanta 10 segundos y vuelve a la posición inicial. Repite cinco veces.

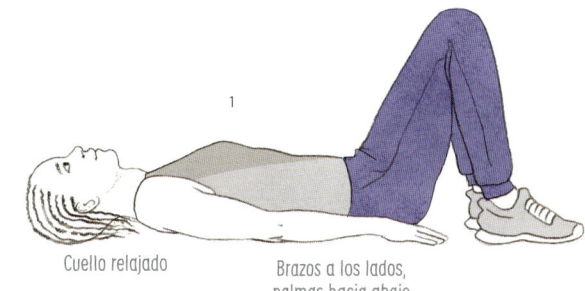

Cuello relajado

Brazos a los lados, palmas hacia abajo

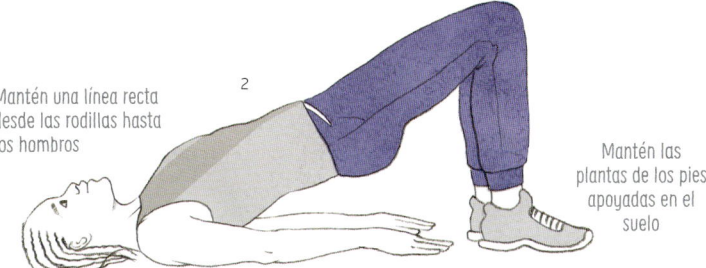

Mantén una línea recta desde las rodillas hasta los hombros

Mantén las plantas de los pies apoyadas en el suelo

COBRA

12

Hoy practicaremos la postura de la cobra completa. Recuerda que si tienes dolor o lesión en la muñeca, puedes hacer la cobra manteniendo los antebrazos en el suelo (ver página 31).

- **Aumenta la flexibilidad de la columna vertebral**
- **Estira el pecho, los hombros y el tronco**
- **Alivia el dolor de espalda**
- **Tonifica los glúteos**

1 Túmbate boca abajo con la cara apoyada en el suelo. Las piernas están extendidas hacia atrás, separadas a la anchura de las caderas y los brazos a los lados.

2 Contrae el tronco mientras subes los brazos a la altura de los hombros, con las palmas hacia abajo. Presiona el suelo con las manos y levanta lentamente el pecho del suelo.

3 Continúa elevando el tronco todo lo que puedas sin que te cueste esfuerzo. Inclina un poco la cabeza hacia atrás hasta que la barbilla quede paralela al suelo. Mantén la posición durante 10 respiraciones. Baja lentamente el tronco hasta el suelo, una vértebra cada vez. Repítelo cinco veces.

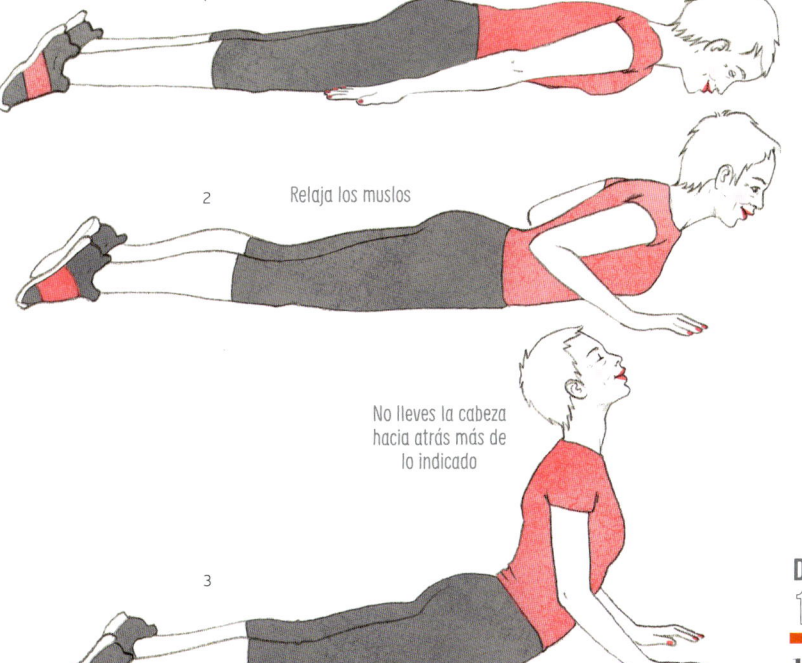

Relaja los muslos

No lleves la cabeza hacia atrás más de lo indicado

Una dieta fitness

A menos que seas un atleta profesional, tus necesidades nutricionales como persona en forma que hace ejercicio de manera habitual no son muy diferentes de lo que era antes. Tu dieta debe basarse en cereales integrales, verduras frescas, legumbres y fruta, que aportan hidratos de carbono complejos de buena calidad para obtener energía, vitaminas y otros nutrientes, y fibra. También debes comer proteínas magras de alta calidad procedentes de pescado, carne, huevos y lácteos o de fuentes vegetales como judías, frutos secos y semillas. Las grasas deben ser principalmente insaturadas, como las del aceite de oliva, los aceites y mantequillas de frutos secos y semillas, los pescados grasos como el salmón y los aguacates. Una pequeñas cantidades de grasas saturadas, que vienen en la carne roja y el queso, por ejemplo, están bien, pero debes evitar por completo las grasas trans, también conocidas como aceite parcialmente hidrogenado, que es habitual en los alimentos procesados. ¡Las grasas trans no tienen nada de bueno! Si te gusta lo dulce, es mejor que te limites a la fruta, aunque de vez en cuando puedes comer algún postre casero: viene genial para la moral.

CÍRCULOS CON EL CODO

Este sencillo ejercicio se centra en las articulaciones de los hombros y los músculos de la parte superior de la espalda.

- **Aumenta la movilidad de la articulación del hombro**
- **Trabaja los trapecios del cuello y la parte superior de la espalda**
- **Tonifica los brazos**

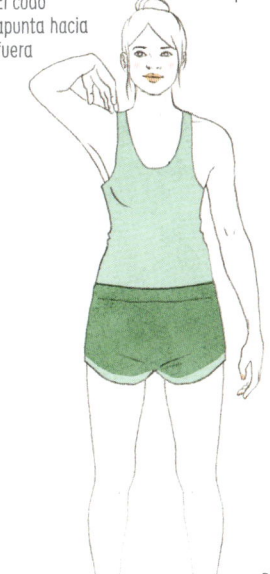

El codo apunta hacia fuera

1

Pies separados a la anchura de los hombros

1 Ponte de pie con los pies separados a la anchura de los hombros. Levanta un brazo y coloca la punta de los dedos sobre el hombro. Lentamente, haz 15 círculos con el brazo doblado hacia delante. Repite 15 veces en círculo hacia atrás. Repite en el otro lado.

2 Ahora levanta ambos brazos a la altura de los hombros y coloca las puntas de los dedos sobre los hombros, con los codos apuntando hacia fuera. Lentamente, haz 15 círculos con ambos brazos hacia delante. Repite 15 veces en círculo hacia atrás. Haz 2 series más de 15.

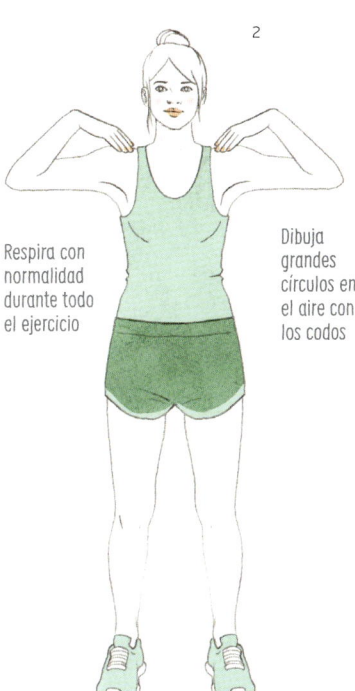

2

Respira con normalidad durante todo el ejercicio

Dibuja grandes círculos en el aire con los codos

RODILLAS ALTAS

Se trata de un ejercicio de alta intensidad que puede quemar hasta 100 calorías en 10 minutos.

- **Excelente ejercicio cardiovascular**
- **Trabaja pantorrillas, cuádriceps, isquiotibiales, glúteos, tronco y flexores de la cadera**
- **Buen consumo de calorías**

1 Ponte de pie con los pies separados a la anchura de las caderas. Levanta la rodilla izquierda todo lo que puedas justo cuando levantes el brazo derecho. Cambia rápido, levantando la rodilla derecha justo cuando aterrice el pie izquierdo. No empieces demasiado deprisa; espera a que los músculos estén calientes antes de acelerar el ritmo. Haz tres series de un minuto cada una.

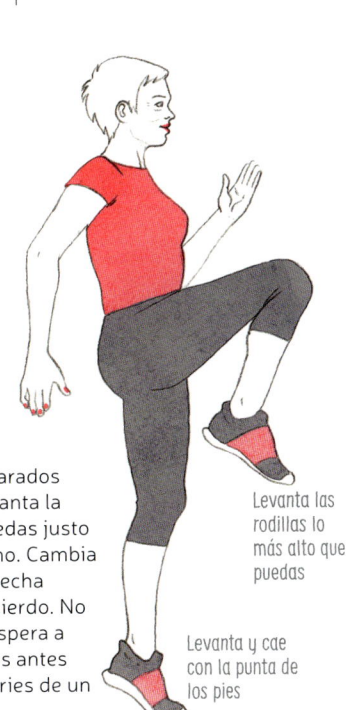

1

Levanta las rodillas lo más alto que puedas

Levanta y cae con la punta de los pies

ESTIRAMIENTO LATERAL

Ejecuta este estiramiento en cualquier momento del día para aligerar la rigidez de hombros y espalda.

- **Trabaja los oblicuos y la columna vertebral**
- **Reduce la cintura y tensa los abdominales**
- **Mejora la postura y la estabilidad**

1 Ponte de pie, con las manos a los lados y los pies separados a la anchura de los hombros. Inhala mientras levantas los brazos por encima de la cabeza. Junta las manos por encima de la cabeza, y aprieta las palmas. Exhala y dobla lentamente el torso hacia un lado hasta donde te sientas cómodo. Aguanta 10 segundos y vuelve a la posición inicial con los brazos justo por encima de la cabeza. Dóblate hacia el otro lado y aguanta 10 segundos. Baja los brazos. Haz otras dos series de cinco.

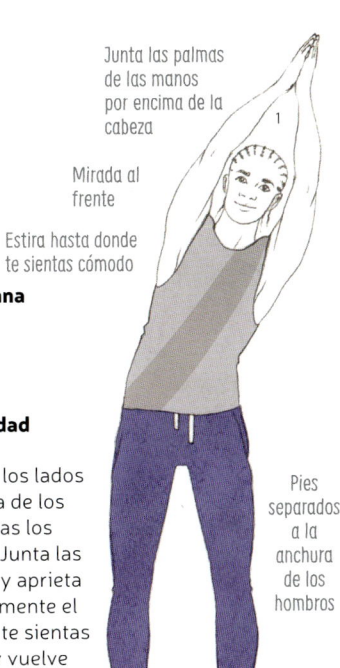

Junta las palmas de las manos por encima de la cabeza

Mirada al frente

Estira hasta donde te sientas cómodo

1

Pies separados a la anchura de los hombros

APERTURA DE PECHO

Este ejercicio ayudará a corregir los hombros caídos y aliviará la tensión de la parte superior de la espalda.

- **Abre el pecho**
- **Mejora la postura**
- **Activa los isquiotibiales**
- **Tonifica los brazos**

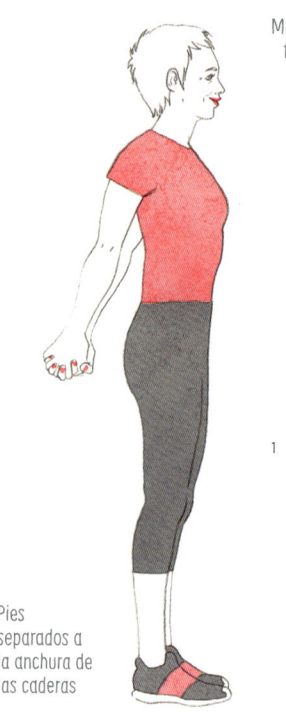

Mirada al frente

Pies separados a la anchura de las caderas

1 Ponte de pie con los pies separados a la anchura de las caderas. Levanta los brazos a la altura de los hombros y júntalos detrás de la espalda. Entrelaza los dedos y aprieta los omóplatos. Mantén la posición 10 segundos.

2 Manteniendo las piernas estiradas, dóblate hacia delante desde las caderas, llevando las manos hacia arriba sobre la espalda. Relaja la nuca. Mantén 20 segundos y vuelve poco a poco a la posición inicial. Repite cinco veces. Descansa y haz otra serie de cinco.

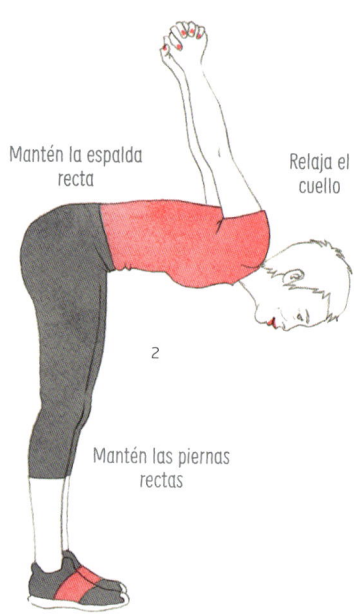

Mantén la espalda recta

Relaja el cuello

Dobla las caderas hacia delante

Mantén las piernas rectas

ELEVACIÓN DE RODILLAS

Puedes hacerlo sin moverte del sitio o caminando.

- **Dirigido a isquiotibiales y glúteos**
- **Trabaja toda la parte inferior del cuerpo**
- **Aumenta la fuerza central y el equilibrio**
- **Aumenta el ritmo para quemar más calorías**

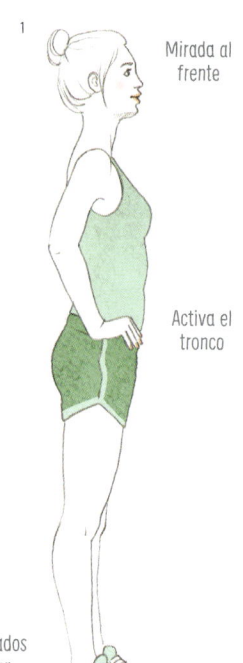

Mirada al frente

Activa el tronco

Pies separados a la anchura de las caderas

1 Ponte de pie con los pies separados a la anchura de las caderas y las manos a los lados o en las caderas. Mete el ombligo hacia dentro y activa el tronco.

2 Da una patada con una pierna estirada hacia delante a la vez que intentas cogerla con la mano contraria. Vuelve a poner la pierna en el suelo para repetir en el lado opuesto. Sigue así, alternando las piernas, durante un minuto. Descansa y haz otras dos series de un minuto.

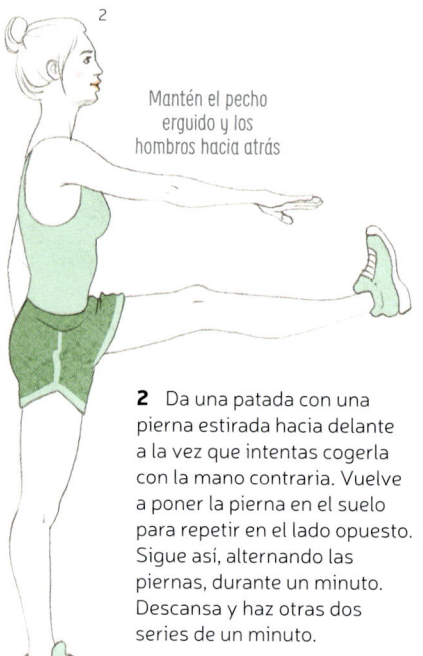

Mantén el pecho erguido y los hombros hacia atrás

Mantén la espalda recta

Mantén la rodilla apoyada recta

DÍA
19
118

PATINADOR

6 Asegúrate de tener mucho espacio a izquierda y derecha cuando saltas de un lado a otro en este ejercicio tan dinámico.

- **Trabaja la parte inferior del cuerpo y el tronco**
- **Trabaja cuádriceps, glúteos, isquiotibiales y gemelos**
- **Mejora la fuerza de la rodilla**
- **Gran consumo de calorías**

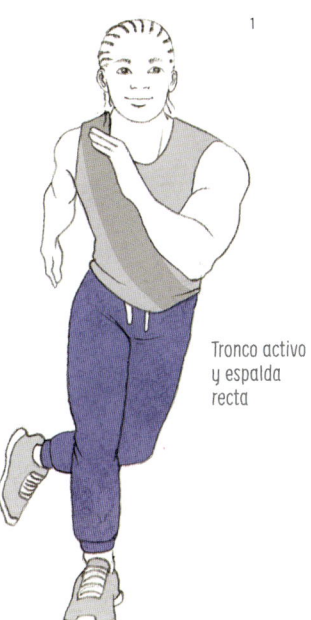

Frente alta y mirada hacia delante

Tronco activo y espalda recta

1 Ponte de pie con los pies separados a la anchura de las caderas, los brazos doblados por los codos hacia delante. Inclínate un poco hacia delante, manteniendo la espalda recta, y activa el tronco. Da un gran paso hacia la derecha con el pie derecho, girando el pie izquierdo hacia atrás. Al mismo tiempo, mueve el brazo derecho hacia atrás y el izquierdo hacia el pecho.

2 Ahora da un gran paso hacia la izquierda llevando el brazo izquierdo y el pie derecho hacia atrás y el brazo derecho sobre el pecho. Vuelve a dar un paso hacia la derecha y sigue así durante 30 segundos, dando pasos a izquierda y derecha a ritmo de patinador. Descasa y luego haz dos series más de 30 segundos cada una.

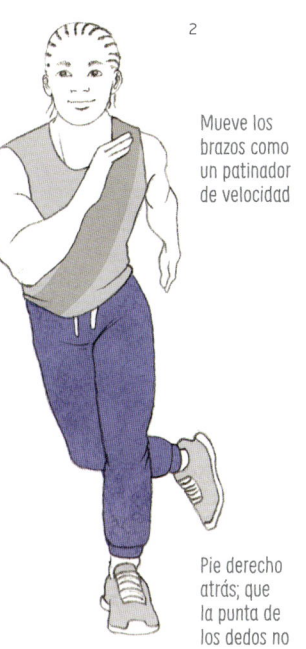

Mueve los brazos como un patinador de velocidad

Pie derecho atrás; que la punta de los dedos no toque el suelo

TIJERAS CRUZADAS

7 Estos saltos cruzados consumen algo más de energía que los normales. También mejoran la coordinación.

- **Entrenamiento de cardio para todo el cuerpo**
- **Trabaja glúteos y cuádriceps**
- **Fortalece los flexores de la cadera**
- **Buen consumo de calorías**

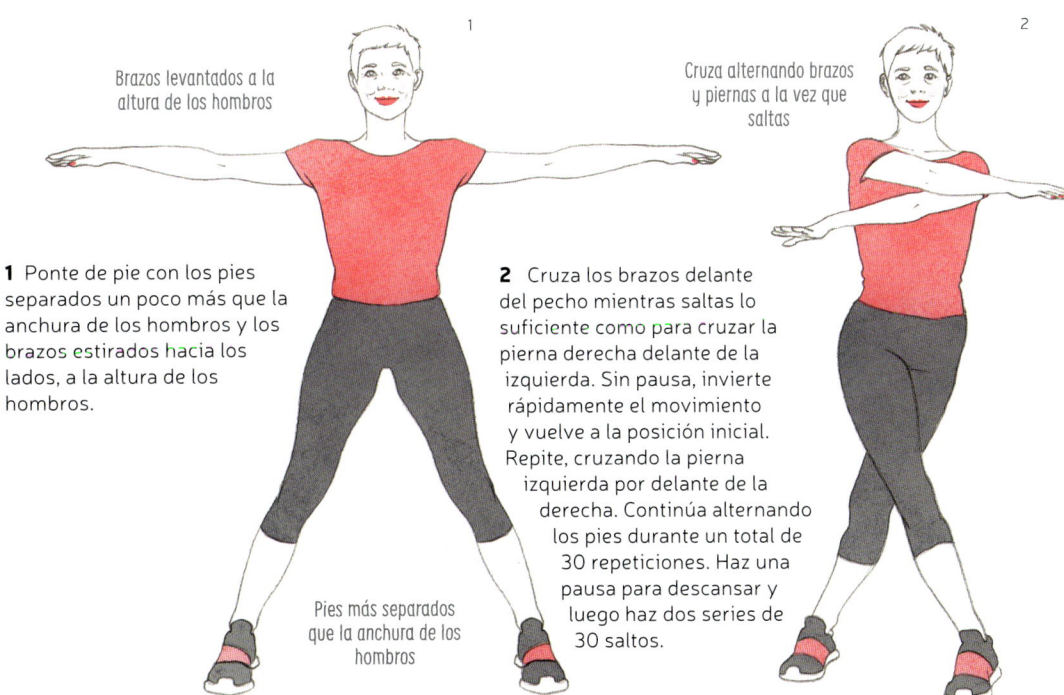

Brazos levantados a la altura de los hombros

Pies más separados que la anchura de los hombros

Cruza alternando brazos y piernas a la vez que saltas

1 Ponte de pie con los pies separados un poco más que la anchura de los hombros y los brazos estirados hacia los lados, a la altura de los hombros.

2 Cruza los brazos delante del pecho mientras saltas lo suficiente como para cruzar la pierna derecha delante de la izquierda. Sin pausa, invierte rápidamente el movimiento y vuelve a la posición inicial. Repite, cruzando la pierna izquierda por delante de la derecha. Continúa alternando los pies durante un total de 30 repeticiones. Haz una pausa para descansar y luego haz dos series de 30 saltos.

LEVANTAMIENTOS LATERALES

8

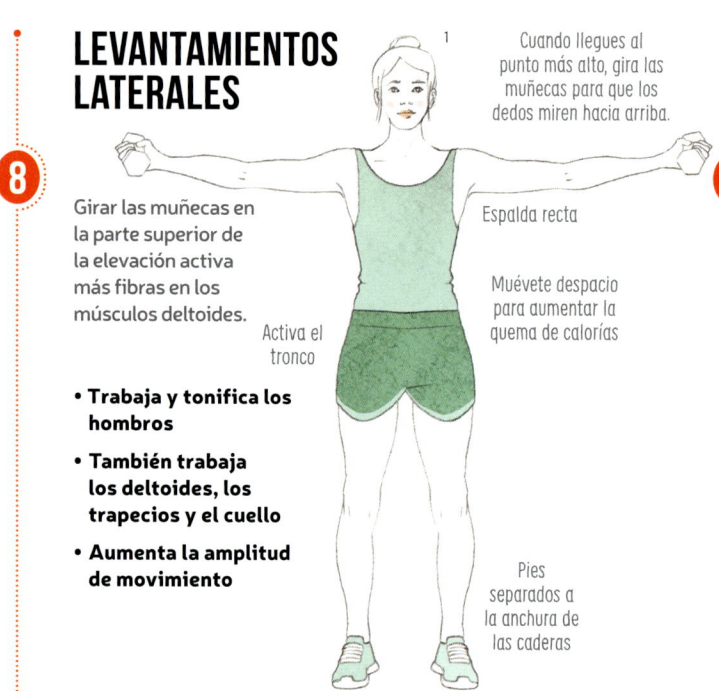

Cuando llegues al punto más alto, gira las muñecas para que los dedos miren hacia arriba.

Espalda recta

Muévete despacio para aumentar la quema de calorías

Activa el tronco

Pies separados a la anchura de las caderas

Girar las muñecas en la parte superior de la elevación activa más fibras en los músculos deltoides.

- **Trabaja y tonifica los hombros**
- **También trabaja los deltoides, los trapecios y el cuello**
- **Aumenta la amplitud de movimiento**

1 Ponte de pie con los pies separados a la anchura de las caderas y una mancuerna en cada mano. Mantén la espalda recta y mete el ombligo para activar tu tronco. Levanta lentamente las pesas hacia los lados hasta que tus brazos queden paralelos al suelo. Dobla un poco los codos. Cuando las manos lleguen a la altura de los hombros, gira las muñecas de modo que los dedos queden arriba. Baja lentamente. Repite 12 veces. Haz una pausa para descansar y luego haz otras dos series de 12.

FLEXIÓN DE BÍCEPS

9

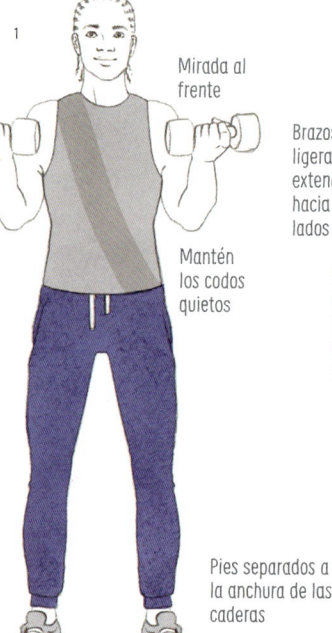

Mirada al frente

Brazos ligeramente extendidos hacia los lados

Mantén los codos quietos

Mantén la columna recta y el torso inmóvil

Pies separados a la anchura de las caderas

No muevas los codos durante el ejercicio. Déjalos junto a los costados y mueve solo la parte inferior de los brazos.

- **Fortalece los bíceps**
- **Tonifica y esculpe los brazos**
- **Estabiliza los hombros**
- **Trabaja la parte superior de la espalda**

1 Ponte de pie con los pies separados a la anchura de las caderas sujetando una mancuerna de peso medio en cada mano a la altura de los muslos. Las manos están ligeramente separadas de los lados y mirando hacia delante. Mete el ombligo para activar el tronco. Contrae los bíceps y dobla los brazos, llevando las pesas hacia los hombros. Mantén los codos inmóviles y sube las pesas todo lo que puedas sin moverlas. Baja lentamente las pesas, manteniendo una ligera flexión de los codos en la parte inferior. Repite despacio 20 veces. Haz otras tres series de 20.

KICKBACKS DE TRÍCEPS

10

Elige un peso de mancuerna que te suponga un pequeño esfuerzo, pero tan ligero como para que puedas hacer varias repeticiones sin sufrir.

- **Trabaja el tríceps**
- **Esculpe y tonifica la parte superior de los brazos**
- **Mejora el equilibrio y la postura**

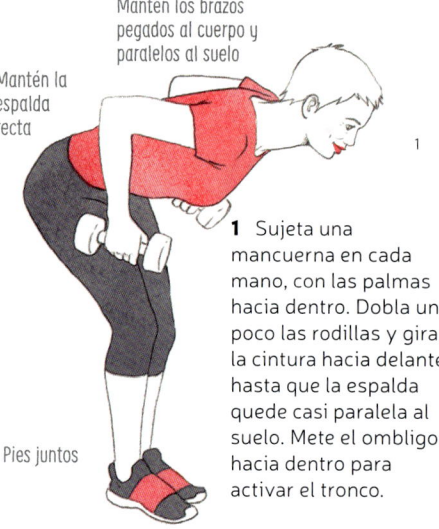

Mantén los brazos pegados al cuerpo y paralelos al suelo

Mantén la espalda recta

Pies juntos

1 Sujeta una mancuerna en cada mano, con las palmas hacia dentro. Dobla un poco las rodillas y gira la cintura hacia delante hasta que la espalda quede casi paralela al suelo. Mete el ombligo hacia dentro para activar el tronco.

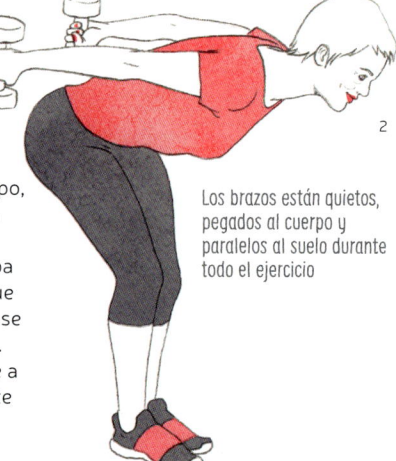

Solo se mueven los antebrazos cuando estiras los brazos.

Los brazos están quietos, pegados al cuerpo y paralelos al suelo durante todo el ejercicio

2 Manteniendo los brazos pegados al cuerpo, exhala mientras doblas los codos. Levanta las mancuernas hacia arriba y hacia atrás a la vez que estiras los brazos. Solo se mueven los antebrazos. Haz una pausa y vuelve a la posición inicial. Repite siete veces. Haz dos series más de siete.

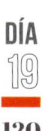

ESTIRAMIENTO DE ESPINILLA

11 Este ejercicio está pensado para aumentar la movilidad de la espinilla y el tobillo.

- **Mejora la amplitud de movimiento de los tobillos**
- **Ayuda a prevenir los dolores de espinilla**
- **Trabaja los hombros**

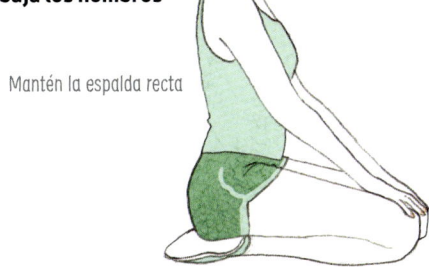

Mantén la espalda recta

1

1 Arrodíllate en el suelo con las rodillas y los tobillos juntos y la parte superior de los pies apoyada en el suelo. Mete el ombligo hacia dentro para activar el tronco.

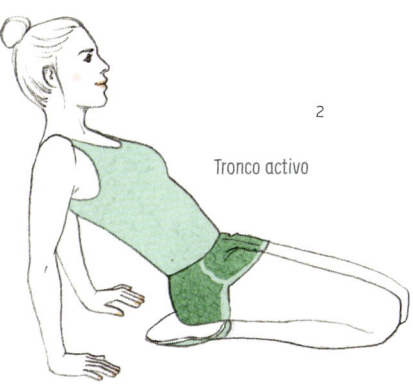

Tronco activo

2

2 Coloca las manos detrás de ti, con las palmas apoyadas en el suelo, los dedos hacia delante, e inclínate lentamente hacia atrás. Mantén la posición durante 20 segundos. Repite cinco veces.

PERRO DE CAZA

12 Este ejercicio mejora la coordinación, el equilibrio y la fuerza general del cuerpo.

- **Fortalece el tronco, las caderas y la zona lumbar**
- **Aumenta la amplitud de movimiento**
- **Desarrolla la coordinación**
- **Mejora el equilibrio y la postura**

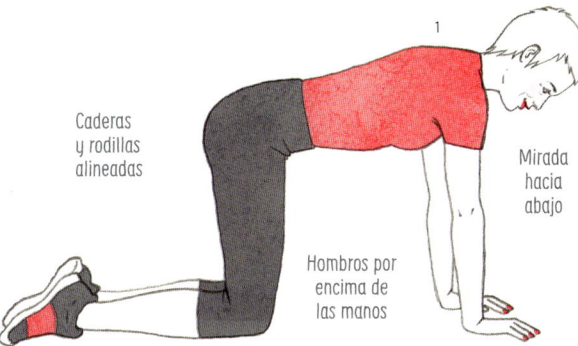

Caderas y rodillas alineadas

1

Mirada hacia abajo

Hombros por encima de las manos

1 Colócate a cuatro patas, con las manos y las rodillas separadas a la anchura de las caderas. Mete el ombligo hacia dentro para trabajar el tronco.

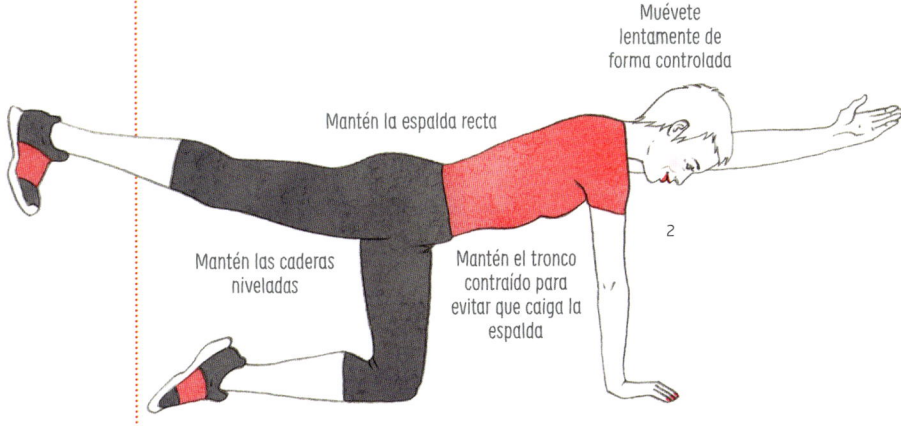

Muévete lentamente de forma controlada

Mantén la espalda recta

Mantén las caderas niveladas

Mantén el tronco contraído para evitar que caiga la espalda

2

2 Inspira mientras extiendes el brazo izquierdo hacia delante y la pierna derecha hacia atrás. Mantén la posición durante cinco segundos y luego vuelve lentamente a la posición inicial. Continúa durante un minuto.

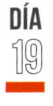

FLEXIONES

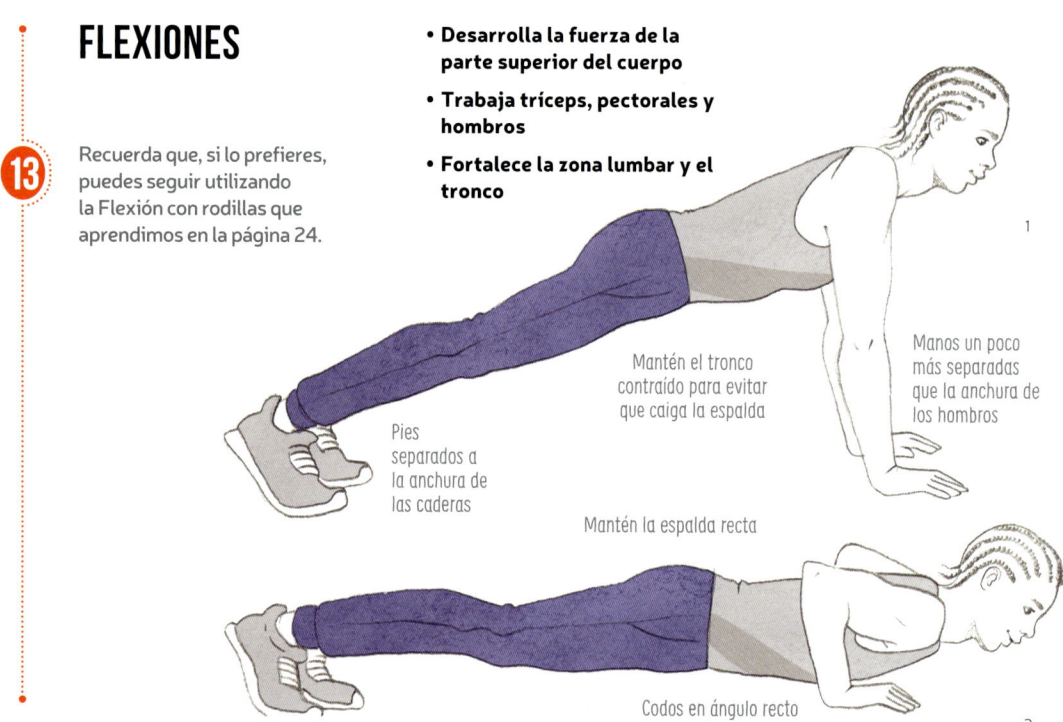

13

Recuerda que, si lo prefieres, puedes seguir utilizando la Flexión con rodillas que aprendimos en la página 24.

- **Desarrolla la fuerza de la parte superior del cuerpo**
- **Trabaja tríceps, pectorales y hombros**
- **Fortalece la zona lumbar y el tronco**

Mantén el tronco contraído para evitar que caiga la espalda

Pies separados a la anchura de las caderas

Manos un poco más separadas que la anchura de los hombros

Mantén la espalda recta

Codos en ángulo recto

1 Colócate a cuatro patas con las manos un poco más separadas que la anchura de los hombros. Mete el ombligo hacia dentro para activar el tronco. Extiende las piernas hacia atrás y mantén el equilibrio sobre los dedos de los pies y las manos. Deja el cuerpo en línea recta, sin hundirte en el centro. Separa los pies a la anchura de las caderas.

2 Inspira mientras doblas los codos y bajas hasta que la barbilla casi roce el suelo. Exhala mientras contraes los músculos del pecho y empuja hacia arriba con las manos hasta la posición inicial. No bloquees los codos, mantenlos ligeramente flexionados. Repite ocho veces. Descansa y luego haz otras dos series de ocho flexiones.

ESTIRAMIENTO A DOS PIERNAS

14

Este estiramiento fortalece la espalda y puede ayudar mucho a aliviar el dolor lumbar.

- **Trabaja el tronco, especialmente los abdominales inferiores de difícil acceso**
- **Trabaja los flexores de la cadera**
- **Suaviza los dolores lumbares**

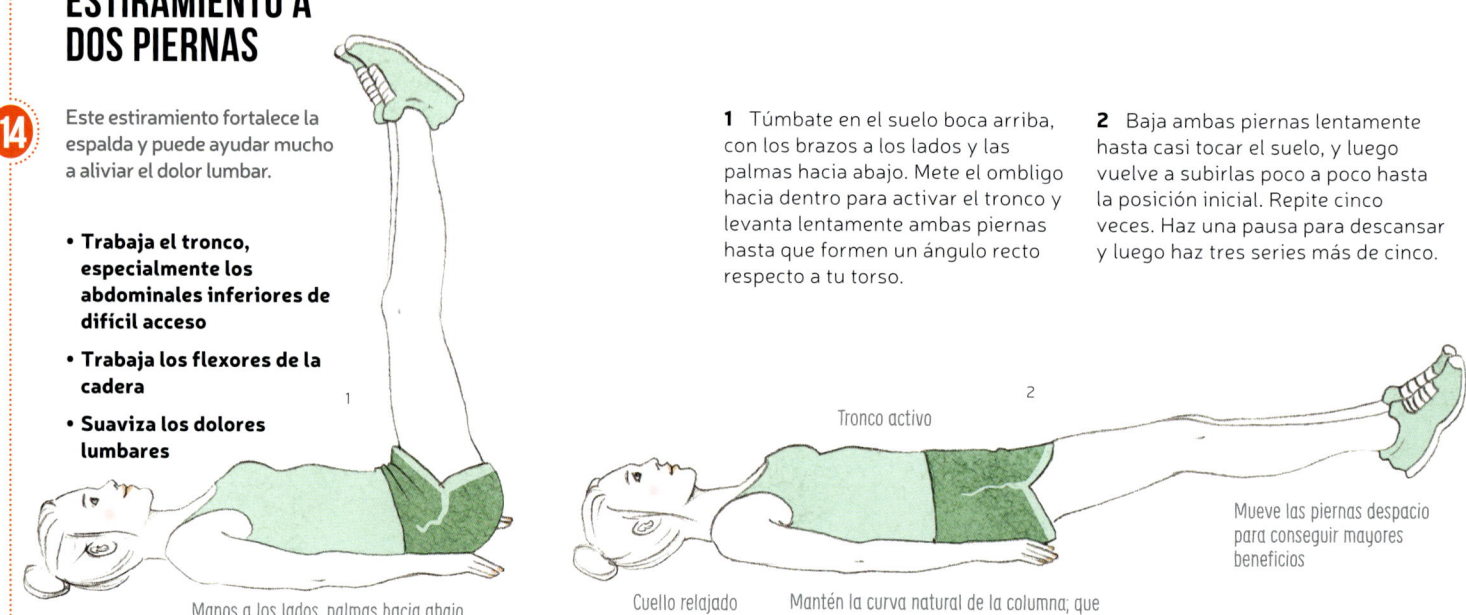

1 Túmbate en el suelo boca arriba, con los brazos a los lados y las palmas hacia abajo. Mete el ombligo hacia dentro para activar el tronco y levanta lentamente ambas piernas hasta que formen un ángulo recto respecto a tu torso.

2 Baja ambas piernas lentamente hasta casi tocar el suelo, y luego vuelve a subirlas poco a poco hasta la posición inicial. Repite cinco veces. Haz una pausa para descansar y luego haz tres series más de cinco.

Tronco activo

Manos a los lados, palmas hacia abajo

Cuello relajado

Mantén la curva natural de la columna; que no se aplane contra el suelo, pero tampoco arquees la parte inferior de la espalda

Mueve las piernas despacio para conseguir mayores beneficios

ABDOMINALES

15

Este ejercicio fortalece el tronco y mejora la postura y la estabilidad.

- **Trabaja el tronco**
- **Trabaja los flexores del cuello**
- **Aumenta la estabilidad de la columna vertebral y del tronco**
- **Mejora la postura**

1 Túmbate boca arriba con las rodillas flexionadas y los pies apoyados en el suelo. Los pies están separados a la anchura de las caderas. Levanta las manos por detrás de la cabeza, entrelazando los dedos. Inhala y mete el ombligo para activar el tronco y prepárate para el movimiento.

2 Exhala mientras levantas lentamente la cabeza y los hombros tirando de la nuca. No levantes la barbilla; mantenla baja como si sujetaras una pelota de tenis entre la barbilla y el pecho. A la vez que subes la cabeza y los hombros, levanta los pies del suelo y mete las rodillas por encima de las caderas. Mantén durante cinco segundos y luego inspira mientras bajas la parte superior de la espalda y las piernas de forma controlada. Repite siete veces. Descansa entre las elevaciones si notas tensión en la zona. Haz tres series de siete más.

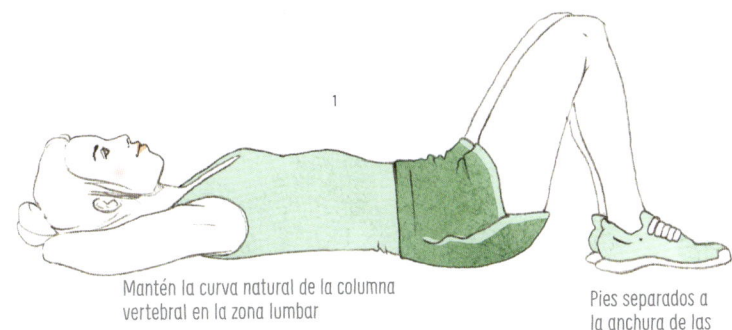

Mantén la curva natural de la columna vertebral en la zona lumbar

Pies separados a la anchura de las caderas

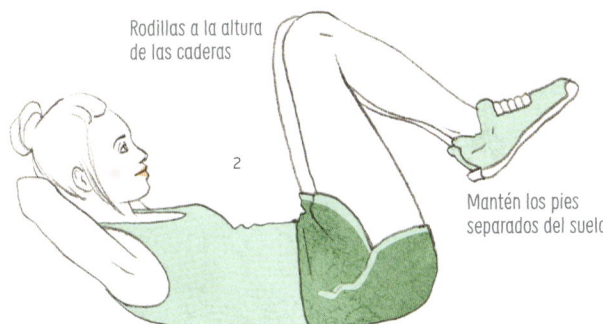

Rodillas a la altura de las caderas

Mantén los pies separados del suelo

COBRA

16

Este ejercicio levanta el ánimo y disminuye la rigidez de la zona lumbar.

- **Aumenta la flexibilidad de la columna vertebral**
- **Estira el pecho, los hombros y el tronco**
- **Alivia el dolor de espalda**
- **Tonifica los glúteos**

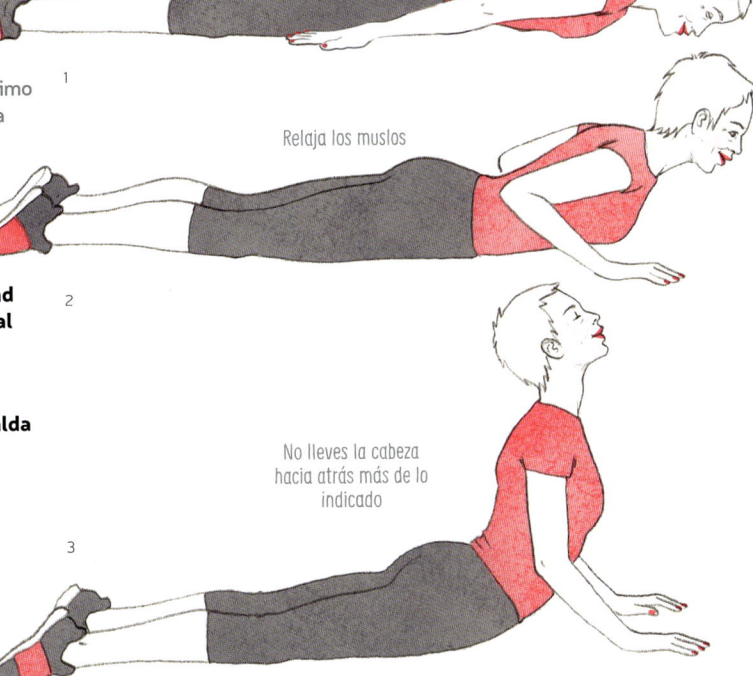

Relaja los muslos

No lleves la cabeza hacia atrás más de lo indicado

1 Túmbate boca abajo con la cara apoyada en el suelo. Las piernas están extendidas hacia atrás, separadas a la anchura de las caderas y los brazos a los lados.

2 Contrae el tronco mientras subes los brazos a la altura de los hombros, con las palmas hacia abajo. Presiona el suelo con las manos y levanta lentamente el pecho del suelo.

3 Continúa elevando el tronco todo lo que puedas sin que te cueste esfuerzo. Inclina un poco la cabeza hacia atrás hasta que la barbilla quede paralela al suelo. Mantén la posición durante 10 respiraciones. Baja lentamente el tronco hasta el suelo, una vértebra cada vez. Repítelo cinco veces.

Ejercicio consciente

Hay a quien le gusta escuchar música para distraerse mientras hace ejercicio; otras personas se desconectan y siguen pensando en su vida cotidiana. Creemos que sacarás mucho más partido a tus entrenamientos si haces exactamente lo contrario. Piensa en tus sesiones diarias como una forma de meditación dinámica. No intentes distraerte de los ejercicios y no dejes que las preocupaciones de la vida cotidiana interfieran en el placer que encuentras al tonificar y cuidar tu cuerpo. Concéntrate, en cambio, en cada movimiento, en cada repetición y en cada respiración, y siente tus músculos cuando se mueven e intentan hacer cada ejercicio correctamente. Sentir cada momento te proporcionará una conexión más fuerte con tu cuerpo, mejores resultados y una mayor satisfacción al terminar cada sesión con plena relajación y sabiendo que lo has hecho lo mejor que has podido.

DÍA

20

GATO-VACA

Este ejercicio es una forma estupenda de liberar la tensión de los hombros, el cuello y la espalda.

- **Masajea la columna vertebral**
- **Libera tensiones**
- **Alivia el dolor de espalda**
- **Mejora la digestión**

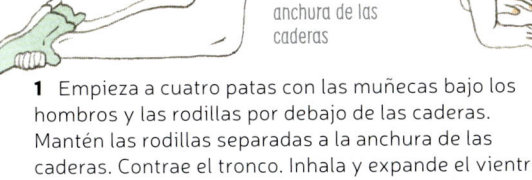 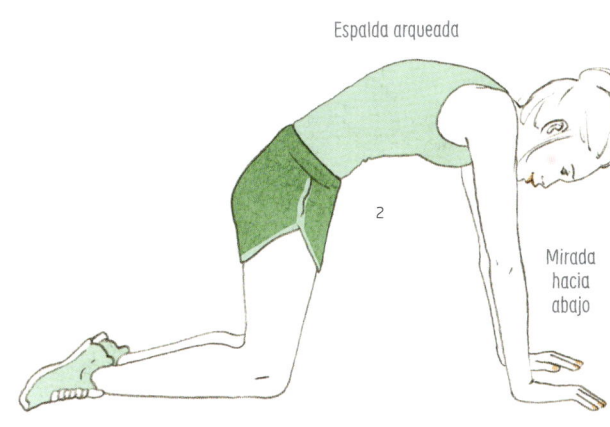

Sube el coxis

Aleja los hombros de las orejas

Pies relajados

Rodillas separadas a la anchura de las caderas

Espalda arqueada

Mirada hacia abajo

1 Empieza a cuatro patas con las muñecas bajo los hombros y las rodillas por debajo de las caderas. Mantén las rodillas separadas a la anchura de las caderas. Contrae el tronco. Inhala y expande el vientre hacia el suelo. Abre el pecho y ensancha los hombros. Levanta un poco la mirada, ahuecando la parte baja de la espalda. Aleja los hombros de las orejas.

2 Presiona con las manos para arquear la parte superior de la espalda, como si una cuerda tirara del centro de la espalda hacia el techo. Deja caer la cabeza y mete la barbilla hacia el pecho, tirando del vientre hacia la columna vertebral. Repite despacio durante un minuto.

BEBÉ FELIZ

Este ejercicio de hermoso nombre es ideal para el dolor lumbar y la relajación.

- **Abre las caderas, las ingles y la cara interna de los muslos**
- **Alivia el dolor lumbar**
- **Estira los isquiotibiales**
- **Alivia el estrés**

MODIFICACIÓN

Si te resulta difícil agarrarte los pies, pasa una cinta de yoga alrededor de la suela de tus zapatos y sujétate por ambos extremos.

Si el cuello te incomoda, coloca una almohada baja debajo.

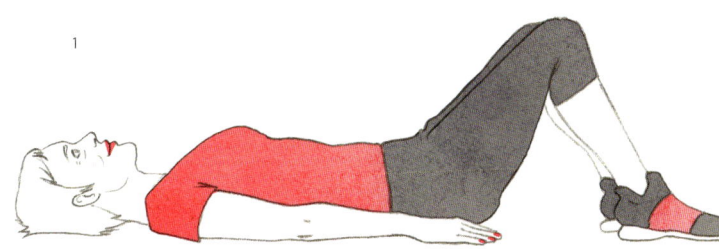

Relaja el cuello y los hombros

1 Túmbate boca arriba con los pies apoyados en el suelo y los brazos a los lados, con las palmas hacia abajo.

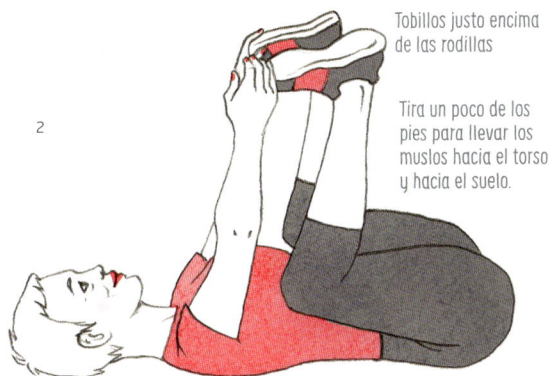

Tobillos justo encima de las rodillas

Tira un poco de los pies para llevar los muslos hacia el torso y hacia el suelo.

2 Exhala y dobla las rodillas. Agárrate los pies con las manos. Tira suavemente de las piernas hacia el torso y hacia el suelo. Mantén la postura entre 30 segundos y un minuto, respirando con calma.

Saltar a la cuerda

DÍA 21

Saltar a la cuerda, o a la comba, es una forma estupenda de mejorar la forma física. No solo proporciona un entrenamiento a todo el cuerpo que aumenta mucho la resistencia cardiovascular y la fuerza de las piernas; también mejora la coordinación, el equilibrio y la agilidad, al tiempo que genera una buena quema de calorías. Todo lo que necesitas es una cuerda ligeramente lastrada de la longitud adecuada, tus zapatillas y una superficie blanda, como un suelo de madera o moqueta, o una esterilla para amortiguar las articulaciones de los tobillos y las rodillas. Una buena manera sería no saltar más de uno o dos centímetros en el aire cada vez y saltar y aterrizar sobre la parte delantera de los pies. La cuerda debe impulsarse con un movimiento giratorio de las muñecas, mientras los hombros y los codos permanecen relajados y relativamente quietos a los lados. Hay muchas formas diferentes de saltar a la comba. Empezaremos con el clásico salto doble, luego probaremos el paso de trote y el vistoso salto cruzado.

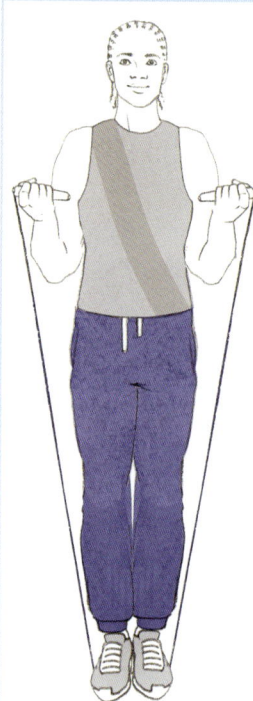

LONGITUD

Para comprobar si tu cuerda tiene la longitud adecuada, písala con ambos pies y tira de ella con fuerza. Debe llegarte hasta las axilas, sin contar con las empuñaduras. Si compras una por internet, elígela ajustable, más o menos 1 m más larga que tu estatura.

Una cuerda poco pesada es la mejor opción para los principiantes.

- **Buen entrenamiento cardiovascular**
- **Elevado consumo de calorías**
- **Fortalece los huesos**

- **Mejora la coordinación**
- **Entrenamiento corporal completo**
- **Aumenta la resistencia**

Mirada al frente (no mires hacia tus pies)

Hombros atrás, pecho abierto

Sujeta la cuerda a la altura de las caderas

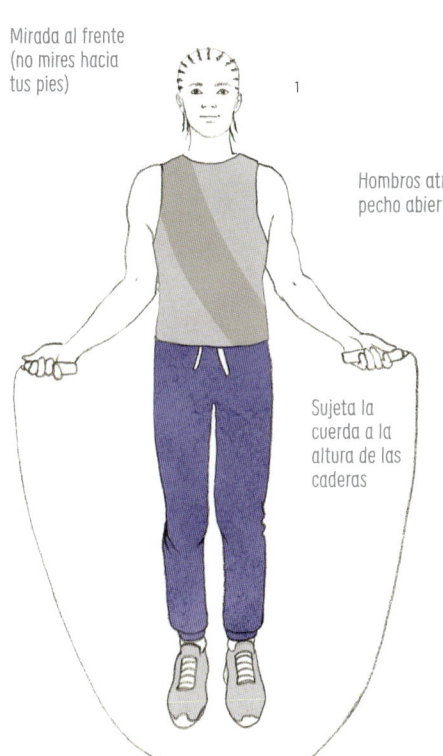

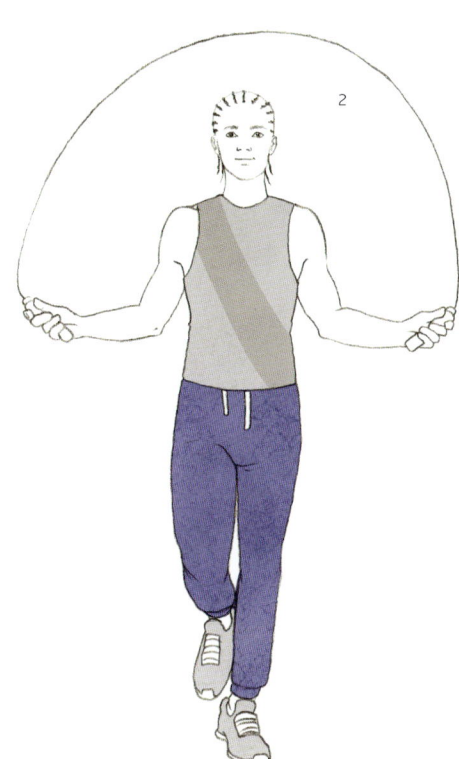

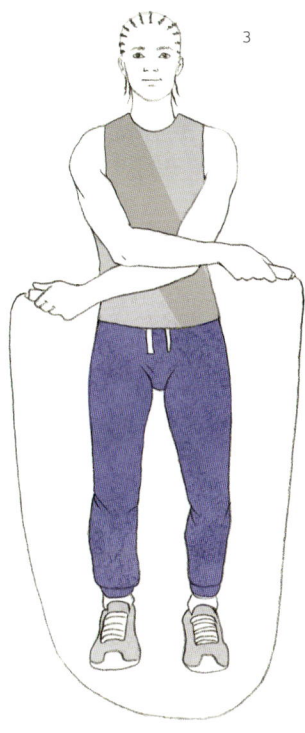

1 Doble salto clásico Ponte de pie con los pies juntos. Agarra las empuñaduras de la cuerda, y déjalas a unos centímetros de tu cuerpo, a la altura de las caderas. Mantén los hombros y los codos inmóviles y empieza a girar la cuerda desde las muñecas. Empieza despacio, saltando con ambos pies 3-5 cm cuando la cuerda pase por debajo, y cae sobre las puntas de los pies. Cuando hayas establecido un ritmo, continúa durante un minuto. Descansa y repite.

2 Paso de trote Ponte de pie con los pies juntos. Agarra las empuñaduras de la cuerda, y déjalas a unos centímetros de tu cuerpo, a la altura de las caderas. Mantén los hombros y los codos inmóviles, empieza a girar la cuerda desde las muñecas. Empieza despacio, saltando un pie 3-5 cm cuando la cuerda pase por debajo. Alterna los pies a ritmo de trote. Cuando hayas establecido un ritmo, sigue adelante durante un minuto. Descansa y repite.

3 Salto cruzado Este es un salto más avanzado, así que asegúrate de haber dominado primero los otros dos. Comienza de la misma manera que el doble salto clásico. Después del primer salto, cruza la parte inferior de los brazos a la altura de la cintura y salta la cuerda como lo harías normalmente. Haz otro salto normal seguido de un salto cruzado. Cuando hayas establecido un ritmo, continúa durante un minuto. Descansa y repite.

TALONES A LOS GLÚTEOS

2

Empieza despacio hasta que cojas el ritmo y luego aumenta la velocidad hasta que parezca que estás corriendo.

- **Gran ejercicio cardiovascular**
- **Fortalece los isquiotibiales, cuádriceps y glúteos**
- **Buena quema de calorías**

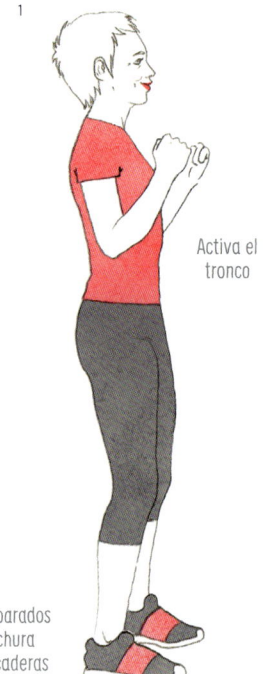

1

Activa el tronco

Pies separados a la anchura de las caderas

2

Empieza despacio

Alterna los talones hasta que parezca que estás corriendo

1 Ponte de pie con los pies separados a la anchura de las caderas. Dobla los codos y cierra suavemente los puños a la altura de los hombros. Mete el ombligo hacia dentro para activar el tronco.

2 Levanta el pie derecho hacia atrás y hacia arriba, llevando el talón hacia los glúteos. Vuelve a apoyar la planta pie derecho en el suelo y levanta el pie izquierdo hacia el trasero hasta el tope. Sigue así, alternando las piernas. Haz tres series de un minuto.

TORSIÓN DE TRONCO

3

Este ejercicio puede reducir tu cintura.

- **Trabaja los hombros, los oblicuos, el tronco, las caderas y los músculos de las piernas**
- **Fortalece la columna vertebral**
- **Tonifica los brazos**

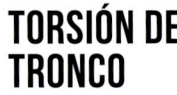

1 Ponte de pie con los pies separados a la anchura de las caderas. Levanta los brazos a la altura de los hombros, con las palmas hacia abajo. Mete el ombligo hacia dentro y prepárate para el movimiento.

Pies separados a la anchura de las caderas

1

Brazos levantados a la altura de los hombros

2 Manteniendo los brazos levantados, gira el torso lentamente hacia la derecha, y deja que el talón izquierdo se despegue del suelo. Estírate hasta donde te resulte cómodo y vuelve a la posición inicial.

2

Deja que el talón izquierdo se levante del suelo

Gira solo hasta donde sea cómodo

3

3 Manteniendo los brazos levantados, gira el torso lentamente hacia la izquierda, y deja que el talón derecho se despegue del suelo. Estírate hasta donde te resulte cómodo y vuelve a la posición inicial. Repite 30 veces a ambos lados.

Deja que el talón derecho se levante del suelo

PATADAS FRONTALES

4

Este ejercicio aumenta la fuerza de la parte inferior del cuerpo y del tronco, al tiempo que mejora la flexibilidad de los isquiotibiales.

- **Trabaja isquiotibiales y glúteos**
- **Activa toda la parte inferior del cuerpo**
- **Mejora el equilibrio y la coordinación**

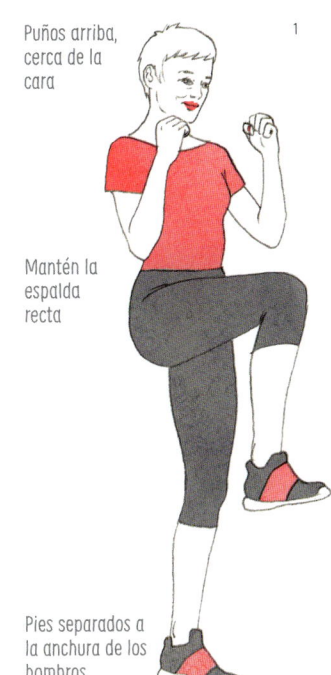

Puños arriba, cerca de la cara

Mantén la espalda recta

Pies separados a la anchura de los hombros

1 Ponte de pie con los pies separados a la anchura de los hombros. Dobla los codos y acerca los puños a la cara. Mete el ombligo hacia dentro para activar el tronco y levanta rápidamente la rodilla derecha.

2 Con un solo movimiento fluido, da una patada con el pie derecho hacia delante tan alto como puedas. Devuelve la pierna abajo. Repite cinco veces con la pierna derecha y otras cinco con la izquierda. Haz una pausa y luego completa tres series de 10 patadas a cada lado.

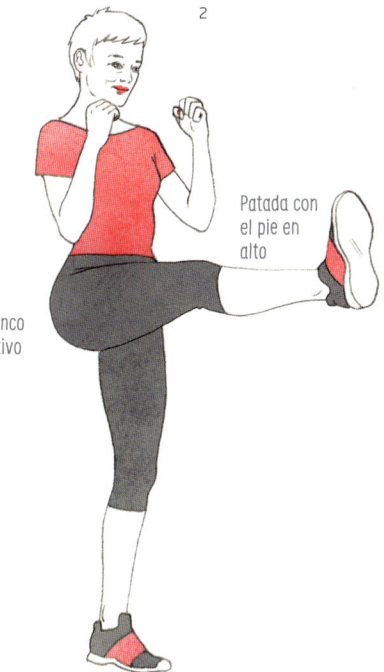

Patada con el pie en alto

Tronco activo

PRENSA DE BRAZOS Y ELEVACIÓN DE RODILLA

5

Este ejercicio fortalece los brazos y los hombros a la vez que mejora la coordinación.

- **Activa la parte superior de brazos y hombros**
- **También trabaja las piernas y el tronco**
- **Mejora la coordinación**
- **Buena quema de calorías**

1 Colócate erguida, con los pies separados a la altura de los hombros y sujetando una mancuerna en cada mano a la altura de los hombros. Mete el ombligo hacia dentro y activa el tronco.

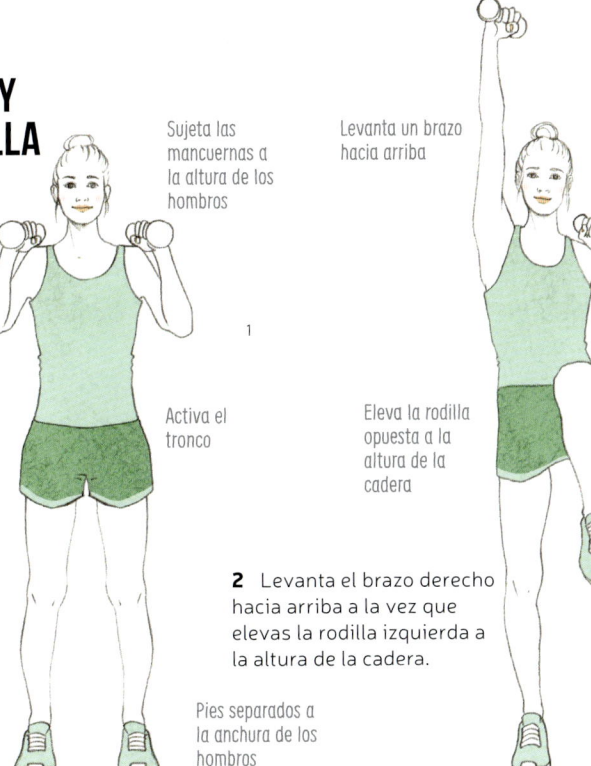

Sujeta las mancuernas a la altura de los hombros

Activa el tronco

Pies separados a la anchura de los hombros

Levanta un brazo hacia arriba

Eleva la rodilla opuesta a la altura de la cadera

2 Levanta el brazo derecho hacia arriba a la vez que elevas la rodilla izquierda a la altura de la cadera.

Mirada al frente

Muévete despacio al empezar

3 Vuelve a la posición inicial y repite del otro lado. Continúa, alternando las piernas, durante dos minutos.

FLEXIÓN CON RODILLAS

6 Este ejercicio pone a prueba los cuádriceps y el tronco. Mantén el cuerpo recto durante todo el ejercicio.

- **Trabaja muslos y tronco**
- **Reduce la cintura**
- **Mejora el equilibrio**

1 Arrodíllate en el suelo en posición vertical, con las rodillas separadas a la anchura de las caderas. Cruza los brazos delante del pecho. Mete ombligo hacia dentro para contraer el tronco.

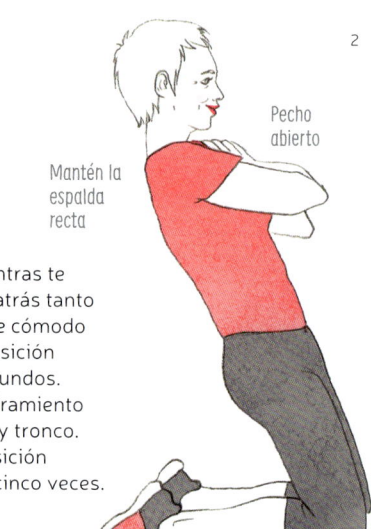

1

Hombros relajados

Apóyate sobre los dedos

Rodillas separadas a la anchura de las caderas

2

Pecho abierto

Mantén la espalda recta

2 Exhala mientras te inclinas hacia atrás tanto como te resulte cómodo y mantén la posición durante 10 segundos. Sentirás el estiramiento en tus muslos y tronco. Vuelve a la posición inicial. Repite cinco veces.

PLANCHA DEL ALPINISTA

7 Esta tipo de plancha nos exige ya un esfuerzo mayor.

- **Buen entrenamiento cardiovascular**
- **Desarrolla la fuerza central**
- **Ejercicio de cuerpo entero**

Hazlo con cuidado o sáltate el ejercicio si tienes alguna lesión o dolor en la rodilla, el hombro o la muñeca.

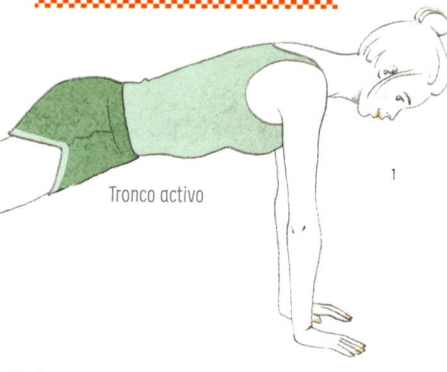

1

Tronco activo

1 Empieza en posición de flexión de brazos extendidos (o plancha completa), apoyando el peso en las manos y las puntas de los pies, con los brazos estirados y las piernas extendidas.

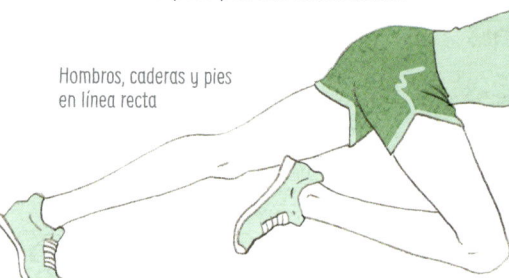

Hombros, caderas y pies en línea recta

2

Mirada al suelo

2 Manteniendo el tronco contraído y los hombros, las caderas y los pies en línea recta, lleva una rodilla hacia el pecho y vuelve a la posición inicial.

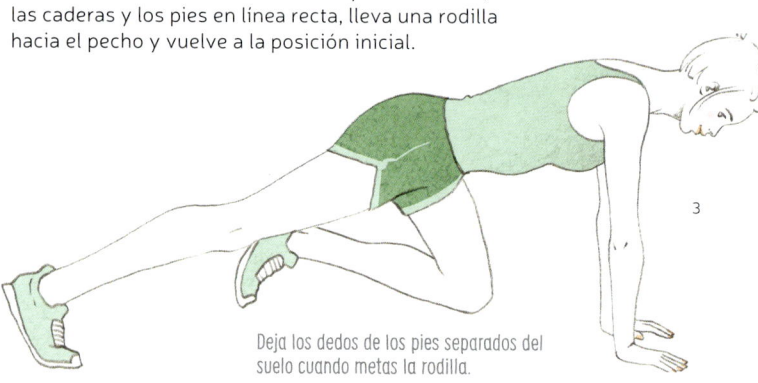

3

Deja los dedos de los pies separados del suelo cuando metas la rodilla.

3 Repite el movimiento con la otra pierna, y luego sigue alternando las piernas. Continúa durante 30 segundos. Descansa y repite.

PUENTE

Este ejercicio es estupendo para aliviar el estrés.

- **Activa los glúteos**
- **También trabaja los músculos de muslos, caderas, tronco y espalda**
- **Ayuda a los dolores lumbares**
- **Alivia el estrés**

1 Túmbate en el suelo boca arriba, con las rodillas levantadas y los brazos a los lados, con las palmas hacia abajo. Mete el ombligo hacia dentro para activar el tronco.

2 Levanta las caderas para crear una linea recta desde las rodillas hasta los hombros. Mantén el tronco contraido para evitar que las caderas se hundan. Aguanta 10 segundos y vuelve a la posición inicial. Repite cinco veces.

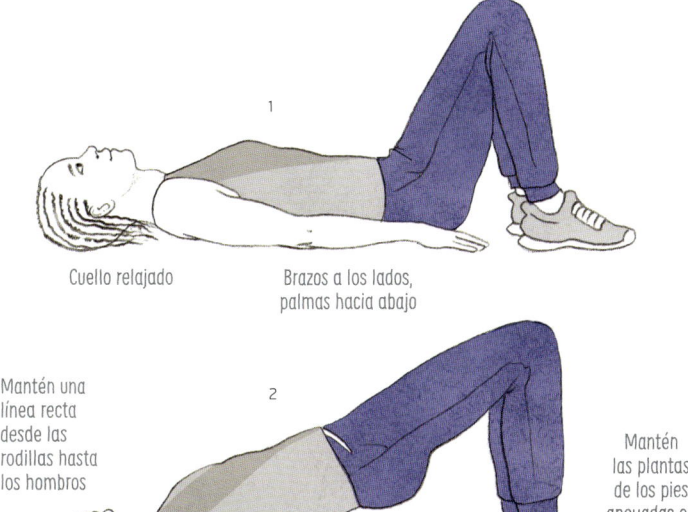

Cuello relajado

Brazos a los lados, palmas hacia abajo

Mantén una línea recta desde las rodillas hasta los hombros

Mantén las plantas de los pies apoyadas en el suelo

NATACIÓN

- **Trabaja la zona lumbar, los glúteos y el tronco**
- **Fortalece la espalda**
- **Mejora la postura**

No hagas este ejercicio si tienes dolor o lesiones en el cuello o espalda.

Se trata de un ejercicio avanzado muy bueno para los glúteos, la zona lumbar y el tronco.

MODIFICACIÓN

Si el estiramiento es demasiado exigente, mantén la frente y los brazos en el suelo y trabaja primero las piernas, luego cambia y trabaja la parte superior del cuerpo y los brazos.

1 Túmbate boca abajo con las piernas juntas, la frente apoyada en el suelo y los brazos estirados hacia delante.

2 Contrae el tronco, inspira y levanta la parte superior del cuerpo y las piernas del suelo. Ahora empieza a nadar levantando una pierna y el brazo opuesto hacia el techo.

3 Levanta el brazo y la pierna contrarios y sigue moviéndote, alternando las extremidades. Muévete lentamente, y completa cinco patadas a cada lado. Haz una pausa para descansar y luego completa dos series más.

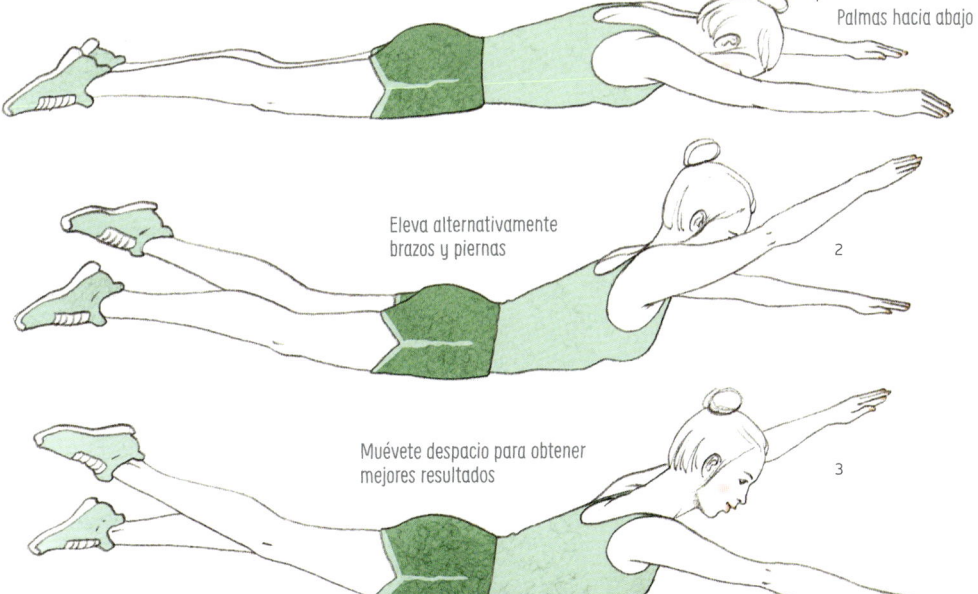

Palmas hacia abajo

Eleva alternativamente brazos y piernas

Muévete despacio para obtener mejores resultados

Salud digestiva

DÍA 22

La actividad física desempeña un papel importante en el funcionamiento de nuestro aparato digestivo. Un estilo de vida sedentario combinado con una dieta poco saludable o irregular y mucho estrés puede provocar una serie de trastornos digestivos, desde hinchazón y estreñimiento hasta indigestión crónica, síndrome del intestino irritable y reflujo ácido. El ejercicio constante mejora el flujo sanguíneo y acelera el metabolismo, al tiempo que alivia el estrés, todo lo cual mejora la digestión. La actividad física también ayuda a aliviar muchos de los síntomas de los trastornos digestivos. Los estiramientos suaves y las posturas de yoga son muy recomendables. Nuevas investigaciones indican que el ejercicio aumenta la cantidad y la diversidad de la flora intestinal. Las bacterias intestinales buenas tienen una serie de efectos beneficiosos en el organismo, desde facilitar la digestión y ayudarnos a absorber los nutrientes de los alimentos, hasta mejorar nuestro sistema inmunitario y reducir el riesgo de cardiopatías, cáncer y otras enfermedades.

MARCHAR EN EL SITIO

1

A medida que aumente tu forma física, puedes convertir la marcha en un ligero trote.

- **Tonifica la parte inferior del cuerpo**
- **Trabaja brazos y hombros**
- **Se añade al recuento de pasos diarios**
- **Quema calorías**
- **Levanta el ánimo**

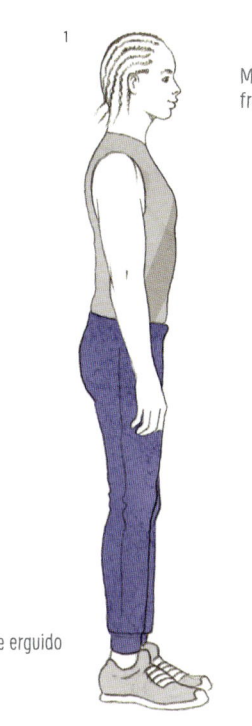

Mirada al frente

Ponte erguido

1   Mantente erguido con los brazos a los lados. Mete el ombligo hacia dentro para activar el tronco y prepárate para el movimiento.

2   Comienza a marchar en el sitio despacio, levantando primero una pierna, y luego la otra. Cuando hayas establecido un ritmo de marcha constante con las piernas, empieza a mover los brazos. Al levantar cada pie, mueve el brazo opuesto hacia delante. Acelera el ritmo. Continúa durante tres minutos.

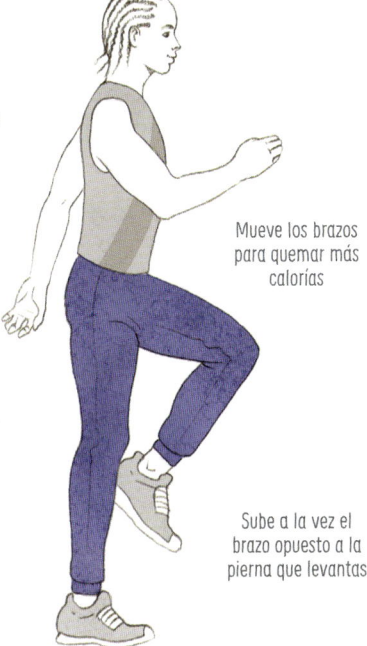

Mueve los brazos para quemar más calorías

Sube a la vez el brazo opuesto a la pierna que levantas

SENTADILLA PLIE

2

Este ejercicio fortalece las piernas, los glúteos y las pantorrillas y aumenta la amplitud de movimiento de las caderas.

- **Trabaja los cuádriceps, los glúteos, la cara interna de los muslos y las pantorrillas**
- **Aumenta la amplitud de movimiento de las caderas**
- **Mejora el equilibrio y la estabilidad**

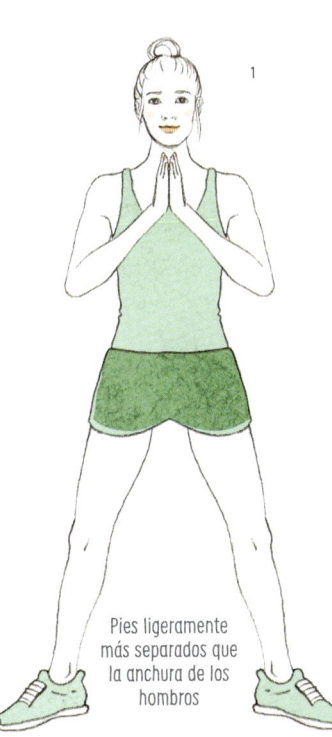

Pies girados 45 grados

Pies ligeramente más separados que la anchura de los hombros

1   Sitúate erguida con los pies separados a una distancia algo superior a la anchura de los hombros, con las puntas de los pies giradas en diagonal a 45 grados. Junta las palmas de las manos delante del pecho o colócalas sobre las caderas. Mete el ombligo hacia dentro para contraer el tronco.

2   Baja las caderas lentamente, doblando las rodillas a no más de 90 grados. Apunta las rodillas hacia los dedos de los pies; que no se doblen hacia dentro. Apoya bien en los talones y vuelve poco a poco a la posición inicial. Repite ocho veces. Descansa y haz otras dos series de ocho.

Mantén la espalda recta; imagina que la parte posterior de la cabeza, la espalda y el coxis se apoyan contra una pared

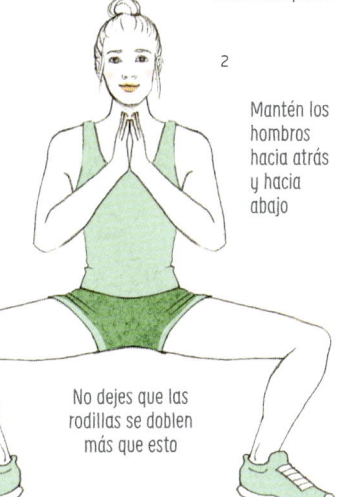

Mantén los hombros hacia atrás y hacia abajo

No dejes que las rodillas se doblen más que esto

ZANCADAS CON PESAS

3

Mantén el talón delantero bien apoyado en el suelo durante todo el ejercicio. El talón trasero puede levantarse.

- **Trabaja cuádriceps, glúteos, isquiotibiales, gemelos, tronco y caderas**
- **Mejora el equilibrio**
- **Aumenta la movilidad**

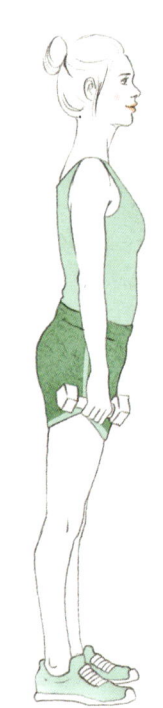

1

Mirada al frente

Tronco activo durante todo el ejercicio

Pies separados a la anchura de las caderas

1 Ponte de pie con los pies separados a la anchura de las caderas. Mantén las manos a los lados con una mancuerna en cada una. Mete el ombligo hacia dentro para activar el tronco.

2 Inhala y da un gran paso hacia delante con una pierna, doblando la rodilla hasta que el muslo delantero quede casi paralelo al suelo. La pierna de atrás está doblada por la rodilla y en equilibrio sobre los dedos de los pies. Exhala mientras vuelves a la posición inicial. Has tres series de 10.

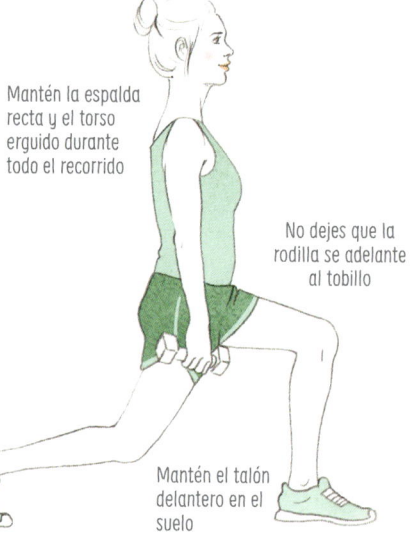

2

Mantén la espalda recta y el torso erguido durante todo el recorrido

No dejes que la rodilla se adelante al tobillo

Mantén el talón delantero en el suelo

SENTADILLA SUPERIOR CON PESAS

4

Este es el mismo estiramiento de todo el cuerpo que hicimos el día 11, excepto que hoy hemos añadido pesas para quemar algo más de calorías.

- **Fortalece brazos, hombros, espalda y tronco**
- **Trabaja glúteos, caderas, muslos y pantorrillas**
- **Mejora el equilibrio y la postura**

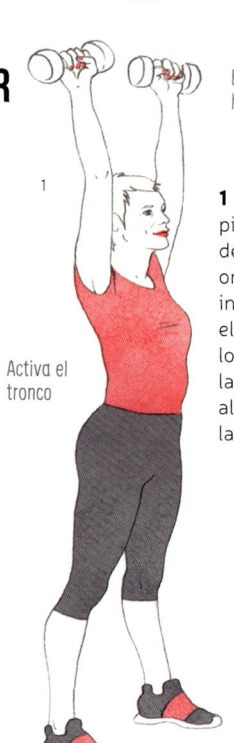

1

Brazos rectos, palmas hacia dentro

Activa el tronco

Pies separados a la anchura de los hombros

1 Ponte de pie con los pies separados a la altura de los hombros. Mete el ombligo hacia dentro, inspira y prepárate para el movimiento. Levanta los brazos por encima de la cabeza, separados a la altura de los hombros, con las palmas hacia dentro.

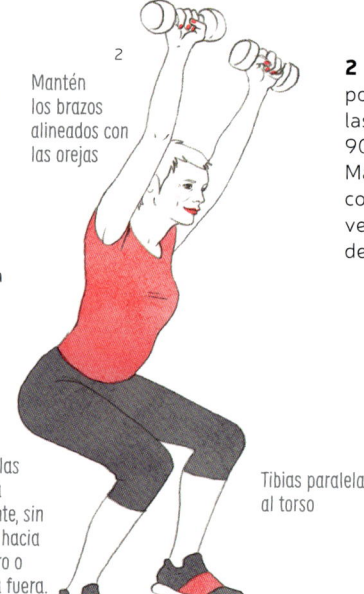

2

Mantén los brazos alineados con las orejas

Rodillas hacia delante, sin girar hacia dentro o hacia fuera.

Tibias paralelas al torso

2 Baja lentamente hasta la posición de sentadillas con las piernas en un ángulo de 90 grados respecto al suelo. Mantén los brazos en línea con tu torso. Repítelo cinco veces. Haz otras dos series de cinco.

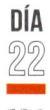

EXTENSIÓN DE ESPALDA

5

Fortalecer la espalda te ayudará a prevenir lesiones y dolores.

- **Tonifica y fortalece la zona lumbar**
- **También trabaja glúteos, caderas y hombros**
- **Mejora la postura**
- **Ayuda a prevenir el dolor lumbar**

1 Túmbate boca abajo en el suelo con los brazos estirados a los lados, las palmas hacia abajo. Activa el tronco metiendo el ombligo hacia dentro.

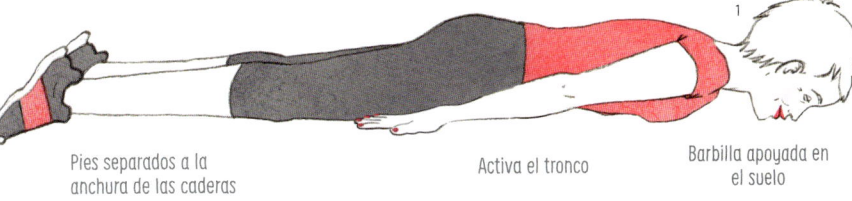

Pies separados a la anchura de las caderas

Activa el tronco

Barbilla apoyada en el suelo

2 Levanta despacio la parte superior del cuerpo del suelo. Mantén la posición durante 10 segundos. Si notas tensión en la zona lumbar, vuelve a la posición inicial y descansa durante unos segundos. Repítelo cinco veces. Haz otras dos series de cinco.

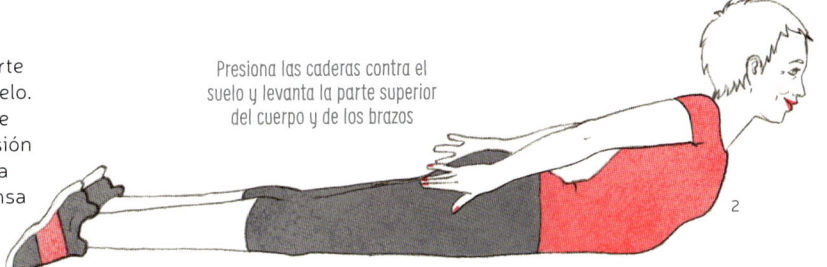

Presiona las caderas contra el suelo y levanta la parte superior del cuerpo y de los brazos

---

ABDOMINAL DE BICICLETA

6

Este ejercicio es excelente para fortalecer el tronco y tonificar los muslos.

- **Trabaja el tronco**
- **Reduce la cintura**
- **Tonifica los muslos**

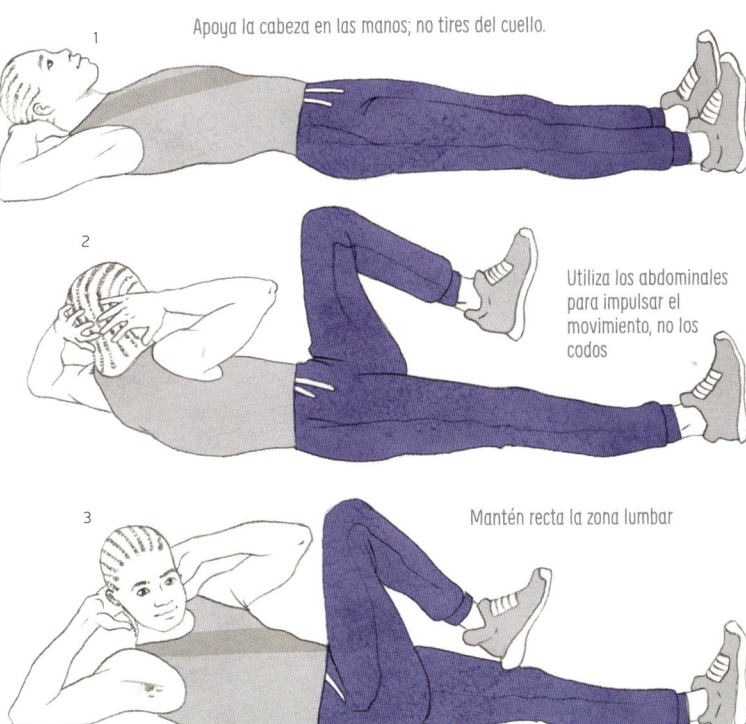

Apoya la cabeza en las manos; no tires del cuello.

Utiliza los abdominales para impulsar el movimiento, no los codos

Mantén recta la zona lumbar

1 Túmbate boca arriba con las piernas extendidas. Levanta los brazos y coloca las manos detrás de la cabeza, con los dedos entrelazados. Mete el ombligo hacia dentro para activar el tronco y prepararte para el movimiento.

2 Dobla la pierna izquierda hacia el pecho y, al mismo tiempo, levanta el cuello y los hombros del suelo. Gira el torso de modo que el codo derecho toque la rodilla izquierda. Vuelve lentamente a la posición inicial.

3 Ahora dobla la pierna derecha hacia el pecho y levanta el cuello y los hombros del suelo. Gira el torso para que el codo izquierdo toque la rodilla derecha. Vuelve poco a poco a la posición inicial. Repite lentamente durante un minuto. Descansa y haz otras dos series de un minuto.

FLEXIONES

7

Recuerda que, si lo prefieres, puedes utilizar la Flexión con rodillas que aprendimos por primera vez en la página 24.

- **Desarrolla la fuerza de la parte superior del cuerpo**
- **Trabaja tríceps, pectorales y hombros**
- **Fortalece la zona lumbar y el tronco**

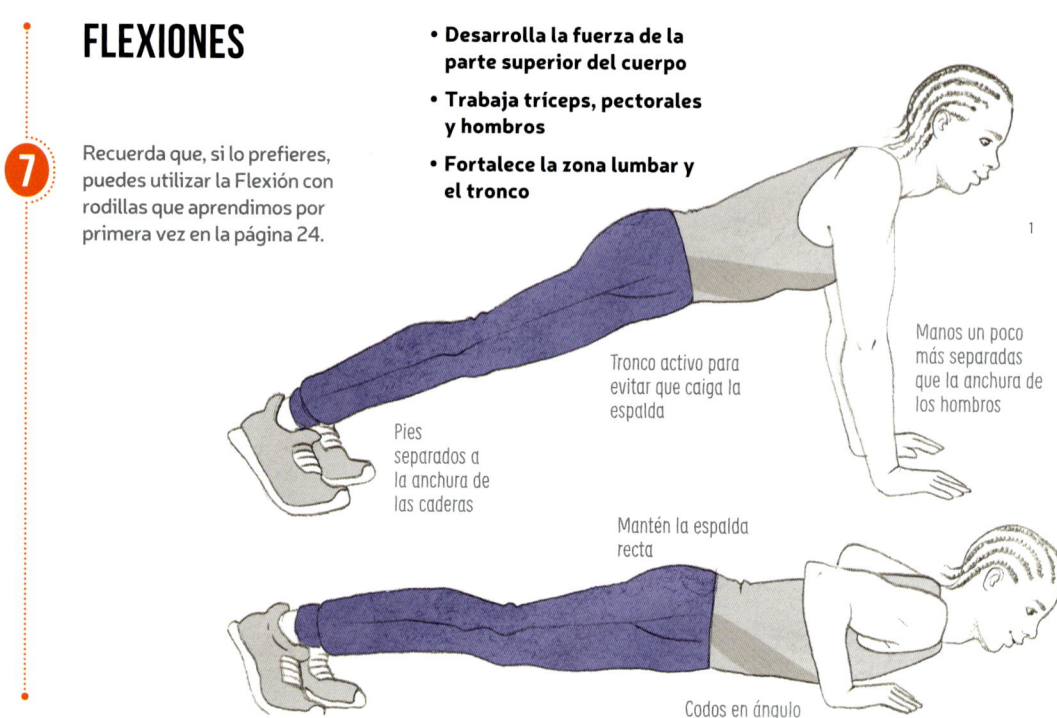

Tronco activo para evitar que caiga la espalda

Pies separados a la anchura de las caderas

Manos un poco más separadas que la anchura de los hombros

Mantén la espalda recta

Codos en ángulo recto

1 Colócate a cuatro patas con las manos un poco más separadas que la anchura de los hombros. Mete el ombligo hacia dentro para activar el tronco. Extiende las piernas hacia atrás y mantén el equilibrio sobre los dedos de los pies y las manos. Deja el cuerpo en línea recta, sin hundirte en el centro. Separa los pies a la anchura de las caderas.

2 Inspira mientras doblas los codos y bajas hasta que la barbilla casi roce el suelo. Exhala mientras contraes los músculos del pecho y empuja hacia arriba con las manos hasta la posición inicial. No bloquees los codos, mantenlos ligeramente flexionados. Repite ocho veces. Descansa y luego haz tres series de ocho flexiones.

FLEXIÓN HACIA DELANTE

Esta flexión hacia delante calma el sistema nervioso, y te ayuda a relajarte.

- **Activa la columna vertebral, los hombros y los isquiotibiales**
- **Masajea los órganos internos**
- **Calma la mente**
- **Alivia la tensión**

1 Siéntate erguida en el suelo, con las piernas extendidas y las manos en el suelo junto a las caderas. Inspira mientras metes el ombligo. Levanta los brazos por encima de la cabeza, con las palmas hacia delante. Mantén la posición durante cinco segundos.

2 Exhala mientras te doblas hacia delante desde las caderas. Baja los brazos por las piernas hasta donde lleguen, sin forzar. Intenta llegar al menos hasta los tobillos. Mantén la posición durante 15 segundos, respirando. Repite cinco veces.

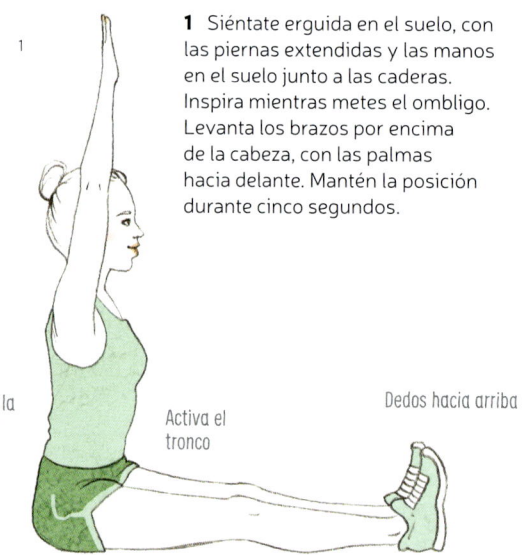

Mantén la espalda recta

Activa el tronco

Dedos hacia arriba

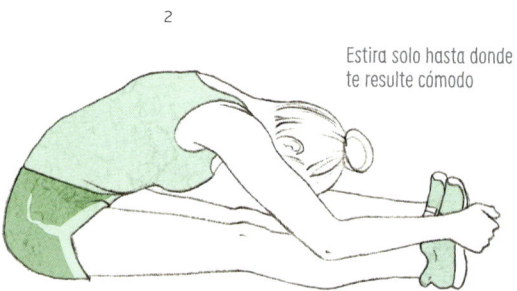

Estira solo hasta donde te resulte cómodo

FLEXIÓN A DOS PIERNAS

Este ejercicio trabaja los abdominales, aumenta la fuerza y la resistencia.

- **Trabaja los abdominales**
- **También fortalece el tronco, las caderas y los cuádriceps**
- **Mejora la coordinación**

MODIFICACIONES

Si el estiramiento te parece demasiado duro, mantén la parte superior del cuerpo en el suelo. Si poner las piernas estiradas te resulta muy difícil, dóblalas un poco.

Omite esta postura si padeces osteoporosis. Ten cuidado si tienes dolor o lesiones en el cuello.

1 Túmbate boca arriba con las rodillas flexionadas. Contrae el tronco y levanta las rodillas para que las pantorrillas queden paralelas al suelo. Exhala mientras levantas la parte superior del cuerpo del suelo hasta la punta de los omóplatos. Lleva ambas rodillas hacia el pecho y coloca una mano en cada espinilla.

2 Inhala mientras llevas los brazos hacia atrás por encima de la cabeza y extiendes las piernas hacia delante. Contrae los abdominales para apoyar el estiramiento. Cuanto más altas estén las piernas, más fácil será para la parte baja de la espalda.

3 Espira mientras extiendes los brazos hacia los lados y los rodeas para agarrarte las espinillas, volviendo a la posición inicial. Repite la operación. Vuelve a girar la parte superior del cuerpo y la cabeza hacia el suelo y baja las piernas hasta la posición de relajación. Descansa y repite cinco veces.

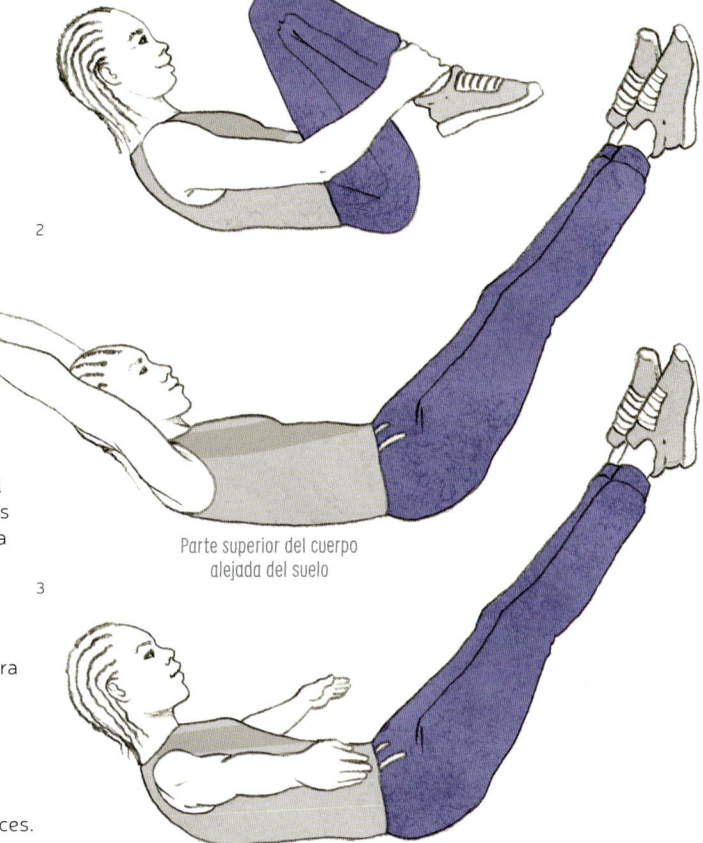

Parte superior del cuerpo separada del suelo hasta los omóplatos

No inclines la cabeza hacia atrás al levantar los brazos

Parte superior del cuerpo alejada del suelo

BEBÉ FELIZ

Es una forma estupenda de relajarse después de hacer ejercicio o al acabar un día estresante.

- **Abre las caderas, las ingles y la cara interna de los muslos**
- **Alivia el dolor lumbar**
- **Estira los isquiotibiales**
- **Alivia el estrés**

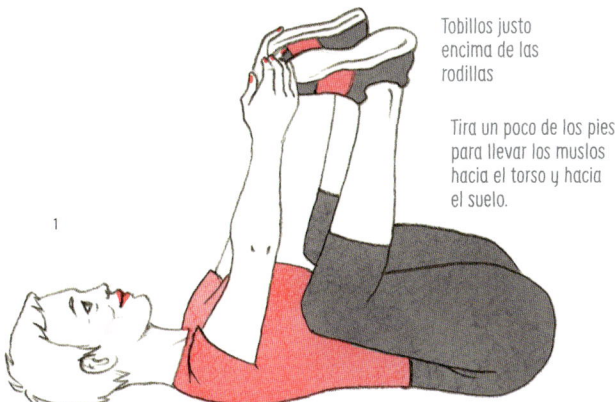

Tobillos justo encima de las rodillas

Tira un poco de los pies para llevar los muslos hacia el torso y hacia el suelo.

1 Túmbate boca arriba con los pies apoyados en el suelo y los brazos a los lados, con las palmas hacia abajo. Exhala y dobla las rodillas. Agárrate los pies con las manos. Tira suavemente de las piernas hacia el torso y hacia el suelo. Mantén la postura entre 30 segundos y un minuto, respirando con calma.

Corazón saludable

DÍA

23

La actividad física cotidiana fortalece y protege el corazón de muchas formas distintas. El corazón es un músculo y, como otros músculos del cuerpo, el ejercicio lo tonifica, mejorando la circulación sanguínea, lo cual ayuda a prevenir la formación de coágulos u obstrucciones en arterias y venas. El ejercicio aumenta los niveles de HDL, el llamado colesterol «bueno» de la sangre, que ayuda eliminar los tipos de colesterol «malo» que obstruyen las arterias. En muchas personas, la actividad física disminuye la tensión arterial al favorecer una dilatación de las arterias del corazón. Ayuda a regular los niveles de azúcar en sangre, previniendo o retrasando la aparición de la diabetes. El ejercicio alivia el estrés y levanta el ánimo, lo que conduce, entre otras, a un sueño más reparador. Los estudios también han demostrado que cuando las personas en buena forma física sufren un infarto de miocardio, suele haber un 50 % menos de daños, lo que hace que la recuperación sea más probable y fácil. A menos que te pases de la raya, el ejercicio es beneficioso para el corazón.

APERTURA DE PECHO

1

Este ejercicio ayudará a corregir los hombros caídos y aliviará la tensión de la parte superior de la espalda.

- **Abre el pecho**
- **Mejora la postura**
- **Activa los isquiotibiales**
- **Tonifica los brazos**

ESTIRAMIENTO DE BRAZOS

2

Este estiramiento abre los hombros y estira los músculos de la parte superior de la espalda, los brazos y el pecho.

- **Activa los tríceps**
- **Mejora la movilidad de hombros y codos**
- **Abre el pecho**
- **Mejora la postura**
- **Libera la tensión de los hombros y el pecho**

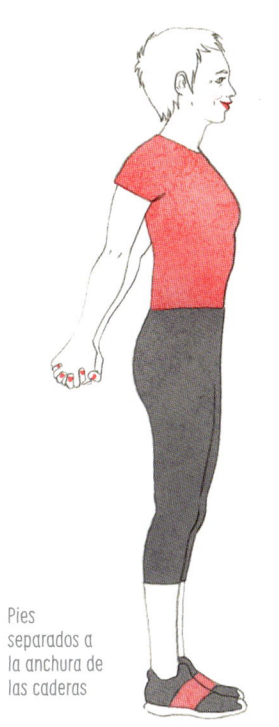

Mirada al frente

1

Pies separados a la anchura de las caderas

1 Ponte de pie con los pies separados a la anchura de las caderas. Levanta los brazos a la altura de los hombros y júntalos detrás de la espalda. Entrelaza los dedos y aprieta los omóplatos. Mantén la posición 10 segundos.

Dobla las caderas hacia delante

Mantén la espalda recta

Relaja el cuello

2

Mantén las piernas rectas

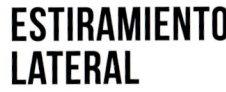

2 Manteniendo las piernas estiradas, dóblate hacia delante desde las caderas, llevando las manos hacia arriba sobre la espalda. Relaja la nuca. Mantén 20 segundos y vuelve poco a poco a la posición inicial. Repite cinco veces. Haz otra serie de cinco.

El objetivo es llevar las manos por la espalda. Utiliza una cuerda si no es posible.

Mirada al frente

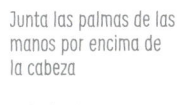

1 Ponte de pie con los pies separados a la anchura de las caderas. Levanta la mano izquierda y colócala con la palma hacia fuera entre los omóplatos. Si no puedes llegar tan lejos, hazlo hasta donde llegues. Sujeta una cinta de yoga con la mano derecha. Extiende el brazo por encima de la cabeza y luego dobla el codo para bajar la cinta por la espalda hasta que puedas agarrarla con la mano izquierda. Cuenta hasta 15 y respira tranquilamente. Repite tres veces a ambos lados.

Pies separados a la anchura de las caderas

③

ESTIRAMIENTO LATERAL

Utiliza este estiramiento en cualquier momento del día para liberar la tensión de los hombros y aliviar la rigidez de la espalda.

- **Trabaja los oblicuos y la columna vertebral**
- **Reduce la cintura y tensa los abdominales**
- **Mejora la postura y la estabilidad**

Estira hasta donde te sientas cómodo

Pies separados a la anchura de los hombros

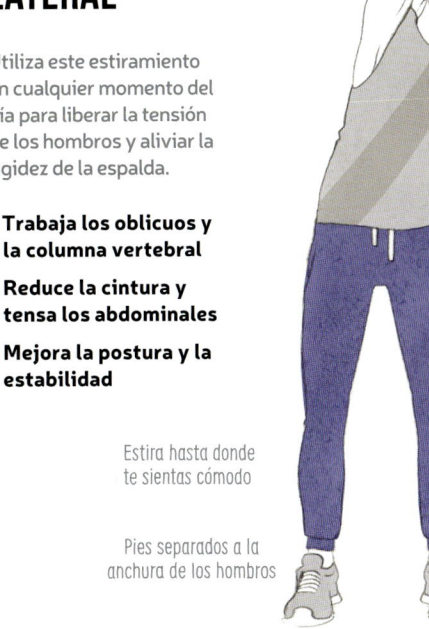

Junta las palmas de las manos por encima de la cabeza

Mirada al frente

1

1 Ponte de pie, con las manos a los lados y los pies separados a la anchura de los hombros. Inhala mientras levantas los brazos, presionando las palmas de las manos por encima de la cabeza. Exhala y dobla el torso lentamente hacia un lado hasta donde te sientas cómodo. Aguanta 10 segundos y vuelve a la posición inicial con los brazos directamente por encima de la cabeza. Dóblate hacia el otro lado y aguanta 10 segundos. Vuelve a la posición inicial y baja los brazos. Haz otras dos series de cinco.

ESTIRAMIENTO DE GEMELOS

4

Estirar los músculos de las pantorrillas ayuda a prevenir lesiones y calambres en los gemelos.

- **Estabiliza los tobillos**
- **Previene lesiones, como la rotura del tendón de Aquiles**
- **Ayuda a prevenir los calambres**

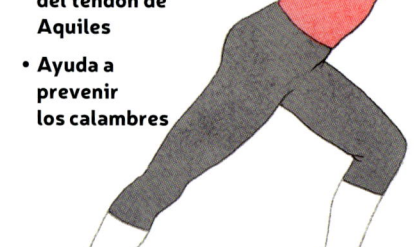

Manos contra la pared

1

Pies bien apoyados en el suelo

1 Colócate a un brazo de distancia de la pared y apoya sobre ella las palmas de las manos. Adelanta la pierna izquierda, con la rodilla flexionada y el pie apoyado en el suelo, y extiende la pierna derecha hacia atrás, manteniéndola recta y con el talón apoyado en el suelo. Apóyate en la pared hasta que sientas el estiramiento en el gemelo derecho. Mantén la posición durante 20 segundos. Repite tres veces a ambos lados.

ESTIRAMIENTO DE ISQUIOTIBIALES

5

Los isquiotibiales, te ayudan a flexionar las rodillas y extender los glúteos, aumentando la amplitud de movimiento.

- **Mejora la movilidad**
- **Previene lesiones**
- **Previene o alivia el dolor lumbar**

1 Ponte de pie con los pies separados a la anchura de las caderas. Da un paso adelante con el pie izquierdo y dóblalo hacia arriba. Dobla las caderas y coloca las manos sobre el muslo izquierdo. Mantén la pierna izquierda estirada y dobla un poco la rodilla derecha. Siente el estiramiento en el isquiotibial izquierdo. Mantén la posición durante 15 segundos. Repite tres veces a ambos lados.

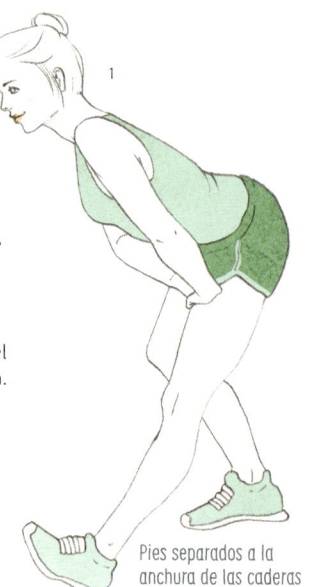

1

Pies separados a la anchura de las caderas

ESTIRAMIENTO DE ESPINILLA

6

Este ejercicio aumenta la movilidad de la espinilla y el tobillo.

- **Mejora la amplitud de movimiento de los tobillos**
- **Ayuda a prevenir los dolores de espinilla**
- **Trabaja los hombros**

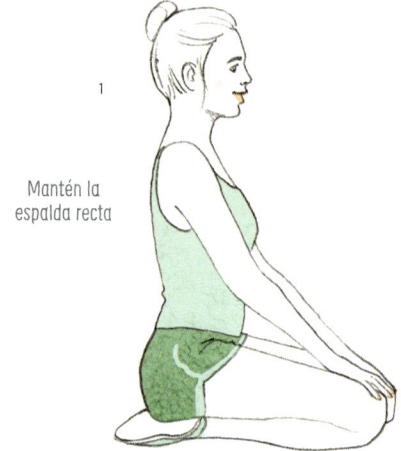

Mantén la espalda recta

1

1 Arrodíllate en el suelo con las rodillas y los tobillos juntos y la parte superior de los pies apoyada en el suelo. Mete el ombligo hacia dentro para activar el tronco.

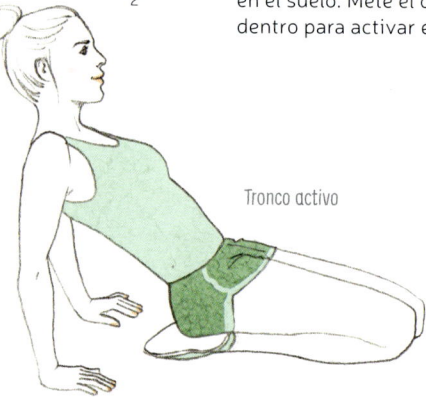

2

Tronco activo

2 Coloca las manos detrás de ti, con las palmas apoyadas en el suelo, los dedos hacia delante, e inclínate lentamente hacia atrás. Mantén la posición durante 30 segundos. Repite cinco veces.

FLEXIÓN LATERAL SENTADA

7

Esta posición estira los músculos entre las costillas y la pelvis, así como la zona lumbar.

- **Trabaja los oblicuos, los hombros, la zona lumbar y los muslos**
- **Mejora la movilidad de la caja torácica**

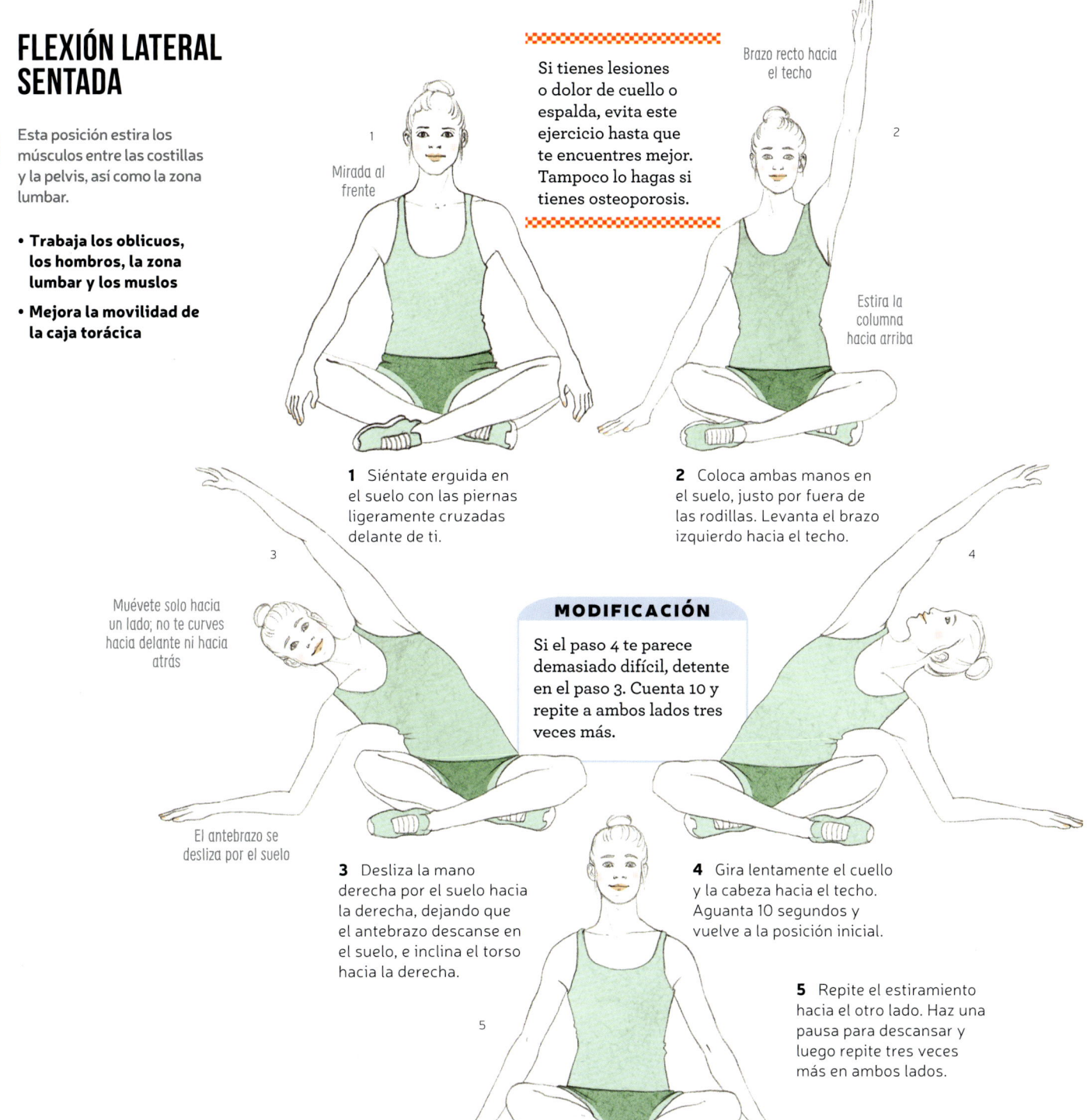

Si tienes lesiones o dolor de cuello o espalda, evita este ejercicio hasta que te encuentres mejor. Tampoco lo hagas si tienes osteoporosis.

Mirada al frente

1

Brazo recto hacia el techo

2

Estira la columna hacia arriba

1 Siéntate erguida en el suelo con las piernas ligeramente cruzadas delante de ti.

2 Coloca ambas manos en el suelo, justo por fuera de las rodillas. Levanta el brazo izquierdo hacia el techo.

3

Muévete solo hacia un lado; no te curves hacia delante ni hacia atrás

El antebrazo se desliza por el suelo

MODIFICACIÓN

Si el paso 4 te parece demasiado difícil, detente en el paso 3. Cuenta 10 y repite a ambos lados tres veces más.

4

3 Desliza la mano derecha por el suelo hacia la derecha, dejando que el antebrazo descanse en el suelo, e inclina el torso hacia la derecha.

5

4 Gira lentamente el cuello y la cabeza hacia el techo. Aguanta 10 segundos y vuelve a la posición inicial.

5 Repite el estiramiento hacia el otro lado. Haz una pausa para descansar y luego repite tres veces más en ambos lados.

TORSIÓN VERTEBRAL

8

Deja la pelvis, las caderas y las piernas inmóviles durante la flexión.

- **Aumenta la flexibilidad de la columna vertebral**
- **Estabiliza la pelvis**
- **Mejora la postura**
- **Aumenta la amplitud de movimiento**

1 Siéntate erguida con las piernas estiradas frente a ti, separadas a la altura de los hombros. Inhala y mete el ombligo hacia dentro para activar el tronco. Levanta los brazos a la altura de los hombros, con las palmas hacia abajo.

Levanta los brazos a la altura de los hombros

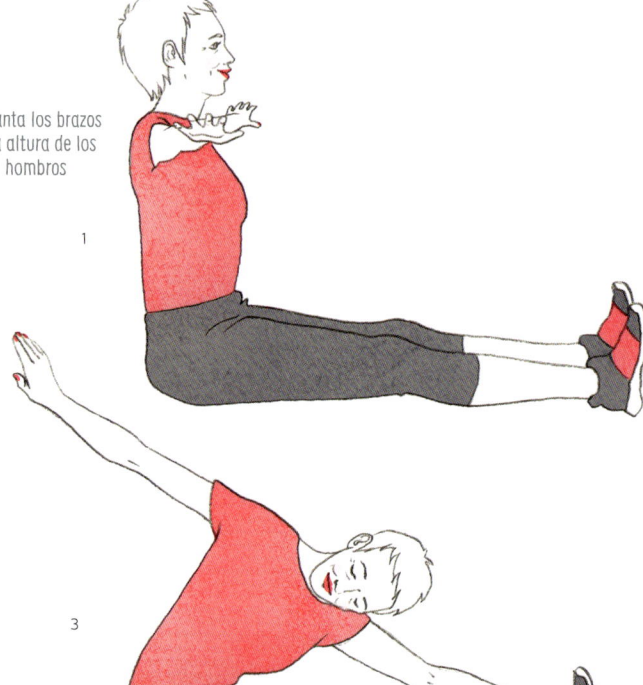

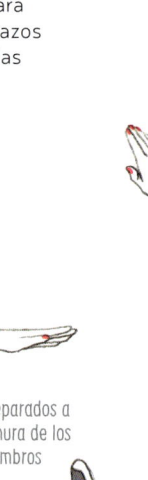

Gira la parte superior del cuerpo *2*

Mantén las caderas y las piernas bien quietas

Pies separados a la anchura de los hombros

2 Espira mientras giras poco a poco la parte superior del cuerpo hacia la derecha tanto como puedas sin esforzarte. Gira desde la cintura manteniendo inmóviles las caderas y las piernas. Haz una pausa mientras inhalas.

3 Exhala y mueve el hombro izquierdo hacia la pierna derecha. Al mismo tiempo, lleva el brazo izquierdo hacia la pierna derecha y el brazo derecho hacia atrás y lejos del cuerpo. Gira lo que puedas sin esforzarte, aguanta 10 segundos, luego vuelve a la posición vertical. Repite cinco veces a ambos lados.

ESTIRAMIENTO DE UNA RODILLA

9

Este ejercicio estira los glúteos así como el flexor de la cadera de la pierna que queda extendida.

- **Alivia el dolor lumbar**
- **Libera la tensión de la columna vertebral**
- **Trabaja los flexores de la cadera**
- **Tonifica los glúteos**

1 Túmbate boca arriba con las piernas extendidas. Dobla la rodilla derecha, agarra la parte posterior del muslo con ambas manos y tira de la rodilla hacia el pecho. Flexiona el pie izquierdo y presiona el muslo y la pantorrilla hacia abajo hasta que notes un estiramiento en la parte delantera de la cadera izquierda y en la parte superior del muslo. Vuelve a la posición inicial y repite en el otro lado. Haz dos series de ocho repeticiones.

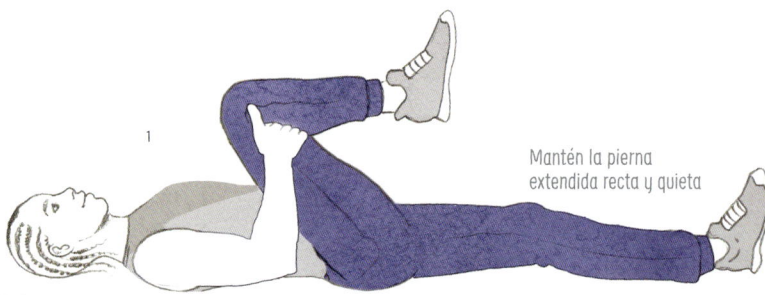

Mantén la pierna extendida recta y quieta

Relaja el cuello y los hombros

TORSIÓN EN EL SUELO

10

Esta postura reparadora masajea los órganos del torso y fortalece los abdominales.

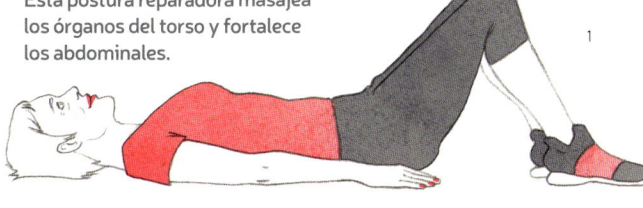

1

- **Aumenta la energía y la concentración**
- **Fortalece la columna vertebral**
- **Tonifica los brazos y la parte superior del cuerpo**
- **Mejora el equilibrio y la postura**

1 Túmbate boca arriba con los pies apoyados en el suelo y los brazos a los lados, con las palmas hacia abajo.

3 Mantén los hombros en el suelo, inspira y baja lentamente las piernas hasta que sientas un ligero estiramiento en la parte baja de la espalda. Intenta alcanzar el suelo, pero si no tienes tanta flexibilidad, baja todo lo que puedas. Al mismo tiempo, gira despacio la cabeza hacia el lado opuesto a las rodillas. Mantén la posición durante 10 segundos, espira y vuelve a colocar la cabeza y las piernas en la posición inicial. Haz dos series de cinco en ambos lados.

Rodillas flexionadas 90 grados

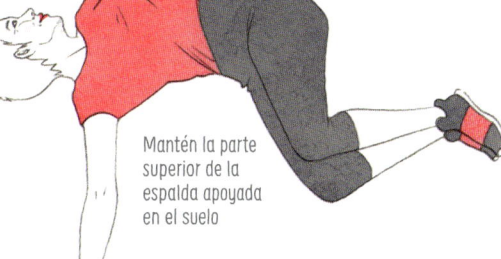

2

Mantén las manos en el suelo durante el estiramiento

2 Levanta las rodillas flexionadas hasta un ángulo de 90 grados, como si estuvieras sentada en una silla. Estira los brazos hacia los lados y presiona el dorso de las manos contra el suelo.

3

Mantén la parte superior de la espalda apoyada en el suelo

SUPERMÁN

11

Este ejercicio se dirige tanto a la parte superior como a la inferior de la espalda. Previene el dolor de espalda.

- **Tonifica espalda y glúteos**
- **Fortalece la columna vertebral**
- **Trabaja hombros, pecho, isquiotibiales y cuádriceps**
- **Reduce la fatiga**

Omite esta postura si tienes lesiones de espalda. Hazla con cuidado si tienes dolor de espalda. Detente si sientes alguna molestia.

MODIFICACIÓN

Si el estiramiento es demasiado intenso, empieza levantando primero la parte superior del cuerpo, luego vuelve al suelo y después levanta las piernas.

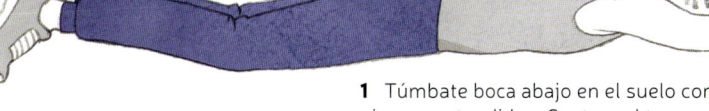

1

1 Túmbate boca abajo en el suelo con los brazos y las piernas extendidos. Contrae el tronco.

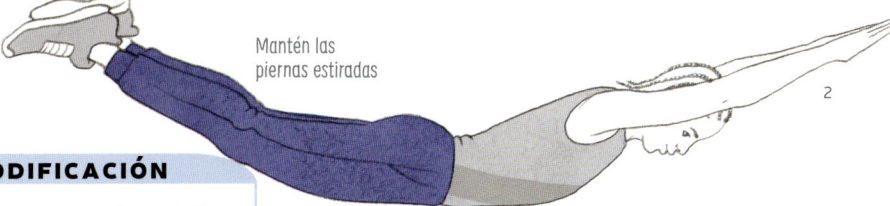

Mantén las piernas estiradas

2

2 Con los brazos y las piernas estirados, levántalos del suelo para formar una U alargada con el cuerpo. Mantén la posición durante cinco repeticiones y vuelve a la posición inicial. Haz tres series de cinco repeticiones.

Ejercicio y energía

DÍA
24

Contrariamente a la creencia popular, el ejercicio físico regular no provoca fatiga, sino que aumenta los niveles de energía. Por supuesto, un entrenamiento muy duro te hace sentir cansado al acabarlo, pero a medida que tu cuerpo se acostumbre a hacer ejercicio, notarás un notable aumento de tus niveles de energía. Hay varias razones para ello, como las endorfinas que tu cerebro libera durante el ejercicio, que te hacen sentir bien, la mejora de los hábitos de sueño y un mejor control del estrés cotidiano. El aumento del flujo sanguíneo durante el ejercicio de cardio transporta más oxígeno y nutrientes a tus células para que funcionen con mayor eficacia. Incluso puedes hacer un poco de cardio de ligero a moderado como remedio rápido si te entra sueño durante el día. Un paseo enérgico de 10-15 minutos alrededor de la manzana, o uno de nuestras rutinas de calentamiento de 10 minutos (ver página 183), harán más por reavivar los niveles de energía decaídos que un café cargado y un dónut.

MARCHAR EN EL SITIO

1 A medida que aumente tu forma física, puedes convertir la marcha en un ligero trote.

1 Mantente erguido con los brazos a los lados. Mete el ombligo para activar el tronco. Comienza a marchar en el sitio despacio, levantando primero una pierna, y luego la otra. Cuando hayas establecido un ritmo de marcha constante con las piernas, empieza a mover los brazos. Al levantar cada pie, mueve el brazo opuesto hacia delante. Acelera el ritmo. Continúa durante tres minutos

TALONES A LOS GLÚTEOS

2 Empieza despacio hasta que cojas el ritmo y luego aumenta la velocidad hasta que parezca que estás corriendo.

1 Ponte de pie con los pies separados a la anchura de las caderas. Dobla los codos y cierra los puños a la altura de los hombros. Activa el tronco. Levanta el pie derecho hacia atrás y hacia arriba, y lleva el talón hacia las nalgas. Vuelve a apoyar la planta del pie derecho en el suelo y levanta el pie izquierdo hacia el trasero hasta el tope. Continúa, alternando las piernas. Haz tres series de un minuto, y descansa si es necesario.

- **Tonifica la parte inferior del cuerpo**
- **Trabaja brazos y hombros**
- **Se añade al recuento de pasos diarios**
- **Quema calorías**
- **Levanta el ánimo**

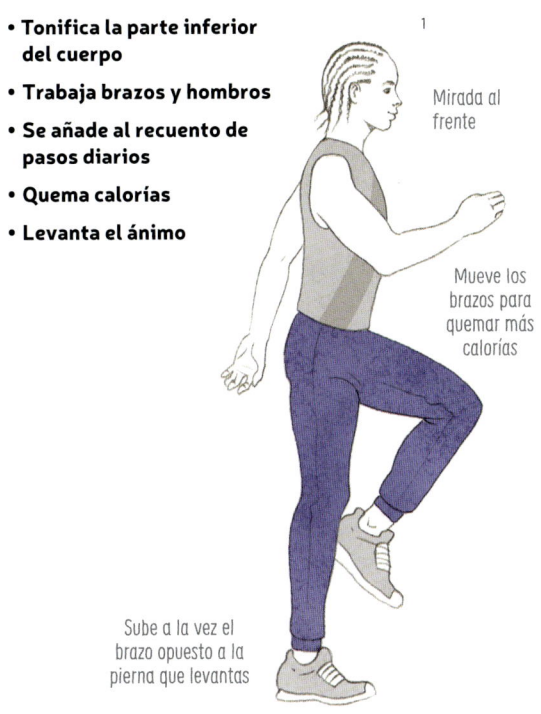

Mirada al frente

Mueve los brazos para quemar más calorías

Sube a la vez el brazo opuesto a la pierna que levantas

- **Gran ejercicio cardiovascular**
- **Fortalece los isquiotibiales, cuádriceps y glúteos**
- **Buena quema de calorías**

Activa el tronco

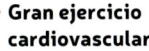
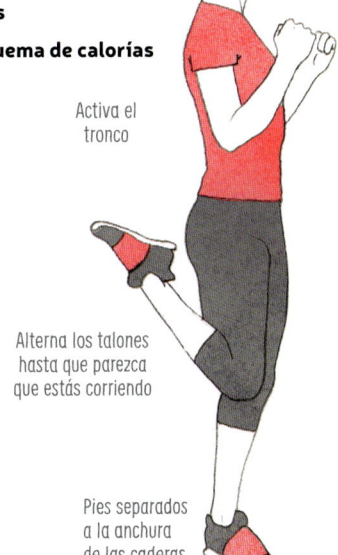

Alterna los talones hasta que parezca que estás corriendo

Pies separados a la anchura de las caderas

TORSIÓN DE TRONCO

3

Este ejercicio puede reducir tu cintura.

1 Ponte de pie con los pies separados a la anchura de las caderas. Levanta los brazos a la altura de los hombros, con las palmas hacia abajo. Activa el tronco. Manteniendo los brazos levantados, gira el torso lentamente hacia la derecha, y deja que el talón izquierdo se despegue del suelo. Estírate hasta donde te resulte cómodo y vuelve a la posición inicial. Manteniendo los brazos levantados, gira el torso lentamente hacia la izquierda, y deja que el talón derecho se despegue del suelo. Estírate hasta donde te resulte cómodo y vuelve a la posición inicial. Repite 30 veces a ambos lados.

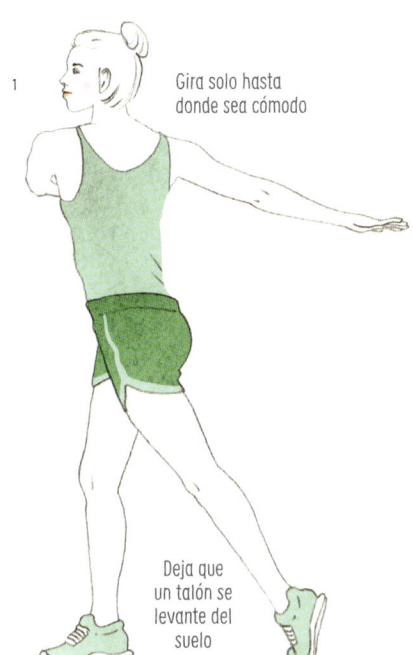

Gira solo hasta donde sea cómodo

Deja que un talón se levante del suelo

SALTAR A LA CUERDA

4

Practica el doble salto clásico o el paso de trote.

- **Buen entrenamiento cardiovascular**
- **Gran quema de calorías**
- **Fortalece los huesos**
- **Mejora la coordinación**
- **Entrenamiento corporal completo**
- **Aumenta la resistencia**

1 Ponte de pie con los pies juntos. Agarra las empuñaduras de la cuerda, y déjalas a unos centímetros de tu cuerpo, a la altura de las caderas. Mantén los hombros y los codos inmóviles y empieza a girar la cuerda desde las muñecas. Empieza despacio, saltando con ambos pies 3-5 cm cuando la cuerda pase por debajo, y cae sobre las puntas de los pies. Cuando hayas establecido un ritmo, continúa durante un minuto. Descansa y repite.

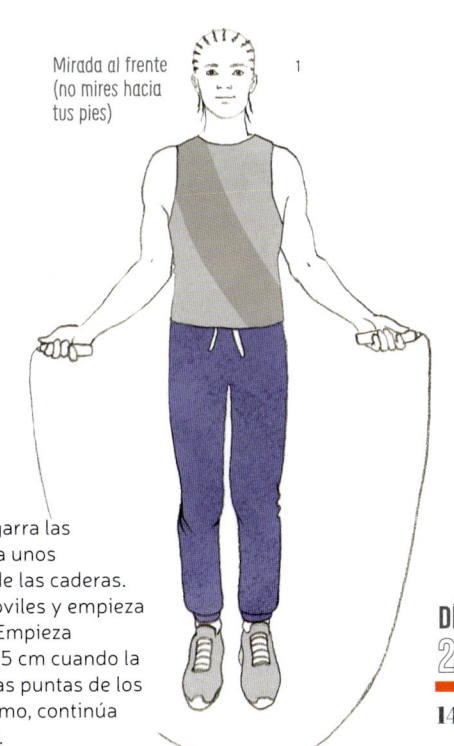

Mirada al frente (no mires hacia tus pies)

ZANCADA LATERAL

Estas zancadas desarrollan el equilibrio, la estabilidad y la fuerza. Trabajan la cara interna y externa de los muslos y ayudan a reducir la celulitis.

- **Dirigido a cuádriceps, glúteos y muslos**
- **Fortalece la parte inferior del cuerpo y el tronco**
- **Mejora el equilibrio y la estabilidad**

Si tienes lesiones o dolor de rodilla o cadera, evita este ejercicio hasta que estés mejor. Omite esta postura si tienes osteoporosis.

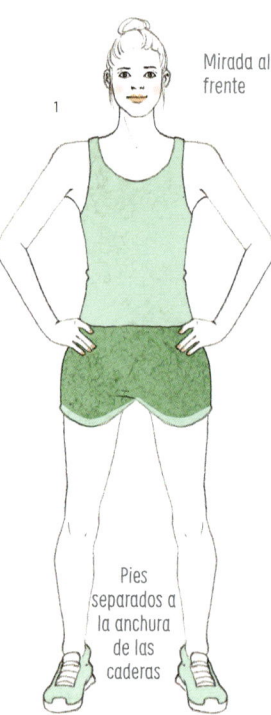

Mirada al frente

Pies separados a la anchura de las caderas

Mantén la espalda recta

Rodilla flexionada en ángulo recto

1 Ponte de pie, con los pies separados a la anchura de las caderas y las manos sobre ellas. Mete el ombligo hacia dentro para activar el tronco, inspira y prepárate para el movimiento.

2 Da un gran paso hacia un lado con la pierna derecha, doblando la rodilla izquierda. Empuja las caderas hacia atrás y baja el cuerpo hasta que la rodilla izquierda esté doblada a 90 grados. Empuja hacia atrás hasta el inicio. Repite cinco veces, luego cambia de lado y repite con la pierna izquierda. Haz una pausa y luego dos series más de cinco repeticiones a cada lado.

RODILLAS ALTAS

Las rodillas altas proporcionan un intenso entrenamiento cardiovascular y una gran quema de calorías.

- **Excelente ejercicio cardiovascular**
- **Trabaja pantorrillas, cuádriceps, isquiotibiales, glúteos, tronco y flexores de la cadera**
- **Buen consumo de calorías**

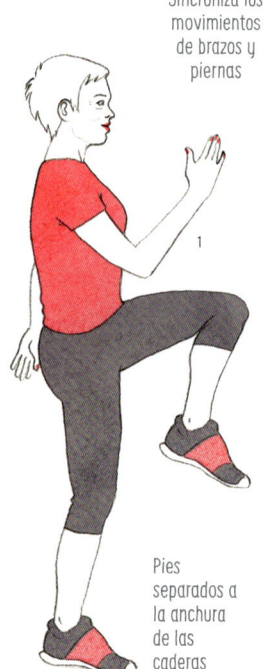

Sincroniza los movimientos de brazos y piernas

Pies separados a la anchura de las caderas

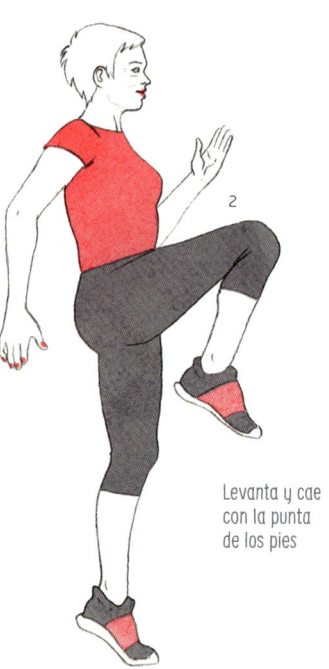

Levanta las rodillas lo más alto que puedas

Levanta y cae con la punta de los pies

1 Ponte de pie con los pies separados a la anchura de las caderas. Levanta la rodilla izquierda todo lo que puedas justo cuando levantes el brazo derecho.

2 Cambia rápido, levantando la rodilla derecha justo cuando aterrice el pie izquierdo. Empieza despacio, alternando las extremidades y moviéndote a un ritmo cómodo durante un minuto. No empieces demasiado rápido; espera a que tus músculos estén calientes antes de aumentar el ritmo. Haz tres series de un minuto cada una.

ABDOMINALES LATERALES

7

Estos abdominales de pie queman más calorías que los abdominales laterales realizados en la colchoneta.

- **Activa los oblicuos**
- **También trabaja el tronco y las caderas**
- **Reduce la cintura**
- **Mejora el equilibrio y la estabilidad**

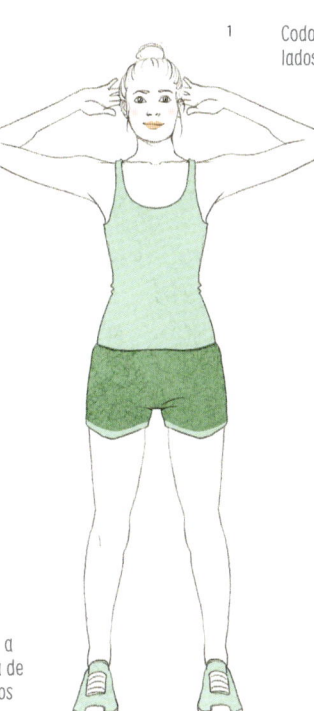

Codos a los lados

Pies separados a la anchura de los hombros

1 Ponte de pie con los pies separados a la altura de los hombros. Coloca las manos detrás de la cabeza con los codos estirados hacia los lados. Mete el ombligo hacia dentro para activar el tronco.

2 Desplaza el peso del cuerpo sobre el pie izquierdo y levanta la rodilla derecha hacia un lado, con la rodilla flexionada. Dóblate hacia el lado derecho, bajando el codo hasta casi tocar la rodilla. Baja la pierna y vuelve a la posición inicial. Repite 10 veces en ambos lados. Haz dos series más de 10 repeticiones.

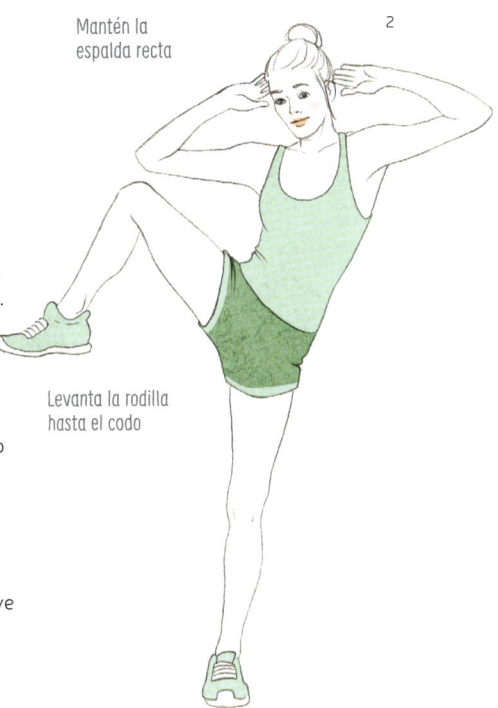

Mantén la espalda recta

Levanta la rodilla hasta el codo

SENTADILLA SUPERIOR CON PESAS

Mantén la espalda recta y no permitas que tus rodillas se giren hacia dentro o hacia fuera.

- **Fortalece brazos, hombros, espalda y tronco**
- **Trabaja glúteos, caderas, muslos y pantorrillas**
- **Mejora el equilibrio y la postura**

Brazos rectos, palmas hacia dentro

1 Ponte de pie con los pies separados a la altura de los hombros. Mete el ombligo hacia dentro, inspira y prepárate para el movimiento. Levanta los brazos por encima de la cabeza, separados a la altura de los hombros, con las palmas hacia dentro.

Activa el tronco

Pies separados a la anchura de los hombros

Mantén los brazos alineados con las orejas

2 Baja lentamente hasta la posición de sentadillas con las piernas en un ángulo de 90 grados respecto al suelo. Mantén los brazos en línea con tu torso. Repítelo siete veces. Haz otras dos series de siete.

Rodillas hacia delante, sin girar hacia dentro o hacia fuera.

Tibias paralelas al torso

FLEXIONES

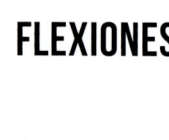

9 Recuerda que, si lo prefieres, puedes seguir utilizando la flexión con rodillas que aprendimos por primera vez en la página 24.

- **Desarrolla la fuerza de la parte superior del cuerpo**
- **Trabaja tríceps, pectorales y hombros**
- **Fortalece la zona lumbar y el tronco**

Tronco activo para evitar que caiga la espalda

Manos un poco más separadas que la anchura de los hombros

Mantén la espalda recta

Pies separados a la anchura de las caderas

1 Colócate a cuatro patas con las manos un poco más separadas que la anchura de los hombros. Mete el ombligo hacia dentro para activar el tronco. Extiende las piernas hacia atrás y mantén el equilibrio sobre los dedos de los pies y las manos. Deja el cuerpo en línea recta, sin hundirte en el centro. Separa los pies a la anchura de las caderas.

2 Inspira mientras doblas los codos y bajas hasta que la barbilla casi roce el suelo. Exhala mientras contraes los músculos del pecho y empuja hacia arriba con las manos hasta la posición inicial. No bloquees los codos, mantenlos ligeramente flexionados. Repite ocho veces. Descansa y luego haz tres series de ocho flexiones.

ESTIRAMIENTO A DOS PIERNAS

10 Este estiramiento fortalece la espalda y puede ayudar mucho a aliviar el dolor lumbar.

- **Trabaja el tronco, especialmente los abdominales inferiores de difícil acceso**
- **Trabaja los flexores de la cadera**
- **Suaviza los dolores lumbares**

1 Túmbate en el suelo boca arriba, con los brazos a los lados y las palmas hacia abajo. Mete el ombligo hacia dentro para activar el tronco y levanta lentamente ambas piernas hasta que formen un ángulo recto respecto a tu torso.

2 Baja ambas piernas lentamente hasta casi tocar el suelo, y luego vuelve a subirlas poco a poco hasta la posición inicial. Haz tres series de cinco.

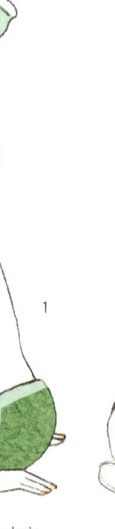

Tronco activo

Manos a los lados, palmas hacia abajo

Cuello relajado

Mantén la curva natural de la columna; que no se aplane contra el suelo, pero tampoco arquees la parte inferior de la espalda.

Mueve las piernas despacio para conseguir mayores beneficios

TORSIÓN EN EL SUELO

11

Esta postura reparadora masajea los órganos del torso y fortalece los abdominales.

- **Aumenta la energía y la concentración**
- **Fortalece la columna vertebral**
- **Tonifica los brazos y la parte superior del cuerpo**
- **Mejora el equilibrio y la postura**

1 Túmbate boca arriba con los pies apoyados en el suelo y los brazos a los lados, con las palmas hacia abajo.

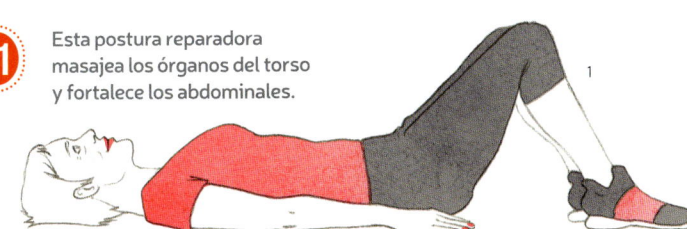

2 Levanta las rodillas flexionadas hasta un ángulo de 90 grados, como si estuvieras sentada en una silla. Estira los brazos hacia los lados y presiona el dorso de las manos contra el suelo.

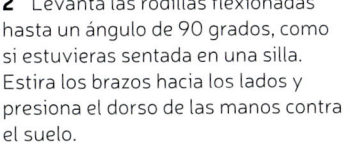

Rodillas flexionadas 90 grados

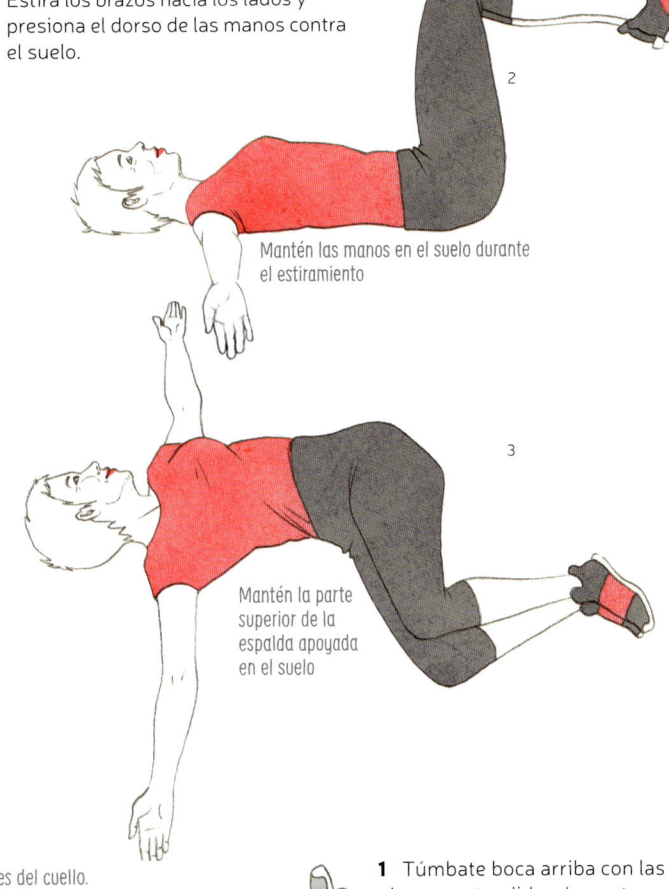

Mantén las manos en el suelo durante el estiramiento

3 Mantén los hombros en el suelo, inspira y baja lentamente las piernas hasta que sientas un ligero estiramiento en la parte baja de la espalda. Intenta alcanzar el suelo, pero si no tienes tanta flexibilidad, baja todo lo que puedas. Al mismo tiempo, gira despacio la cabeza hacia el lado opuesto a las rodillas. Mantén la posición durante 10 segundos, espira y vuelve a colocar la cabeza y las piernas en la posición inicial. Repite cinco veces en ambos lados. Descansa y haz otras dos series de cinco por cada lado.

Mantén la parte superior de la espalda apoyada en el suelo

ABDOMINAL DE BICICLETA

12

Este ejercicio es excelente para fortalecer el tronco y tonificar los muslos.

- **Trabaja el tronco**
- **Reduce la cintura**
- **Tonifica los muslos**

Apoya la cabeza en las manos; no tires del cuello.

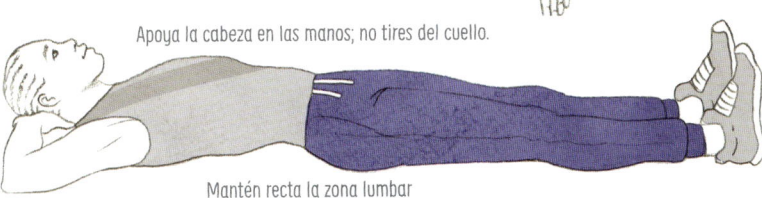

Mantén recta la zona lumbar

1 Túmbate boca arriba con las piernas extendidas. Levanta los brazos y coloca las manos detrás de la cabeza, con los dedos entrelazados. Mete el ombligo hacia dentro para activar el tronco.

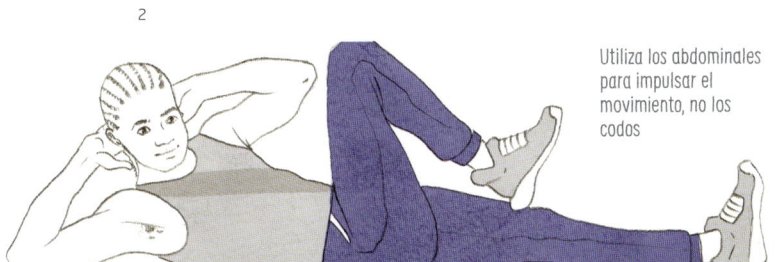

Utiliza los abdominales para impulsar el movimiento, no los codos

2 Dobla la pierna izquierda hacia el pecho y, al mismo tiempo, levanta el cuello y los hombros del suelo. Gira el torso de modo que el codo derecho toque la rodilla izquierda. Vuelve lentamente a la posición inicial. Repite despacio, alternando las piernas durante un minuto. Haz una pausa para descansar y luego haz dos series más de un minuto.

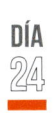

NATACIÓN

Se trata de un ejercicio avanzado muy bueno para los glúteos, la zona lumbar y el tronco.

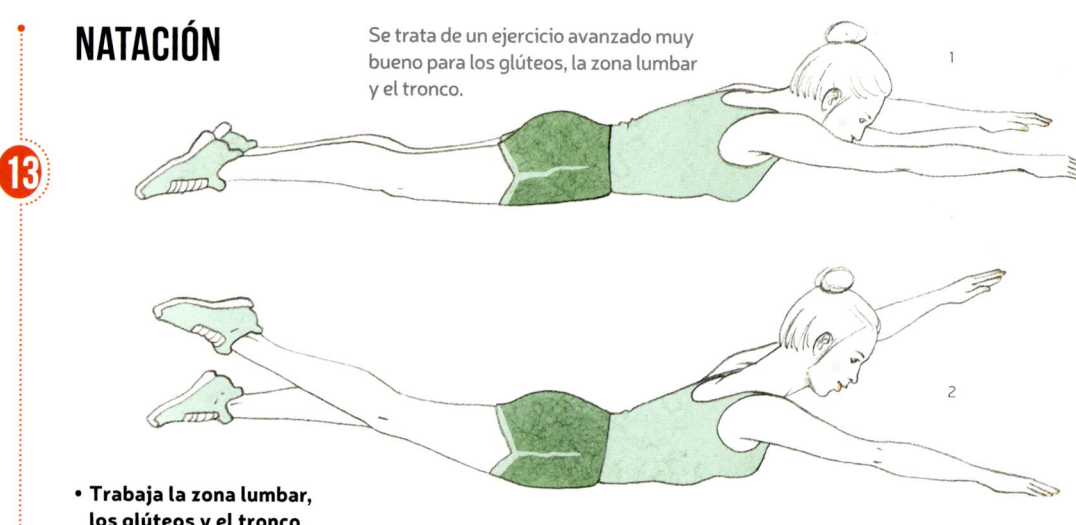

1 Túmbate boca abajo con las piernas juntas, la frente apoyada en el suelo y los brazos estirados hacia delante. Contrae el tronco, inspira y levanta la parte superior del cuerpo y las piernas del suelo. Ahora empieza a nadar levantando una pierna y el brazo opuesto hacia el techo.

2 Levanta el brazo y la pierna contrarios y sigue moviéndote, alternando las extremidades. Muévete lentamente, y completa 10 patadas a cada lado. Haz una pausa para descansar y luego completa dos series más de 10 por cada lado.

- **Trabaja la zona lumbar, los glúteos y el tronco**
- **Fortalece la espalda**
- **Mejora la postura**

FLEXIÓN A DOS PIERNAS

Este ejercicio fortalece el tronco y te ayudará a reafirmar la cintura.

- **Trabaja los abdominales**
- **También fortalece el tronco, las caderas y los cuádriceps**
- **Mejora la coordinación**

1 Túmbate boca arriba con las rodillas flexionadas. Contrae el tronco y levanta las rodillas para que las pantorrillas queden paralelas al suelo. Exhala mientras levantas la parte superior del cuerpo del suelo hasta la punta de los omóplatos. Lleva ambas rodillas hacia el pecho y coloca una mano en cada espinilla.

2 Inhala mientras llevas los brazos hacia atrás por encima de la cabeza y extiendes las piernas hacia delante. Contrae los abdominales para apoyar el estiramiento. Cuanto más altas estén las piernas, más fácil será para la parte baja de la espalda.

3 Espira mientras extiendes los brazos hacia los lados y los rodeas para agarrarte las espinillas, volviendo a la posición inicial. Repite la operación. Vuelve a girar la parte superior del cuerpo y la cabeza hacia el suelo y baja las piernas hasta la posición de relajación. Descansa y repite cinco veces. Haz otras dos series de cinco.

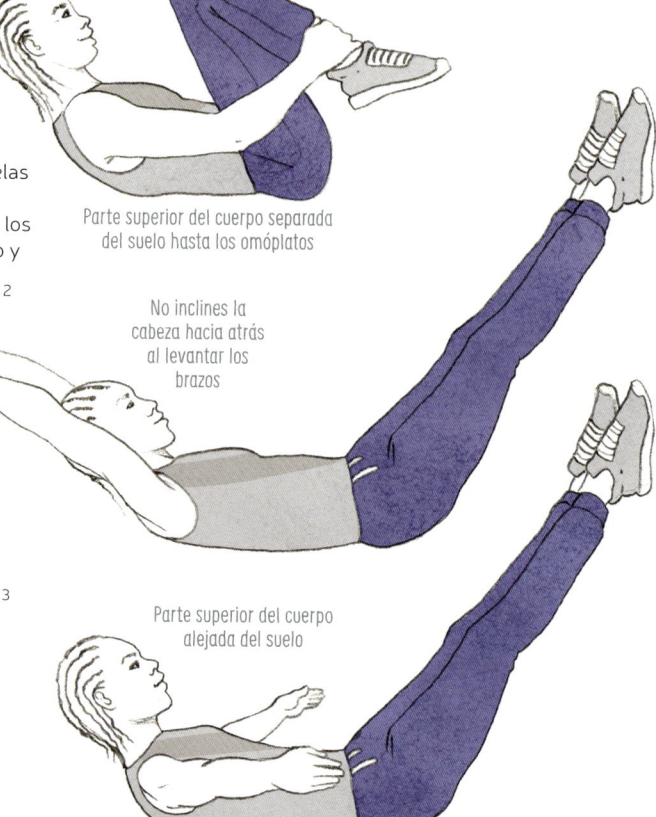

Parte superior del cuerpo separada del suelo hasta los omóplatos

No inclines la cabeza hacia atrás al levantar los brazos

Parte superior del cuerpo alejada del suelo

COBRA

15

Este ejercicio te levanta el ánimo y disminuye la rigidez de la zona lumbar.

- **Aumenta la flexibilidad de la columna vertebral**
- **Estira el pecho, los hombros y el tronco**
- **Alivia el dolor de espalda**
- **Tonifica los glúteos**

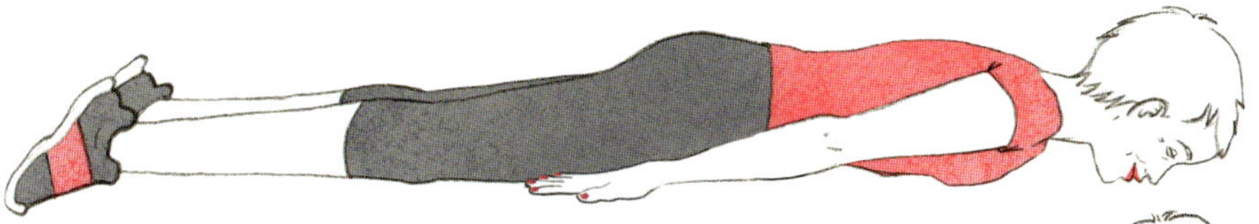

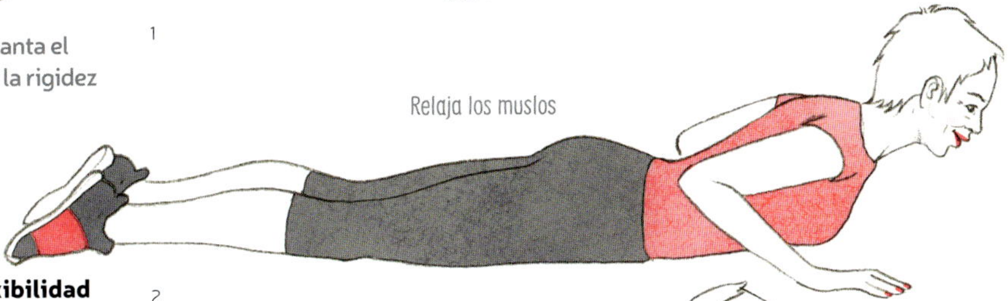

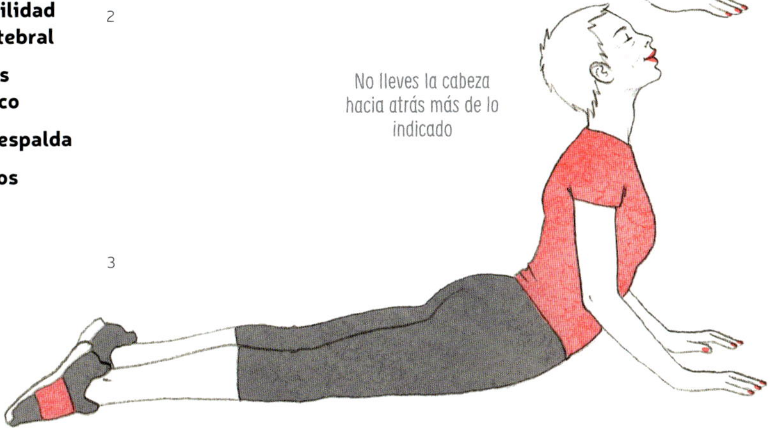

Relaja los muslos

No lleves la cabeza hacia atrás más de lo indicado

1

2

3

1 Túmbate boca abajo con la cara apoyada en el suelo. Las piernas están extendidas hacia atrás, separadas a la anchura de las caderas y los brazos a los lados.

2 Contrae el tronco mientras subes los brazos a la altura de los hombros, con las palmas hacia abajo. Presiona el suelo con las manos y levanta lentamente el pecho del suelo.

3 Continúa elevando el tronco todo lo que puedas sin que te cueste esfuerzo. Inclina un poco la cabeza hacia atrás hasta que la barbilla quede paralela al suelo. Mantén la posición durante 10 respiraciones. Baja lentamente el tronco hasta el suelo, una vértebra cada vez. Repítelo cinco veces. Descansa y haz otra serie.

PUENTE

16

Este ejercicio tonifica los glúteos y el tronco, pero también es bueno para aliviar el estrés.

- **Activa los glúteos**
- **También trabaja los músculos de muslos, caderas, tronco y espalda**
- **Ayuda a los dolores lumbares**
- **Alivia el estrés**

1 Túmbate en el suelo boca arriba, con las rodillas levantadas y los brazos a los lados, con las palmas hacia abajo. Mete el ombligo hacia dentro para activar el tronco.

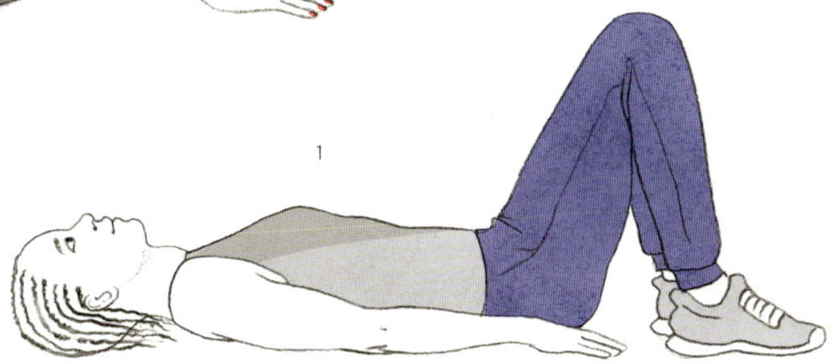

2 Levanta las caderas para crear una línea recta desde las rodillas hasta los hombros. Mantén el tronco contraído para evitar que las caderas se hundan. Aguanta 10 segundos y vuelve a la posición inicial. Haz dos series más de cinco.

1

Cuello relajado

Brazos a los lados, palmas hacia abajo

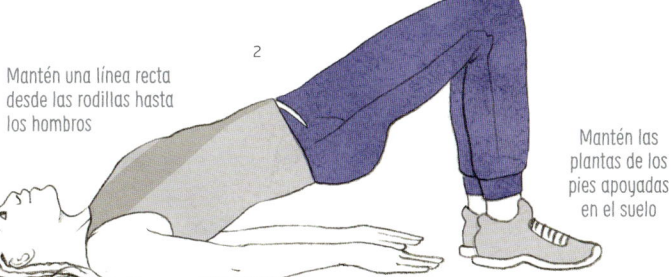

2

Mantén una línea recta desde las rodillas hasta los hombros

Mantén las plantas de los pies apoyadas en el suelo

Meditación

Hoy es un día de descanso tras los esfuerzos de ayer. Tómate unos minutos para mover suavemente el cuello siguiendo las instrucciones de la página de al lado. En nuestro último día de descanso hablamos del ejercicio consciente. Hoy llevaremos ese concepto un paso más allá y nos acercaremos a la meditación. Muchas personas descubren que meditar después de entrenar ayuda a sus cuerpos a recuperarse más rápidamente y reduce cualquier rigidez o molestia postentrenamiento. La ciencia ha demostrado que la meditación puede sumar otros beneficios. Un estudio de la UCLA demostró que los cerebros de quienes llevan mucho tiempo meditando —personas que lo habían hecho durante más de 20 años— estaban en bastante mejor forma que los de quienes nunca habían meditado. Otro estudio realizado en Johns Hopkins descubrió que, en muchos casos, la meditación cotidiana era tan eficaz como los antidepresivos para controlar la ansiedad y la depresión. Una investigación en Harvard demostró que con tan solo ocho semanas de meditación aumentaba el grosor cortical en el hipocampo, que rige el aprendizaje y la memoria, al tiempo que disminuía el volumen de células cerebrales en la amígdala, responsable del miedo, la ansiedad y el estrés.

OREJA AL HOMBRO

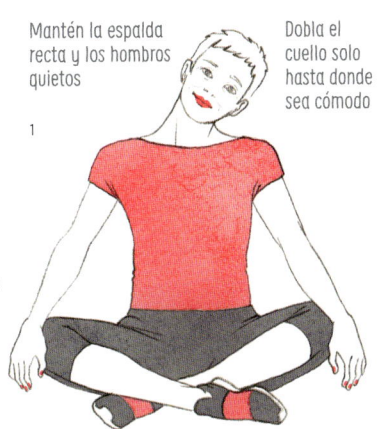

El cuello es una zona delicada. Muévete despacio en cada uno de los ejercicios de estas páginas y para si sientes alguna molestia.

Mantén la espalda recta y los hombros quietos

Dobla el cuello solo hasta donde sea cómodo

1

- **Reduce la rigidez y aumenta la flexibilidad**
- **Puede ayudar a aliviar el dolor de cuello y hombros**
- **Mejora la alineación de la cabeza, el cuello y los hombros**
- **Corrige la postura**

1 Siéntate erguida en el suelo con las piernas cruzadas. También puedes sentarte en una silla o estar de pie. Inclina lentamente la cabeza hacia la izquierda, como si fueras a presionar la oreja contra el hombro. No te inclines más de lo que te resulte cómodo. Aguanta 15 segundos. Vuelve a la posición inicial. Repite en el otro lado. Repite cinco veces más en ambos lados.

ESTIRAMIENTO LATERAL DE CUELLO

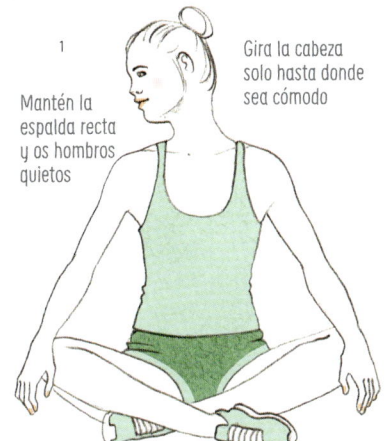

Este es un gran ejercicio para liberar la tensión del cuello mientras trabajas con el ordenador.

1

Mantén la espalda recta y os hombros quietos

Gira la cabeza solo hasta donde sea cómodo

- **Reduce la rigidez y aumenta la flexibilidad**
- **Puede ayudar a aliviar el dolor de cuello y hombros**
- **Mejora la alineación de la cabeza, el cuello y los hombros**
- **Corrige la postura**

1 Siéntate erguida en el suelo con las piernas cruzadas. También puedes sentarte en una silla o estar de pie. Manteniendo los hombros quietos y la espalda recta, gira lentamente la cabeza hacia la izquierda todo lo que puedas sin sentir molestias. Aguanta 15 segundos. Vuelve a la posición inicial. Repite en el otro lado. Aguanta 15. Repite cinco veces más en ambos lados.

MEDITACIÓN

El loto o el medio loto son las posturas clásicas para meditar, pero no todos nos sentimos cómodos así. Otra postura es sentarse con las piernas ligeramente cruzadas. También puedes sentarte erguido en una silla con el respaldo recto, si resulta más cómodo.

- **Aumenta la salud emocional**
- **Reduce el estrés**
- **Controla la ansiedad**
- **Despierta la mente**
- **Favorece un sueño reparador**
- **Ayuda a la recuperación postentrenamiento**

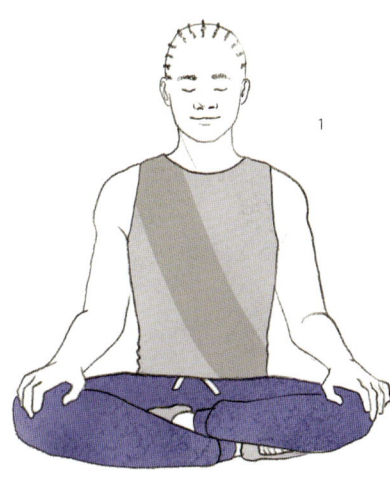

1

Dos posiciones para la práctica de la meditación

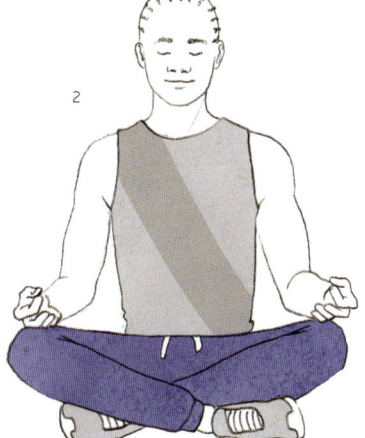

2

1 y 2 Siéntate erguido en el suelo con las piernas cruzadas. También puedes sentarte en una silla. Con los ojos abiertos o cerrados, empieza concentrándote en un sonido o una visión concretos. Si prefieres un sonido o mantra, puedes elegir el clásico «OM». Repítelo mientras despejas los pensamientos de tu mente. Si prefieres una visión, concéntrate en un objeto o lugar que te haga sentir en paz y feliz. A algunas personas les gusta concentrarse en el ritmo de su propia respiración. Dedica 5-10 minutos a la contemplación silenciosa.

Prevenir la diabetes de tipo 2

DÍA
26

La diabetes tipo 2 es una enfermedad crónica que afecta a millones de personas en todo el mundo. Los casos no controlados pueden causar ceguera, cardiopatías, insuficiencia renal y otras afecciones graves. Si en tu familia hay diabetes de tipo 2, o si tu médico te ha dicho que tus niveles de azúcar en sangre son demasiado altos o que eres prediabético, el ejercicio físico diario combinado con una dieta sana puede prevenir o retrasar la aparición de la diabetes. El sobrepeso o la obesidad son factores de riesgo importantes para la diabetes tipo 2. La actividad física quema calorías y te ayuda a mantener a raya el exceso de peso, pero también puede mejorar la capacidad de tu organismo para utilizar la glucosa, lo que puede controlar la diabetes. El ejercicio aumenta la sensibilidad a la insulina de tus células, de modo que tus músculos absorben más azúcar de la que se libera en tu sangre después de cada comida. Se recomienda tanto el ejercicio aeróbico como el entrenamiento de fuerza.

CÍRCULOS CON EL CODO

Estos estiramientos tonifican los hombros y aumentan la amplitud de movimiento.

- **Aumenta la movilidad de la articulación del hombro**
- **Trabaja los trapecios del cuello y la parte superior de la espalda**
- **Tonifica los brazos**

MARCHAR EN EL SITIO

Después de calentar, acelera el ritmo, hasta que parezca que estés corriendo.

- **Tonifica la parte inferior del cuerpo**
- **Trabaja brazos y hombros**
- **Se añade al recuento de pasos diarios**
- **Quema calorías**
- **Levanta el ánimo**

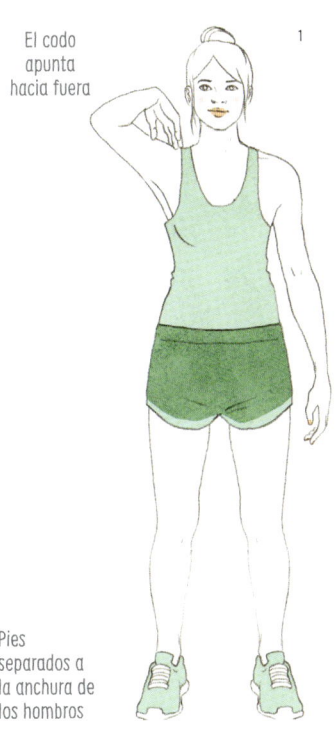

El codo
apunta
hacia fuera

Pies
separados a
la anchura de
los hombros

1 Ponte de pie, con los pies separados a la anchura de los hombros. Levanta un brazo y coloca la punta de los dedos sobre el hombro. Gira lentamente el brazo hacia delante 15 veces. Repite primero el ejercicio hacia atrás y luego haz lo mismo en el otro lado.

2 Ahora levanta ambos brazos a la altura de los hombros y coloca las puntas de los dedos sobre los hombros, con los codos apuntando hacia fuera. Gira lentamente ambos brazos hacia delante 15 veces. Repite 15 veces hacia atrás. Haz otras dos series de 15.

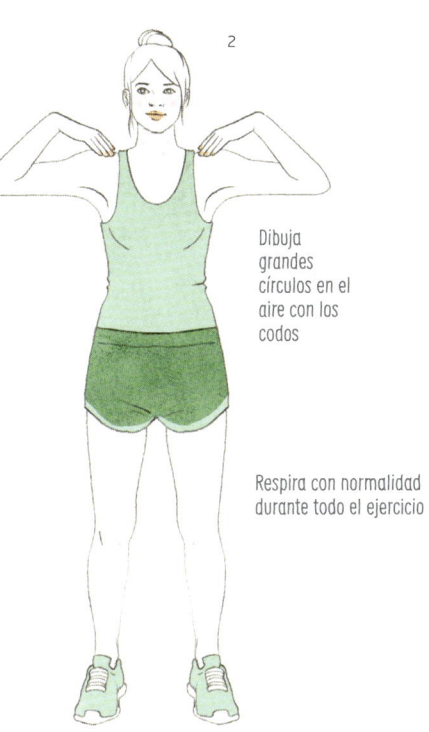

Dibuja
grandes
círculos en el
aire con los
codos

Respira con normalidad
durante todo el ejercicio

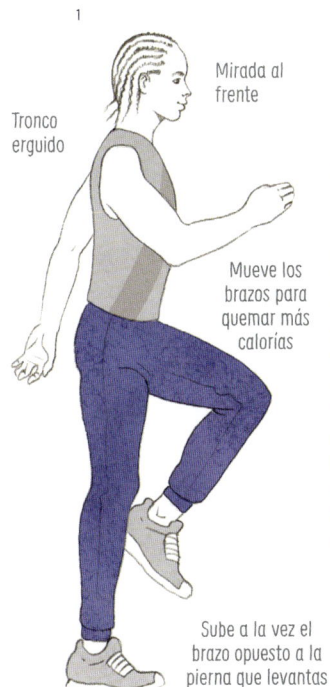

Mirada al
frente

Tronco
erguido

Mueve los
brazos para
quemar más
calorías

Sube a la vez el
brazo opuesto a la
pierna que levantas

1 Mantente erguido con los brazos a los lados. Mete el ombligo hacia dentro para activar el tronco y prepárate para el movimiento. Comienza a marchar en el sitio despacio, levantando primero una pierna, y luego la otra. Cuando hayas establecido un ritmo de marcha constante con las piernas, empieza a mover los brazos. Al levantar cada pie, mueve el brazo opuesto hacia delante. Acelera el ritmo. Continúa durante tres minutos.

RODILLAS ALTAS

3 Las rodillas altas proporcionan un intenso entrenamiento cardiovascular y una gran quema de calorías.

- **Excelente ejercicio cardiovascular**
- **Trabaja pantorrillas, cuádriceps, isquiotibiales, glúteos, tronco y flexores de la cadera**
- **Buen consumo de calorías**

Levanta y cae
con la punta
de los pies

Levanta las rodillas lo
más alto que puedas

Sincroniza los
movimientos
de brazos y
piernas

1 Ponte de pie con los pies separados a la anchura de las caderas. Levanta la rodilla izquierda todo lo que puedas justo cuando levantes el brazo derecho. Cambia rápido, levantando la rodilla derecha justo cuando aterrice el pie izquierdo. Empieza despacio, alternando las extremidades y moviéndote a un ritmo cómodo durante un minuto. No empieces demasiado rápido; espera a que tus músculos estén calientes antes de aumentar el ritmo. Haz tres series de un minuto cada una.

TIJERAS CRUZADAS

Los saltos cruzados consumen algo más de energía que los normales. También ayudan a desarrollar la coordinación.

- **Entrenamiento de cardio para todo el cuerpo**
- **Trabaja glúteos y cuádriceps**
- **Fortalece los flexores de la cadera**
- **Buen consumo de calorías**

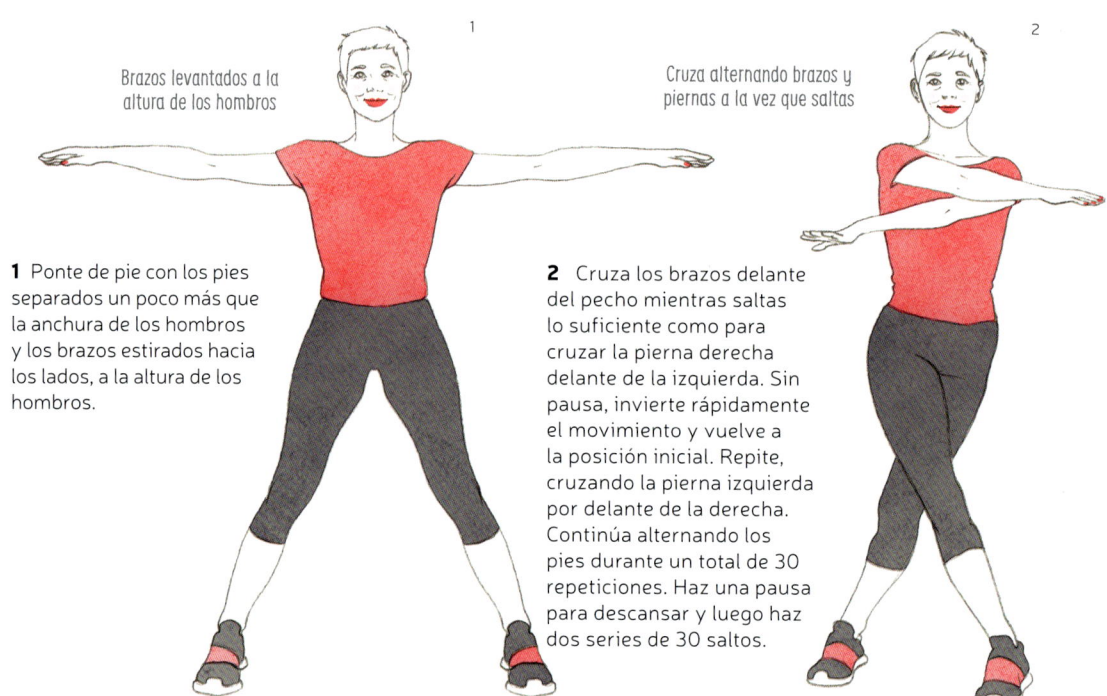

Brazos levantados a la altura de los hombros

Cruza alternando brazos y piernas a la vez que saltas

1 Ponte de pie con los pies separados un poco más que la anchura de los hombros y los brazos estirados hacia los lados, a la altura de los hombros.

2 Cruza los brazos delante del pecho mientras saltas lo suficiente como para cruzar la pierna derecha delante de la izquierda. Sin pausa, invierte rápidamente el movimiento y vuelve a la posición inicial. Repite, cruzando la pierna izquierda por delante de la derecha. Continúa alternando los pies durante un total de 30 repeticiones. Haz una pausa para descansar y luego haz dos series de 30 saltos.

ZANCADA LATERAL

Este movimiento ayuda a reducir la cintura y a modelar tu cuerpo.

- **Dirigido a cuádriceps, glúteos y muslos**
- **Fortalece la parte inferior del cuerpo y el tronco**
- **Mejora el equilibrio y la estabilidad**

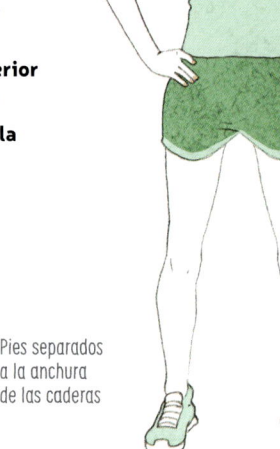

Mirada al frente

Pies separados a la anchura de las caderas

1 Ponte de pie, con los pies separados a la anchura de las caderas y las manos sobre ellas. Mete el ombligo hacia dentro para activar el tronco, inspira y prepárate para el movimiento.

2 Da un gran paso hacia un lado con la pierna derecha, doblando la rodilla izquierda. Empuja las caderas hacia atrás y baja el cuerpo hasta que la rodilla izquierda esté doblada a 90 grados. Empuja hacia atrás hasta el inicio. Repite cinco veces, luego cambia de lado y repite con la pierna izquierda. Haz una pausa y luego dos series más de cinco repeticiones a cada lado.

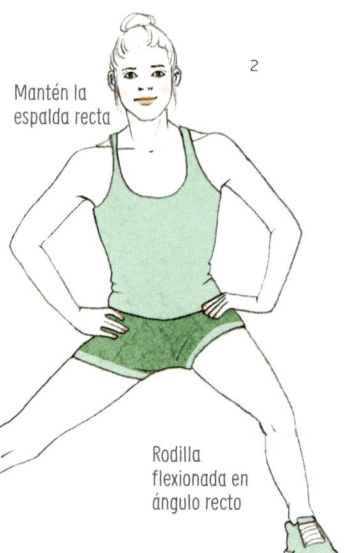

Mantén la espalda recta

Rodilla flexionada en ángulo recto

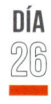

PLANCHA DEL ALPINISTA

6

Este ejercicio es estupendo para desarrollar la resistencia cardiovascular, la fuerza del tronco y la agilidad.

- **Buen entrenamiento cardiovascular**
- **Desarrolla la fuerza central**
- **Ejercicio de cuerpo entero**

1 Empieza en posición de flexión de brazos extendidos (o plancha completa), apoyando el peso en las manos y las puntas de los pies, con los brazos estirados y las piernas extendidas.

2 Manteniendo el tronco contraído y los hombros, las caderas y los pies en línea recta, lleva una rodilla hacia el pecho y vuelve a la posición inicial.

3 Repite el movimiento con la otra pierna, y luego sigue alternando las piernas. Continúa durante 30 segundos. Descansa y repite.

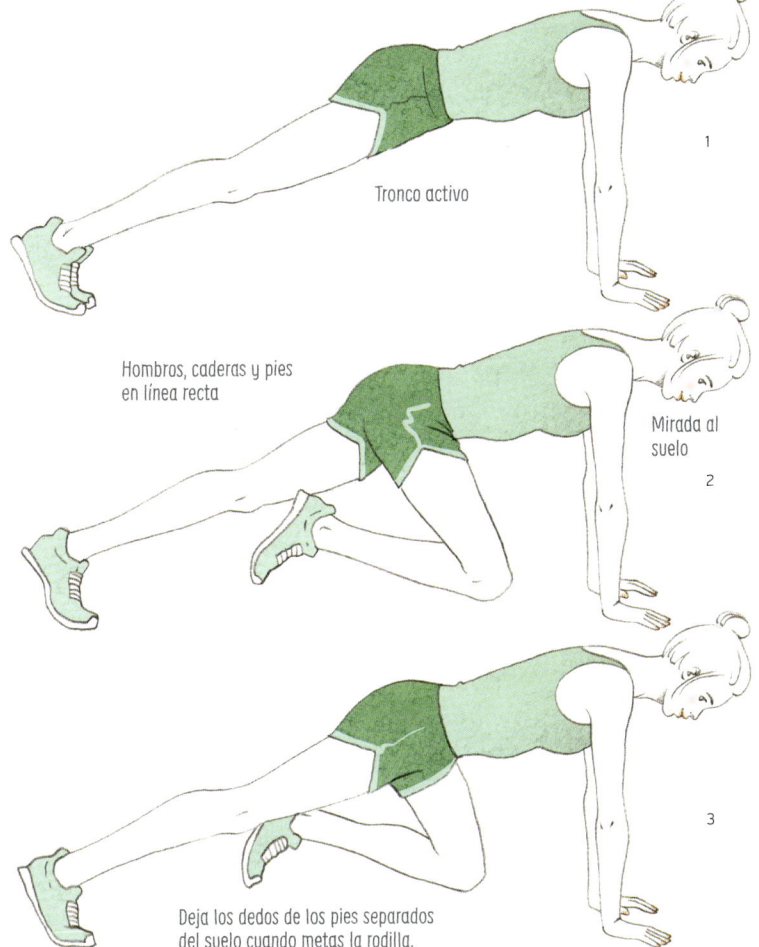

Tronco activo

Hombros, caderas y pies en línea recta

Mirada al suelo

Deja los dedos de los pies separados del suelo cuando metas la rodilla.

PASOS DE CANGREJO

7

Este ejercicio supone un gran entrenamiento para todo el cuerpo.

- **Trabaja brazos, hombros, tronco, glúteos, isquiotibiales y cuádriceps**
- **También trabaja las piernas y el tronco**
- **Mejora la coordinación**
- **Buena quema de calorías**

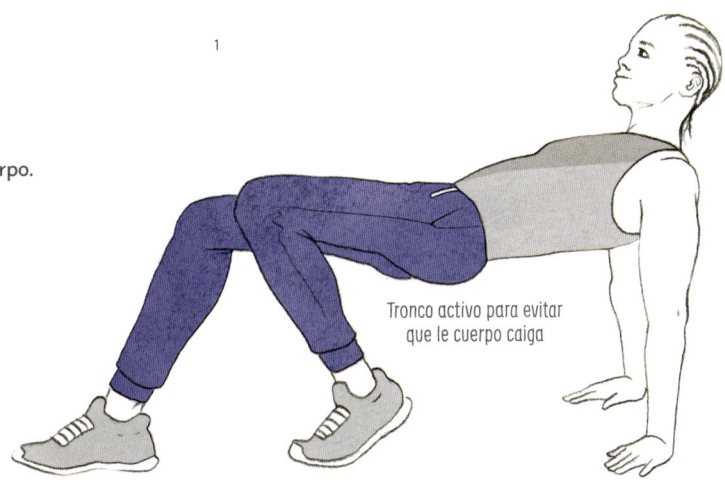

Tronco activo para evitar que el cuerpo caiga

1 Siéntate en el suelo con las rodillas flexionadas y las plantas de los pies apoyadas en el suelo a la anchura de las caderas. Coloca ambas manos con las palmas hacia abajo en el suelo, con los dedos hacia delante. Contrae el tronco y levanta las caderas hasta una posición de «mesa». Da un paso adelante con el pie derecho y la mano izquierda, seguido del pie izquierdo y la mano derecha. Camina hacia delante con las manos y los pies opuestos cinco pasos y retrocede otros cinco hasta la posición inicial. Repite 10 veces. Descansa y luego haz otra serie de 10.

PERRO DE CAZA

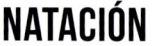

8 Este ejercicio mejora la coordinación, el equilibrio y la fuerza del cuerpo.

- **Fortalece el tronco, las caderas y la zona lumbar**
- **Aumenta la amplitud de movimiento**
- **Desarrolla la coordinación**
- **Mejora el equilibrio y la postura**

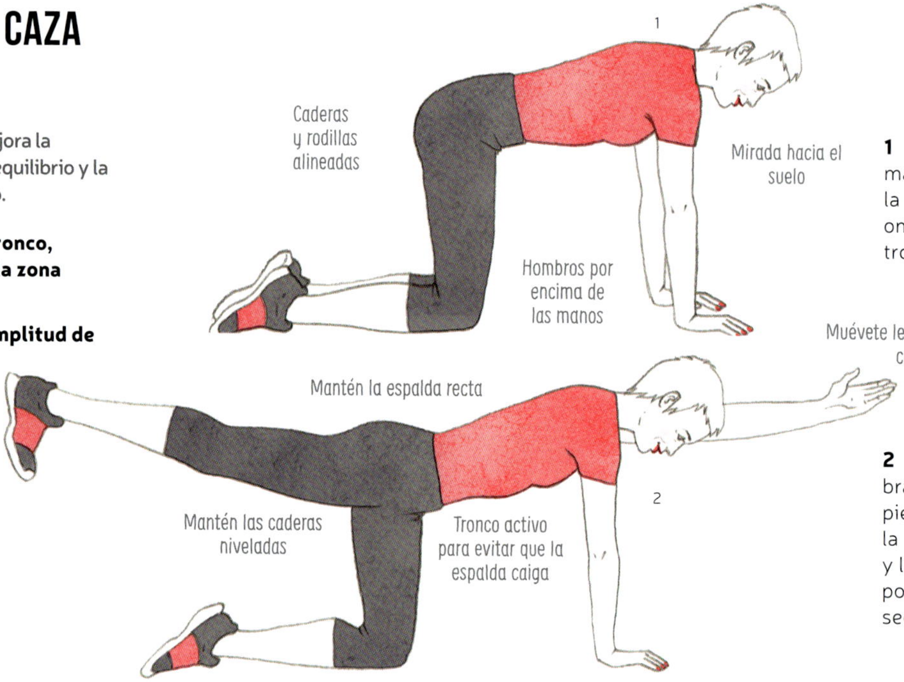

Caderas y rodillas alineadas

Mirada hacia el suelo

Hombros por encima de las manos

Mantén la espalda recta

Mantén las caderas niveladas

Tronco activo para evitar que la espalda caiga

Muévete lentamente de forma controlada

1 Colócate a cuatro patas, con las manos y las rodillas separadas a la anchura de las caderas. Mete el ombligo hacia dentro para activar el tronco.

2 Inhala mientras extiendes el brazo izquierdo hacia delante y la pierna derecha hacia atrás. Mantén la posición durante cinco segundos y luego vuelve poco a poco a la posición inicial. Continúa durante 30 segundos.

NATACIÓN

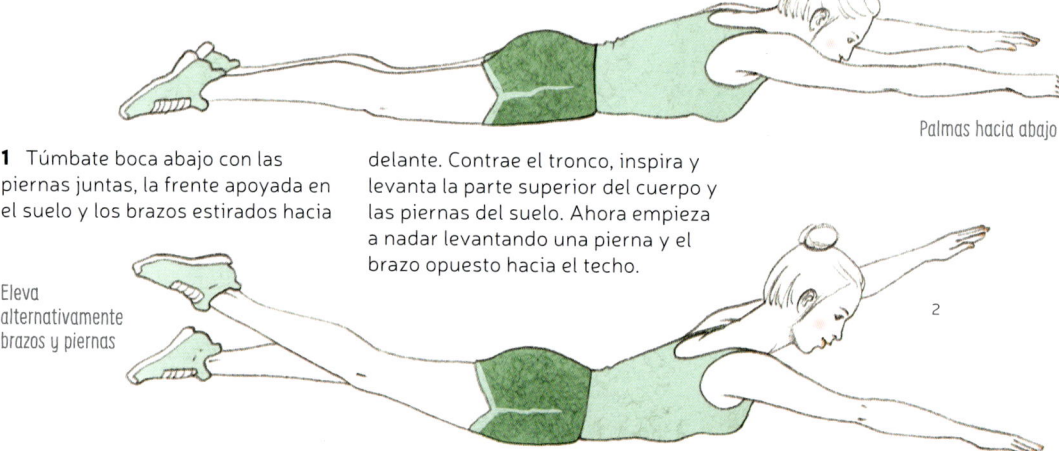

9 Se trata de un ejercicio avanzado muy bueno para los glúteos, la zona lumbar y el tronco.

- **Trabaja la zona lumbar, los glúteos y el tronco**
- **Fortalece la espalda**
- **Mejora la postura**

1 Túmbate boca abajo con las piernas juntas, la frente apoyada en el suelo y los brazos estirados hacia delante. Contrae el tronco, inspira y levanta la parte superior del cuerpo y las piernas del suelo. Ahora empieza a nadar levantando una pierna y el brazo opuesto hacia el techo.

Palmas hacia abajo

Eleva alternativamente brazos y piernas

2 Levanta el brazo y la pierna contrarios y sigue moviéndote, alternando las extremidades. Muévete lentamente, y completa 10 patadas a cada lado. Haz una pausa para descansar y luego completa dos series más de 10 por cada lado.

Muévete despacio para obtener mejores resultados

BURPEES

Hoy pasamos a una versión más completa de este ejercicio. Si aún no te sientes preparado, sigue con cualquiera de los burpees para principiantes que practicamos en las páginas 74-75 y 102-103.

- **Trabaja los brazos, la espalda, el pecho, el tronco, los glúteos y las piernas**
- **Aumenta la frecuencia cardiaca**
- **Elevado consumo de calorías**

4 Manteniendo el cuerpo recto desde la cabeza hasta los talones, haz una flexión. Deja el tronco contraído para que la espalda no caiga e intenta no levantar los glúteos.

5 Vuelve a la posición de plancha.

6 Vuelve a la posición de cuclillas.

7 Cuando vuelvas a levantarte hasta la posición de pie, salta de modo explosivo en el aire, levantando las manos por encima de cabeza mientras saltas. Repítelo de cinco a 10 veces.

1 Ponte de pie con los pies separados a la altura de los hombros. Mete el ombligo hacia dentro para activar el tronco.

2 Ponte en cuclillas y coloca ambas manos en el suelo delante de ti, justo por fuera de los pies. Vuelve a juntar los pies.

3 Cae suavemente sobre las puntas de los pies en la posición de plancha. Haz una pausa de un segundo.

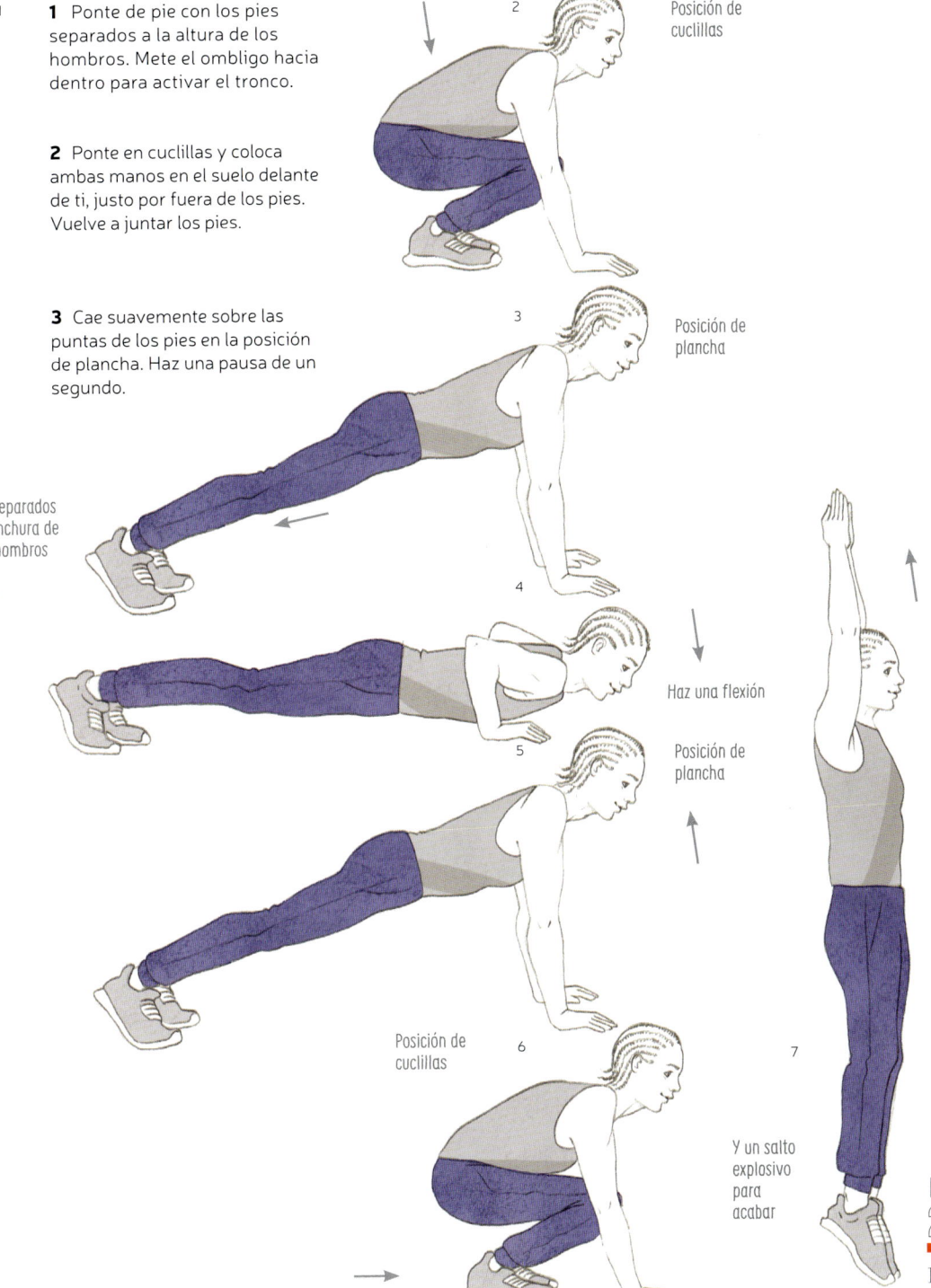

Pies separados a la anchura de los hombros

Posición de cuclillas

Posición de plancha

Haz una flexión

Posición de plancha

Posición de cuclillas

Y un salto explosivo para acabar

Libido

DÍA 27

Varios estudios científicos han demostrado que estar en buena forma física mejora tu vida sexual de muchas maneras. Desde un punto de vista psicológico, la actividad física diaria te hace sentir bien contigo mismo y con tu cuerpo, aumenta tu autoestima y te hace sentir más atractivo sexualmente. También reduce el estrés, que puede «sabotear» tu libido. Desde un punto de vista puramente físico, el ejercicio aeróbico eleva el ritmo cardíaco y aumenta el flujo sanguíneo por todo el cuerpo. En los hombres, esto puede actuar casi como una forma natural de Viagra, y reduce el riesgo de problemas de erección. Durante un estudio médico, se asignó a un grupo de hombres sedentarios de mediana edad un plan de ejercicio intenso. Al cabo de nueve meses, todos declararon una actividad sexual más frecuente, una mejora de la función sexual y una mayor satisfacción. Aquellos cuyos niveles de forma física aumentaron más, experimentaron las mayores mejoras en su vida sexual. Otros estudios con mujeres han demostrado efectos similares en el rendimiento y el disfrute sexual de ellas.

MARCHAR EN EL SITIO

 A medida que aumente tu forma física, puedes convertir la marcha en un ligero trote.

- **Tonifica la parte inferior del cuerpo**
- **Trabaja brazos y hombros**
- **Se añade al recuento de pasos diarios**
- **Quema calorías**
- **Levanta el ánimo**

ABDOMINALES LATERALES

 Estos abdominales de pie queman más calorías que los abdominales laterales realizados en la colchoneta.

- **Activa los oblicuos**
- **También trabaja el tronco y las caderas**
- **Reduce la cintura**
- **Mejora el equilibrio y la estabilidad**

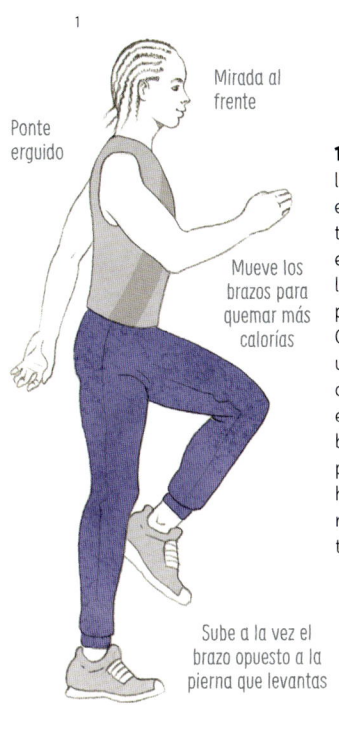

Ponte
erguido

Mirada al
frente

Mueve los
brazos para
quemar más
calorías

Sube a la vez el
brazo opuesto a la
pierna que levantas

1   Mantente erguido con los brazos a los lados. Mete el ombligo para activar el tronco. Comienza a marchar en el sitio despacio, levantando primero una pierna, y luego la otra. Cuando hayas establecido un ritmo de marcha constante con las piernas, empieza a mover los brazos. Al levantar cada pie, mueve el brazo opuesto hacia delante. Acelera el ritmo. Continúa durante tres minutos

③

TALONES A LOS GLÚTEOS

Empieza despacio hasta que cojas el ritmo y luego aumenta la velocidad hasta que parezca que estás corriendo.

1   Ponte de pie con los pies separados a la anchura de las caderas. Dobla los codos y cierra los puños a la altura de los hombros. Activa el tronco. Levanta el pie derecho hacia atrás y hacia arriba, y lleva el talón hacia las nalgas. Vuelve a apoyar la planta del pie derecho en el suelo y levanta el pie izquierdo hacia el trasero hasta el tope. Continúa, alternando las piernas. Haz tres series de un minuto, y descansa si es necesario.

- **Gran ejercicio cardiovascular**
- **Fortalece los isquiotibiales, cuádriceps y glúteos**
- **Buena quema de calorías**

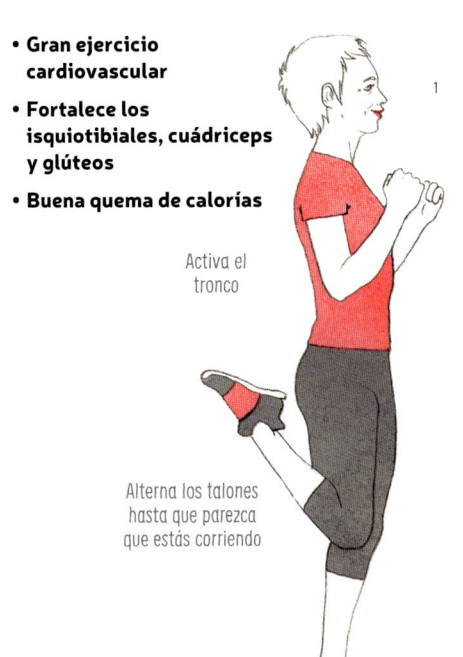

Activa el
tronco

Alterna los talones
hasta que parezca
que estás corriendo

1   Ponte de pie con los pies separados a la altura de los hombros. Coloca las manos detrás de la cabeza con los codos estirados hacia los lados. Mete el ombligo hacia dentro para activar el tronco.

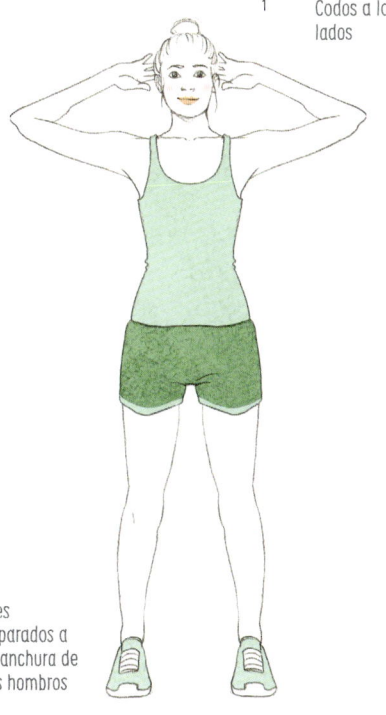

Codos a los
lados

Pies
separados a
la anchura de
los hombros

2   Desplaza el peso del cuerpo sobre el pie izquierdo y levanta la rodilla derecha hacia un lado, con la rodilla flexionada. Dóblate hacia el lado derecho, bajando el codo hasta casi tocar la rodilla. Baja la pierna y vuelve a la posición inicial. Repite 10 veces en ambos lados. Haz dos series más de 10 repeticiones.

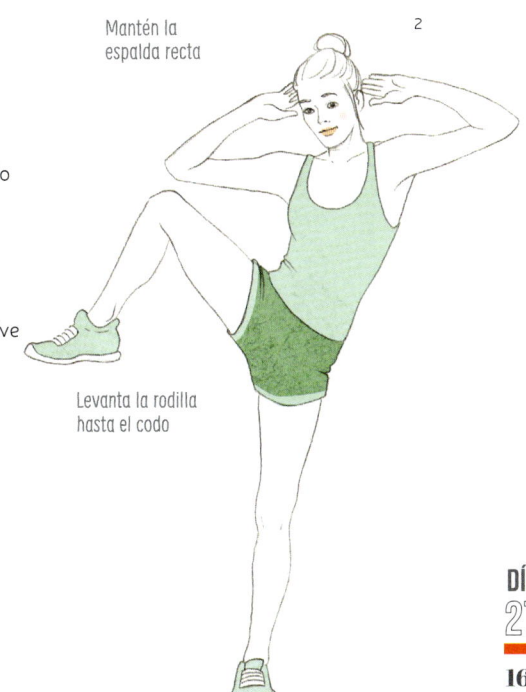

Mantén la
espalda recta

Levanta la rodilla
hasta el codo

FLEXIÓN DE BÍCEPS

4

No vayas rápido. Levanta suave y lentamente, sintiendo el esfuerzo.

- **Fortalece los bíceps**
- **Tonifica y esculpe los brazos**
- **Estabiliza los hombros**
- **Trabaja la parte superior de la espalda**

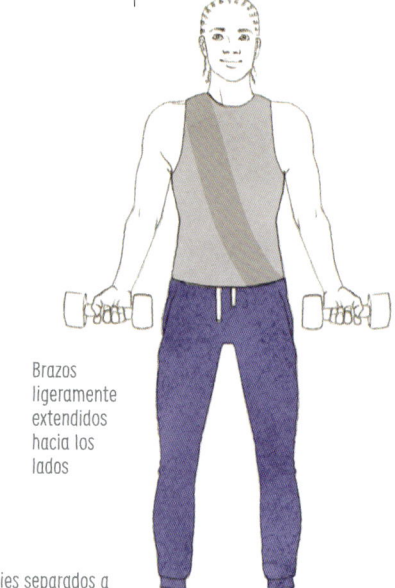

Brazos ligeramente extendidos hacia los lados

Pies separados a la anchura de las caderas

1 Colócate erguido con los pies separados a la anchura de las caderas sujetando una mancuerna de peso medio en cada mano a la altura de los muslos. Las manos están ligeramente separadas de los lados y mirando hacia delante. Mete el ombligo para activar el tronco.

2 Contrae los bíceps y dobla los brazos, llevando las pesas hacia los hombros. Mantén los codos inmóviles y sube las pesas todo lo que puedas sin moverlas. Baja lentamente las pesas, manteniendo una ligera flexión de los codos en la parte inferior. Haz tres series de 20.

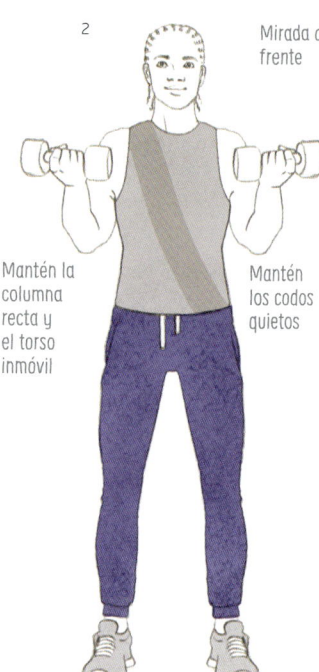

Mirada al frente

Mantén la columna recta y el torso inmóvil

Mantén los codos quietos

EXTENSIÓN DE TRÍCEPS SUPERIOR

5

Este ejercicio se centra en los músculos tríceps de la parte posterior de los brazos.

- **Trabaja los tríceps**
- **Tonifica y modela los brazos**

1 Ponte de pie con los pies separados a la altura de las caderas y una mancuerna en las manos. Contrae el tronco y levanta la mancuerna por encima de la cabeza, extendiendo los brazos rectos hacia el techo.

Pies separados a la anchura de las caderas

2 Manteniendo los hombros y los codos inmóviles, dobla lentamente los codos y baja la mancuerna por detrás de la cabeza hasta que los brazos estén ligeramente por debajo de 90 grados respecto a los codos. Haz una pausa y luego vuelve a llevar la mancuerna a la posición inicial por encima de la cabeza. Repite ocho veces. Descansa y luego haz dos series más de ocho repeticiones.

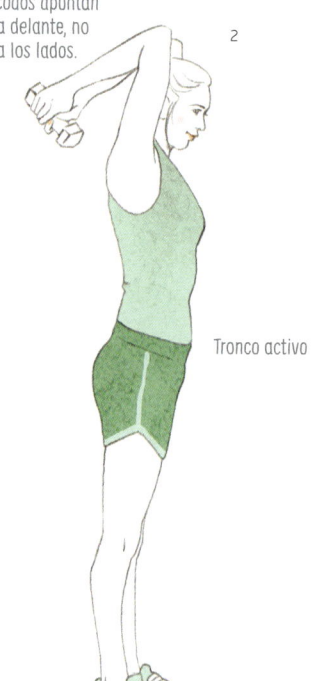

Los codos apuntan hacia delante, no hacia los lados.

Tronco activo

KICKBACKS DE TRÍCEPS

6

Elige un peso de mancuerna que te suponga un pequeño esfuerzo, pero tan ligero como para que puedas hacer varias repeticiones sin sufrir.

- **Trabaja el tríceps**
- **Esculpe y tonifica la parte superior de los brazos**
- **Mejora el equilibrio y la postura**

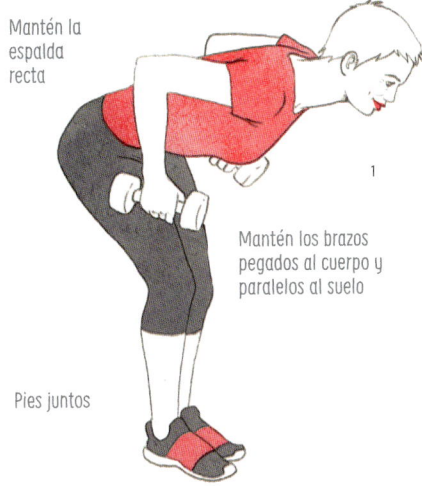

Mantén la espalda recta

Mantén los brazos pegados al cuerpo y paralelos al suelo

Pies juntos

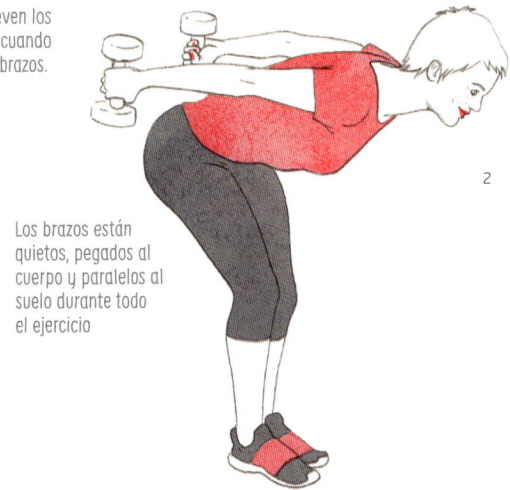

Solo se mueven los antebrazos cuando estiras los brazos.

Los brazos están quietos, pegados al cuerpo y paralelos al suelo durante todo el ejercicio

1 Sujeta una mancuerna en cada mano, con las palmas hacia dentro. Dobla un poco las rodillas y gira la cintura hacia delante hasta que la espalda quede casi paralela al suelo. Mete el ombligo hacia dentro para activar el tronco.

2 Manteniendo los brazos pegados al cuerpo, exhala mientras doblas los codos. Levanta las mancuernas hacia arriba y hacia atrás a la vez que estiras los brazos. Solo se mueven los antebrazos. Haz una pausa y vuelve a la posición inicial. Repite siete veces. Haz dos series más de 10.

PRENSA DE PECHO CON PIERNAS ELEVADAS

7

Se trata de un ejercicio intenso de cuerpo entero que compromete tanto la parte superior del cuerpo como el tronco.

- **Fortalece el pecho, el tronco, los hombros, los tríceps y la zona lumbar**
- **Mejora la postura**
- **Aumenta la flexibilidad**

1 Túmbate boca arriba sujetando una mancuerna en cada mano, con las palmas hacia los pies. Mete el ombligo hacia dentro para activar el tronco y levanta las piernas en el aire formando un ángulo recto con las caderas.

2 Empuja las mancuernas en línea recta hacia el techo mientras bajas las piernas hasta formar un ángulo de 45 grados con el suelo. Haz una pausa y, a continuación, baja lentamente las mancuernas hasta la posición inicial mientras vuelves a colocar las piernas en un ángulo recto respecto a las caderas. Repite 10 veces. Descansa, luego haz dos series más de 10 repeticiones cada una.

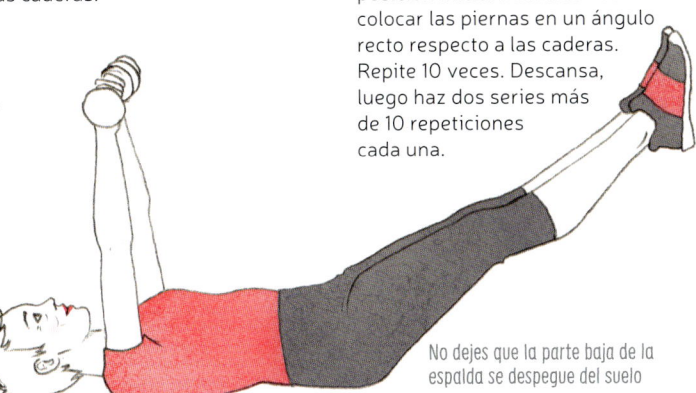

Activa el tronco

Codos a los lados a la altura de los hombros

No dejes que la parte baja de la espalda se despegue del suelo

PLANCHA DE TIJERAS

Este ejercicio trabaja tanto el tronco como el cardio.

- **Trabaja el tronco**
- **También las partes superior e inferior del cuerpo**
- **Fortalece la espalda**
- **Buena actividad cardiovascular**

Si tienes dolor o lesiones en la muñeca, evita este ejercicio hasta que estés mejor.

Omite esta postura si tienes osteoporosis.

MODIFICACIÓN

Si saltar con los pies te parece demasiado duro, empieza dando un paso hacia un lado. Toca con la punta del pie y vuelve a la posición inicial. Repite en el otro lado y sigue así, alternando las piernas 10 veces por cada lado. Descansa y repite tres series de 10.

Pies separados a la anchura de las caderas

Mantén los glúteos abajo cuando saltes

Tronco activo para evitar que la espalda caiga

Manos separadas a la anchura de los hombros

1 Colócate a cuatro patas con las manos algo más separadas que la anchura de los hombros. Mete el ombligo hacia dentro para activar el tronco. Extiende las piernas hacia atrás y mantén el equilibrio sobre los dedos de los pies y las manos. Mantén el cuerpo en línea recta, sin que la parte central caiga. Las piernas están separadas a la anchura de la cadera.

2 Salta con los pies bien separados, y mantén los glúteos hacia abajo. Vuelve a juntar los pies. Es muy importante que mantengas el tronco contraido, ya que podrías lesionarte la espalda si dejas que la zona abdominal caiga. Salta durante 10-15 segundos y descansa. Haz tres series más de 10-15 segundos cada una.

ELEVACIÓN LATERAL DE PIERNAS

Este estiramiento es ideal para quienes pasan gran parte del día sentados.

- **Aumenta la flexibilidad de la cadera**
- **Fortalece caderas, rodillas y lumbares**
- **Estabiliza el tronco**

1 Túmbate de lado con la cabeza apoyada sobre un brazo en el suelo. Mantén el cuerpo en línea recta, hombro sobre hombro, cadera sobre cadera y tobillos juntos. Coloca la mano sobre la cadera.

Cabeza apoyada sobre un brazo en el suelo

Rodillas y tobillos unos encima de otros

2 Exhala mientras levantas lentamente la pierna superior hacia arriba. Aguanta cinco segundos y vuelve poco a poco a la posición inicial. Repite 10 veces, luego date la vuelta y repite 10 veces con la otra pierna. Haz otras dos series de 10 en cada lado.

Mantén el resto de tu cuerpo inmóvil

Levanta la pierna estirada

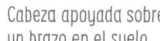
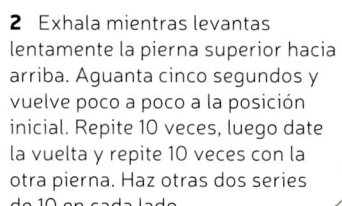
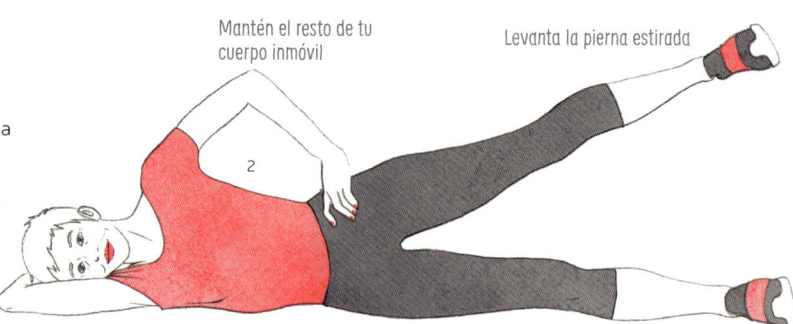

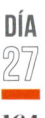
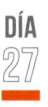

FLEXIÓN A DOS PIERNAS

Este estiramiento clásico de pilates ayuda a fortalecer el torso y mejora la flexibilidad y la coordinación.

- **Trabaja los abdominales**
- **También fortalece el tronco, las caderas y los cuádriceps**
- **Mejora la coordinación**

1 Túmbate boca arriba con las rodillas flexionadas. Contrae el tronco y levanta las rodillas para que las pantorrillas queden paralelas al suelo. Exhala mientras levantas la parte superior del cuerpo del suelo hasta la punta de los omóplatos. Lleva ambas rodillas hacia el pecho y coloca una mano en cada espinilla.

2 Inhala mientras llevas los brazos hacia atrás por encima de la cabeza y extiendes las piernas hacia delante. Contrae los abdominales para apoyar el estiramiento. Cuanto más altas estén las piernas, más fácil será para la parte baja de la espalda.

3 Espira mientras extiendes los brazos hacia los lados y los rodeas para agarrarte las espinillas, volviendo a la posición inicial. Repite la operación. Vuelve a girar la parte superior del cuerpo y la cabeza hacia el suelo y baja las piernas hasta la posición de relajación. Descansa y haz dos series de cinco.

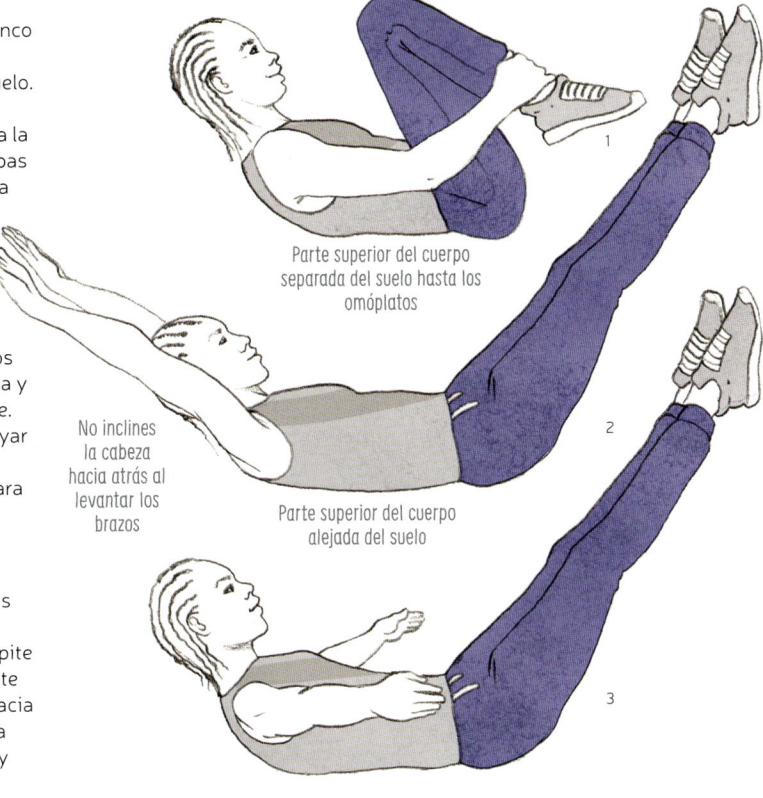

Parte superior del cuerpo separada del suelo hasta los omóplatos

No inclines la cabeza hacia atrás al levantar los brazos

Parte superior del cuerpo alejada del suelo

COBRA

Este ejercicio estira los músculos de los hombros, el pecho y el tronco.

- **Aumenta la flexibilidad de la columna vertebral**
- **Estira el pecho, los hombros y el tronco**
- **Alivia el dolor de espalda**
- **Tonifica los glúteos**

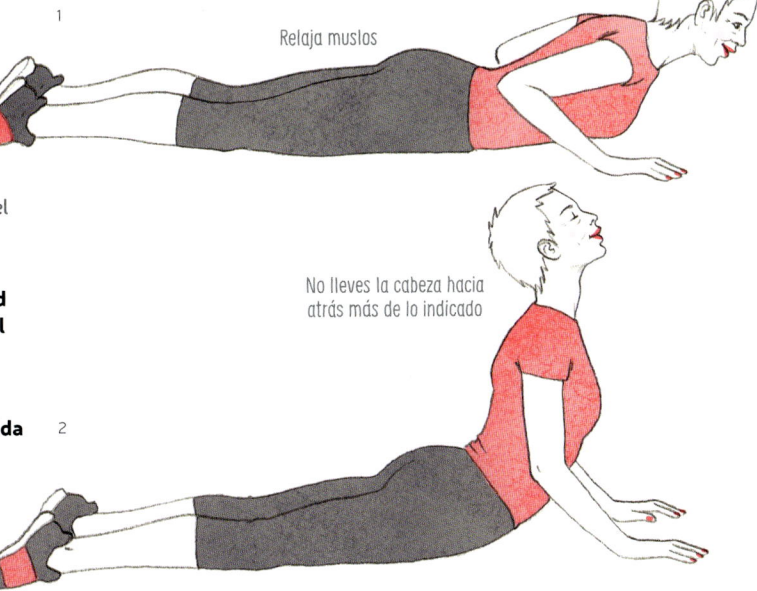

Relaja muslos

No lleves la cabeza hacia atrás más de lo indicado

1 Túmbate boca abajo con la cara apoyada en el suelo. Las piernas están extendidas hacia atrás, separadas a la anchura de las caderas y los brazos a los lados. Contrae el tronco mientras subes los brazos a la altura de los hombros, con las palmas hacia abajo. Presiona el suelo con las manos y levanta lentamente el pecho del suelo.

2 Continúa elevando el tronco todo lo que puedas sin que te cueste esfuerzo. Inclina un poco la cabeza hacia atrás hasta que la barbilla quede paralela al suelo. Mantén la posición durante 10 respiraciones. Baja lentamente el tronco hasta el suelo, una vértebra cada vez. Repítelo cinco veces.

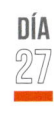

Columna vertebral sana

DÍA 28

El dolor de espalda es una de las razones más frecuentes por las que la gente acude al médico y es una de las principales causas de discapacidad. En la mayoría de los casos, el dolor de espalda no es grave y las molestias se originan en músculos o ligamentos que se han tensado al levantar objetos pesados, sufrir una caída o realizar movimientos no habituales. Una de las mejores formas de prevenir el dolor de espalda es mantener la columna vertebral fuerte y sana. Estira con regularidad los músculos del tronco, así como el cuello, los hombros y la espalda. Los músculos de la parte superior de las piernas te ayudarán a fortalecer la columna vertebral, manteniéndola flexible y sin dolor. Si tienes un dolor de espalda intenso, o incluso moderado, y no desaparece al cabo de unos días debes acudir siempre al médico, ya que puedes tener una afección más grave que requiera atención especializada. Para el dolor, la rigidez y las molestias menores o transitorias, muchos de los ejercicios de este libro pueden ayudarte. Prueba nuestra rutina de espalda sana (ver página 186), o busca ejercicios que fortalezcan el tronco, la espalda y los abdominales.

APERTURA DE PECHO

1 Este ejercicio ayudará a corregir los hombros caídos y aliviará la tensión de la parte superior de la espalda.

1 Ponte de pie con los pies separados a la anchura de las caderas. Levanta los brazos a la altura de los hombros y júntalos detrás de la espalda. Entrelaza los dedos y aprieta los omóplatos. Mantén la posición 10 segundos. Sigue con las piernas estiradas y dóblate hacia delante desde las caderas, llevando las manos hacia arriba sobre la espalda. Relaja la nuca. Mantén 20 segundos y vuelve poco a poco a la posición inicial. Repite cinco veces. Haz otra serie de cinco.

SENTADILLA PLIE

3 Este ejercicio fortalece las piernas, los glúteos y las pantorrillas y aumenta la amplitud de movimiento de las caderas.

- **Trabaja los cuádriceps, los glúteos, la cara interna de los muslos y las pantorrillas**
- **Aumenta la amplitud de movimiento de las caderas**
- **Mejora el equilibrio y la estabilidad**

- **Abre el pecho**
- **Mejora la postura**
- **Activa los isquiotibiales**
- **Tonifica los brazos**

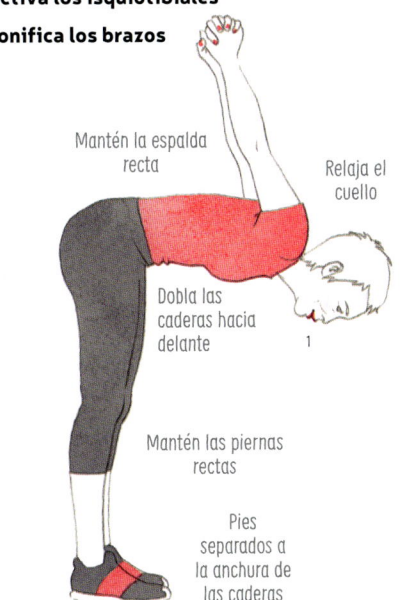

Mantén la espalda recta

Relaja el cuello

Dobla las caderas hacia delante

1

Mantén las piernas rectas

Pies separados a la anchura de las caderas

ESTIRAMIENTO LATERAL

Realiza este estiramiento en cualquier momento del día para aliviar la rigidez de hombros y espalda.

- **Trabaja los oblicuos y la columna vertebral**
- **Reduce la cintura y tensa los abdominales**
- **Mejora la postura y la estabilidad**

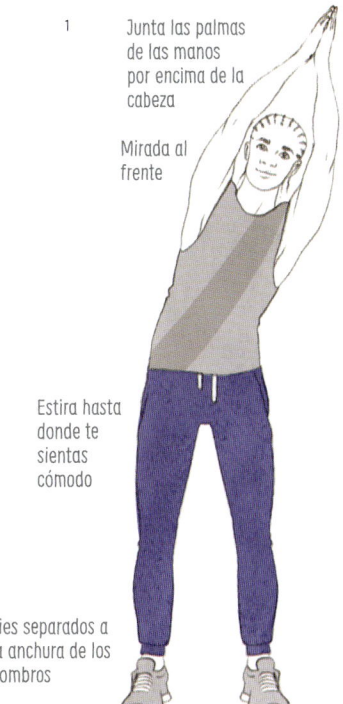

1

Junta las palmas de las manos por encima de la cabeza

Mirada al frente

Estira hasta donde te sientas cómodo

Pies separados a la anchura de los hombros

1 Ponte de pie, con los pies separados a la anchura de los hombros. Inhala a la vez que levantas los brazos por encima de la cabeza, presionando con las palmas juntas. Exhala y dobla el torso lentamente hacia un lado hasta donde te sientas cómodo. Aguanta 10 segundos y vuelve a la posición inicial con los brazos justo por encima de la cabeza. Inclínate hacia el otro lado y aguanta 10 segundos. Baja los brazos. Haz dos series de cinco repeticiones cada una.

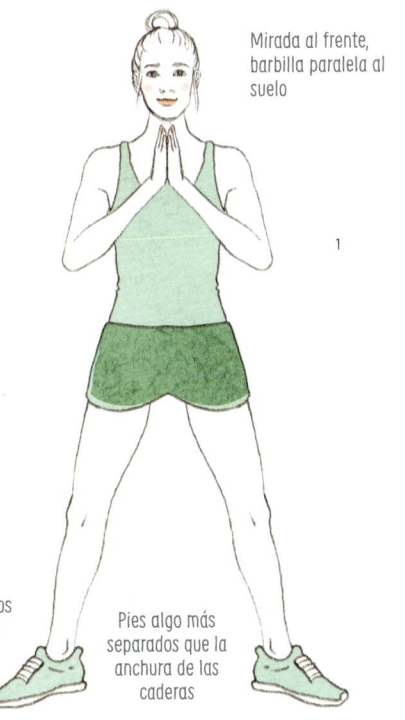

Mirada al frente, barbilla paralela al suelo

1

Pies girados 45 grados

Pies algo más separados que la anchura de las caderas

1 Sitúate erguida con los pies separados a una distancia algo superior a la anchura de los hombros, con las puntas de los pies giradas en diagonal a 45 grados. Junta las palmas de las manos delante del pecho o colócalas sobre las caderas. Mete el ombligo hacia dentro para contraer el tronco.

2 Baja las caderas lentamente, doblando las rodillas a no más de 90 grados. Apunta las rodillas hacia los dedos de los pies; que no se doblen hacia dentro. Apoya bien en los talones y vuelve poco a poco a la posición inicial. Repite 10 veces. Descansa y haz otras dos series de 10.

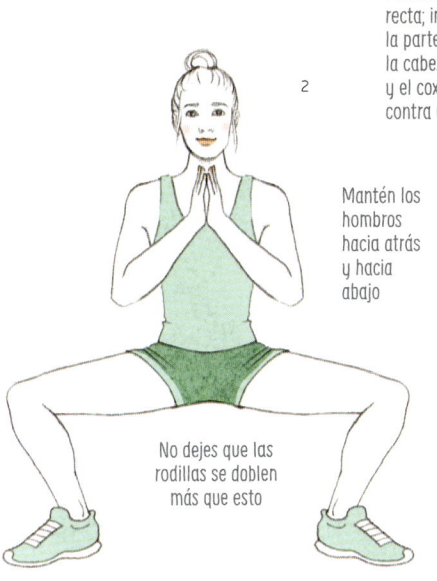

2

Mantén la espalda recta; imagina que la parte posterior de la cabeza, la espalda y el coxis se apoyan contra una pared

Mantén los hombros hacia atrás y hacia abajo

No dejes que las rodillas se doblen más que esto

ESTIRAMIENTO DE ESPINILLA

4

Este ejercicio aumenta la movilidad de la espinilla y el tobillo.

- **Mejora la amplitud de movimiento de los tobillos**
- **Ayuda a prevenir los dolores de espinilla**
- **Trabaja los hombros**

1

Mantén la espalda recta

1 Arrodíllate en el suelo con las rodillas y los tobillos juntos y la parte superior de los pies apoyada en el suelo. Mete el ombligo hacia dentro para activar el tronco.

2

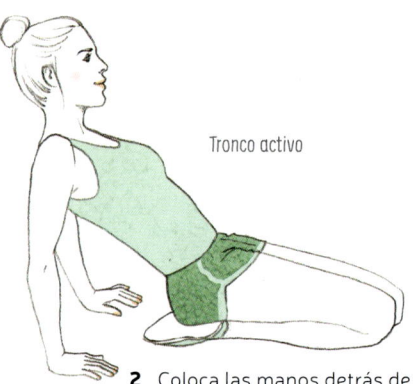

Tronco activo

2 Coloca las manos detrás de ti, con las palmas apoyadas en el suelo, los dedos hacia delante, e inclínate lentamente hacia atrás. Mantén la posición durante 30 segundos. Repite cinco veces.

MARIPOSA

5

El estiramiento mariposa abre las caderas y mejora la flexibilidad de las ingles y los muslos.

- **Activa las ingles y la cara interna de los muslos**
- **Abre las caderas**
- **Beneficia a los órganos reproductores y al sistema urinario**

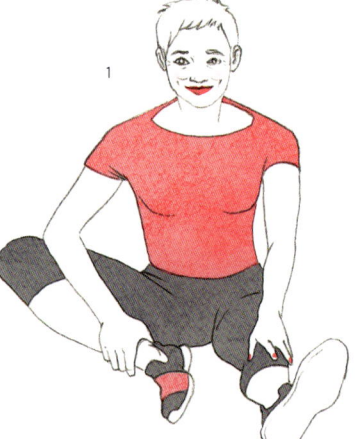

1

1 Siéntate erguida en el suelo con las piernas estiradas hacia delante. Lleva el pie derecho a la ingle, con la planta hacia el muslo izquierdo.

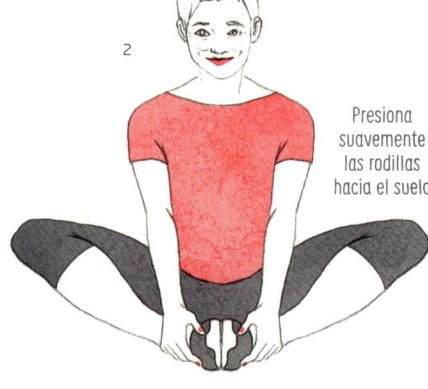

2

Presiona suavemente las rodillas hacia el suelo

2 Lleva la pierna izquierda hacia dentro y presiona las plantas de los pies. Lleva los talones hacia la ingle.

3 Extiende los codos hacia las rodillas. Inclina el pecho hacia delante y aplica una ligera presión en la cara interna de los muslos para bajar las rodillas hacia el suelo. Debes sentir un suave tirón y tensión en la ingle. Aguanta 20 segundos. Repite cinco veces.

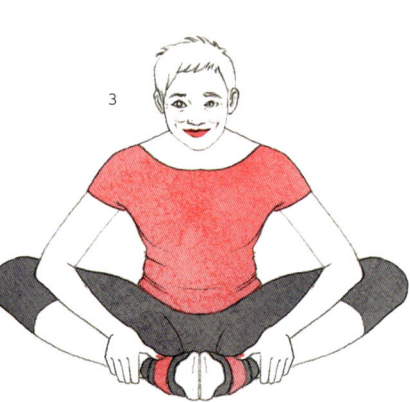

3

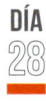

TORSIÓN VERTEBRAL

Mantén inmóviles la pelvis, las caderas y las piernas durante el giro.

- **Aumenta la flexibilidad de la columna vertebral**
- **Estabiliza la pelvis**
- **Mejora la postura**
- **Aumenta la amplitud de movimiento**

1 Siéntate erguida con las piernas estiradas frente a ti, separadas a la altura de los hombros. Inhala y mete el ombligo hacia dentro para activar el tronco. Levanta los brazos a la altura de los hombros, con las palmas hacia abajo.

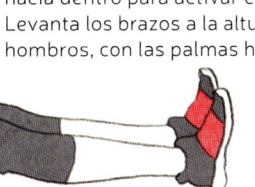

Levanta los brazos a la altura de los hombros

Pies separados a la anchura de los hombros

2 Espira mientras giras poco a poco la parte superior del cuerpo hacia la derecha tanto como puedas sin esforzarte. Gira desde la cintura manteniendo inmóviles las caderas y las piernas. Haz una pausa mientras inhalas.

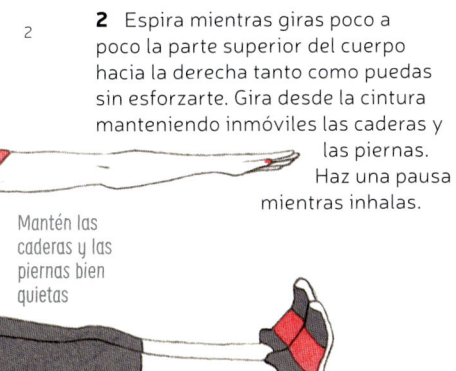

Gira la parte superior del cuerpo

Mantén las caderas y las piernas bien quietas

3 Exhala y mueve el hombro izquierdo hacia la pierna derecha. Al mismo tiempo, lleva el brazo izquierdo hacia la pierna derecha y el brazo derecho hacia atrás y lejos del cuerpo. Gira hasta que puedas sin esforzarte, aguanta 10 segundos, luego vuelve a la posición vertical. Repite 10 veces a ambos lados.

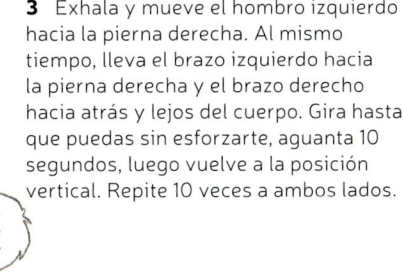

FLEXIÓN HACIA DELANTE

Este estiramiento libera la tensión de la columna vertebral, y aumenta la sensación de bienestar.

- **Activa la columna vertebral, los hombros y los isquiotibiales**
- **Masajea los órganos internos**
- **Calma la mente**
- **Alivia la tensión**

1 Siéntate erguida en el suelo, con las piernas extendidas y las manos en el suelo junto a las caderas. Inspira mientras metes el ombligo. Levanta los brazos por encima de la cabeza, con las palmas hacia delante. Mantén la posición durante cinco segundos.

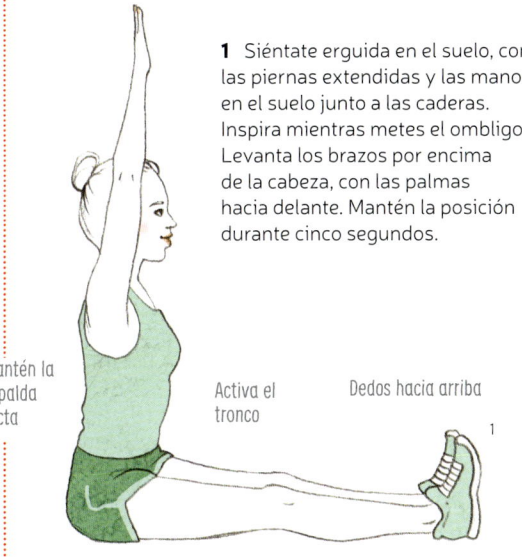

Mantén la espalda recta

Activa el tronco

Dedos hacia arriba

2 Exhala mientras te doblas hacia delante desde las caderas. Baja los brazos por las piernas hasta donde lleguen, sin forzar. Intenta llegar al menos hasta los tobillos. Mantén la posición durante 15 segundos, respirando. Haz dos series de cinco.

Estira solo hasta donde te resulte cómodo

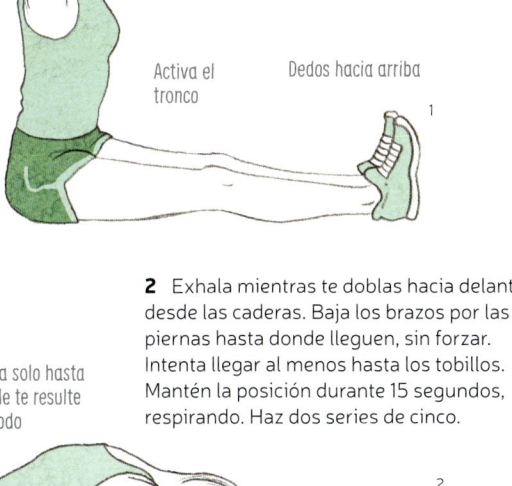

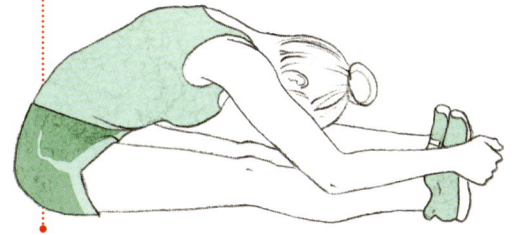

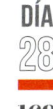

PLANCHA LATERAL

8

Se trata de un estiramiento avanzado, que se centra en los abdominales oblicuos. Es posible que al principio solo puedas mantener la posición completa durante unos segundos; el objetivo es un minuto.

- **Trabaja los abdominales oblicuos**
- **Trabaja los glúteos**
- **Fortalece el tronco**
- **Mejora el equilibrio**

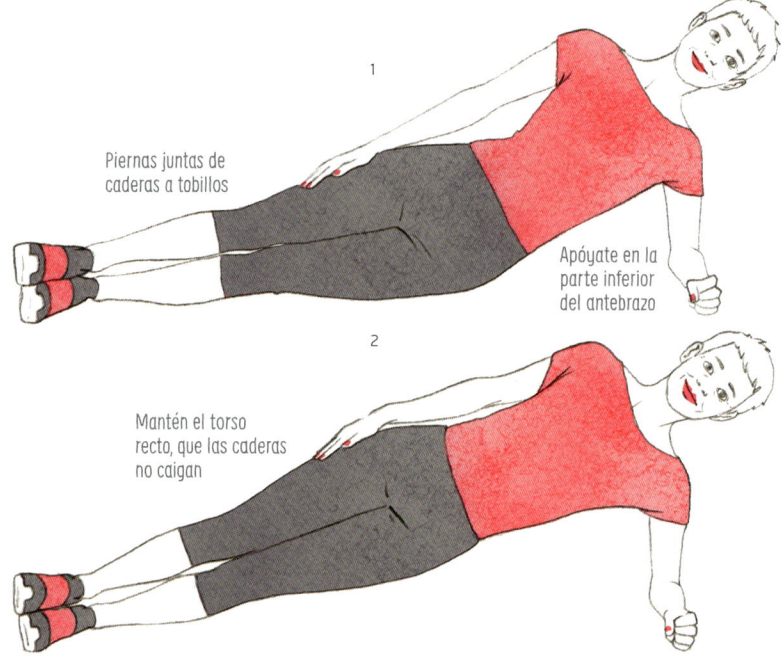

Piernas juntas de caderas a tobillos

Apóyate en la parte inferior del antebrazo

Mantén el torso recto, que las caderas no caigan

1 Túmbate de lado con las piernas extendidas y paralelas desde las caderas hasta los pies. Inclínate sobre el antebrazo más cercano al suelo. Mantén el otro brazo a lo largo del costado, en la parte superior del cuerpo. Mete el ombligo hacia dentro para activar el tronco.

2 Exhala mientras levantas las caderas y las rodillas del suelo. Mantén el torso recto. Aguanta todo el tiempo que puedas, y sigue respirando con calma. Vuelve a la posición inicial. Repite tres veces a ambos lados.

ABDOMINALES

9

Las flexiones fortalecen el tronco, y mejoran la postura y la estabilidad.

- **Trabaja el tronco**
- **Trabaja los flexores del cuello**
- **Aumenta la estabilidad de la columna vertebral y del tronco**
- **Mejora la postura**

1 Túmbate boca arriba con las rodillas flexionadas y los pies apoyados en el suelo. Los pies están separados a la anchura de las caderas. Levanta las manos por detrás de la cabeza, entrelazando los dedos. Inhala y mete el ombligo para activar el tronco y prepárate para el movimiento.

2 Exhala mientras levantas lentamente la cabeza y los hombros tirando de la nuca. No levantes la barbilla; mantenla baja como si sujetaras una pelota de tenis entre la barbilla y el pecho. A la vez que subes la cabeza y los hombros, levanta los pies del suelo y mete las rodillas por encima de las caderas. Mantén durante cinco segundos y luego inspira mientras bajas la parte superior de la espalda y las piernas de forma controlada. Repite siete veces. Descansa entre las elevaciones si notas tensión en la zona. Haz tres series de siete más.

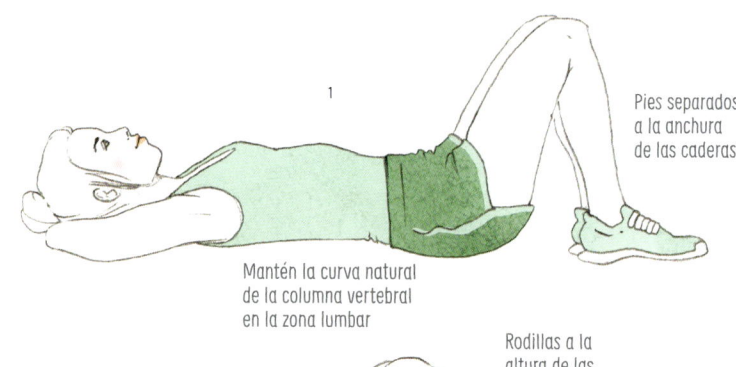

Pies separados a la anchura de las caderas

Mantén la curva natural de la columna vertebral en la zona lumbar

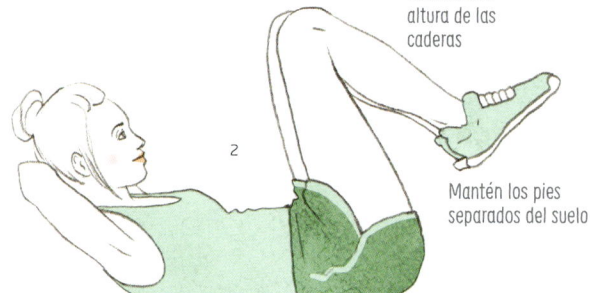

Rodillas a la altura de las caderas

Mantén los pies separados del suelo

TORSIÓN EN EL SUELO

10

Esta postura reparadora masajea los órganos del torso y fortalece los abdominales.

1 Túmbate boca arriba con los pies apoyados en el suelo y los brazos a los lados, con las palmas hacia abajo.

2 Levanta las rodillas flexionadas hasta un ángulo de 90 grados, como si estuvieras sentada en una silla. Estira los brazos hacia los lados y presiona el dorso de las manos contra el suelo.

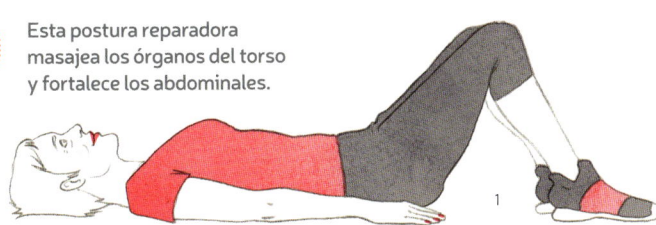

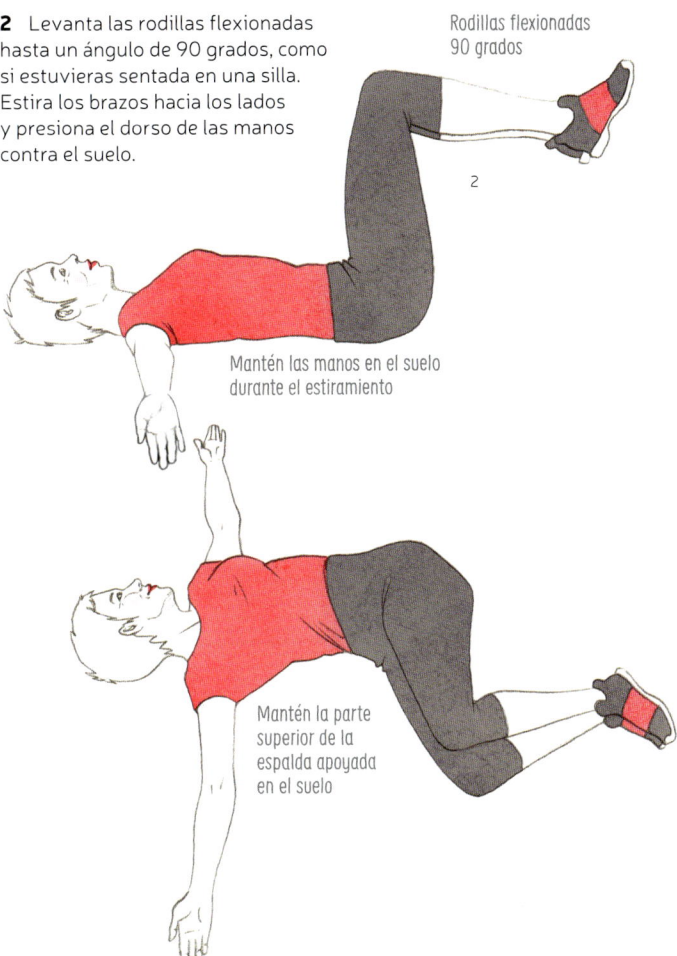

Rodillas flexionadas 90 grados

Mantén las manos en el suelo durante el estiramiento

Mantén la parte superior de la espalda apoyada en el suelo

- **Aumenta la energía y la concentración**
- **Fortalece la columna vertebral**
- **Tonifica los brazos y la parte superior del cuerpo**
- **Mejora el equilibrio y la postura**

3 Mantén los hombros en el suelo, inspira y baja lentamente las piernas hasta que sientas un ligero estiramiento en la parte baja de la espalda. Intenta alcanzar el suelo, pero si no tienes tanta flexibilidad, baja todo lo que puedas. Al mismo tiempo, gira despacio la cabeza hacia el lado opuesto a las rodillas. Mantén la posición durante 10 segundos, espira y vuelve a colocar la cabeza y las piernas en la posición inicial. Repite cinco veces en ambos lados. Descansa y haz otra serie de cinco por cada lado.

PERRO BOCA ABAJO

11

Esta postura clásica del yoga fortalece y flexibiliza los hombros, los brazos, el tronco, la espalda y las piernas.

- **Trabaja los músculos de brazos, hombros, espalda y piernas**
- **Fortalece la columna vertebral**
- **Tonifica los brazos y la parte superior del cuerpo**
- **Puede aliviar la ciática**

1 Colócate a cuatro patas, con las manos y las rodillas separadas a la altura de los hombros. Mete el ombligo hacia dentro y aprieta el tronco. Colócate sobre los dedos de los pies y prepárate para el movimiento.

2 Exhala y levanta las caderas hacia el techo, estirando los brazos y las piernas. Si puedes, baja los talones hacia el suelo. Sentirás un profundo estiramiento en los isquiotibiales y los gemelos, y es posible que no puedas apoyar los talones en el suelo. No hagas fuerza. Cuenta hasta 15. Repite cinco veces. Descansa y repite.

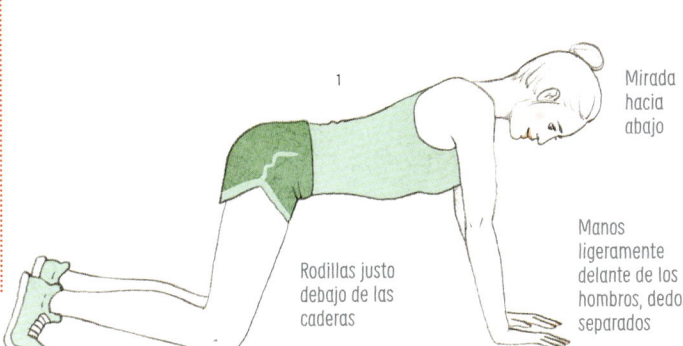

Mirada hacia abajo

Rodillas justo debajo de las caderas

Manos ligeramente delante de los hombros, dedos separados

Mantén la espalda recta

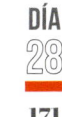

Ejercicio y piel

DÍA 29

La triste realidad de hacerse mayores es que nuestra piel pierde elasticidad, lo que se traduce en patas de gallo, arrugas y flacidez. Es una parte natural del envejecimiento, ¿no? Muchos médicos creen que la actividad física retrasa los efectos del envejecimiento en la piel, igual que lo hace en otros órganos como el corazón y los pulmones. Incluso hay pruebas de que empezar a hacer ejercicio en la edad adulta avanzada puede invertir el deterioro de la piel relacionado con la edad. No es de extrañar: el ejercicio mejora la circulación, bombea sangre rica en oxígeno y nutrientes para revitalizar las células de todo el cuerpo, como las de la piel. Al aumentar el flujo sanguíneo, el ejercicio también ayuda a eliminar toxinas y desechos celulares. Los científicos deportivos han puesto a prueba estas ideas en diversos estudios. Realizaron biopsias de muestras de piel de voluntarios de 65 años o más, ninguno de los cuales hacía ejercicio. Las muestras mostraban signos normales de envejecimiento. Después, los voluntarios se ejercitaron dos veces por semana durante 30 minutos. Al cabo de tres meses, nuevas biopsias mostraron que las células de su piel se parecían mucho a las de personas de 40 años.

MARCHAR EN EL SITIO

A medida que aumente tu forma física, puedes convertir la marcha en un ligero trote.

- **Tonifica la parte inferior del cuerpo**
- **Trabaja brazos y hombros**
- **Se añade al recuento de pasos diarios**
- **Quema calorías**
- **Levanta el ánimo**

RODILLAS ALTAS

Las rodillas altas proporcionan un intenso entrenamiento cardiovascular y una gran quema de calorías.

- **Excelente ejercicio cardiovascular**
- **Trabaja pantorrillas, cuádriceps, isquiotibiales, glúteos, tronco y flexores de la cadera**
- **Buen consumo de calorías**

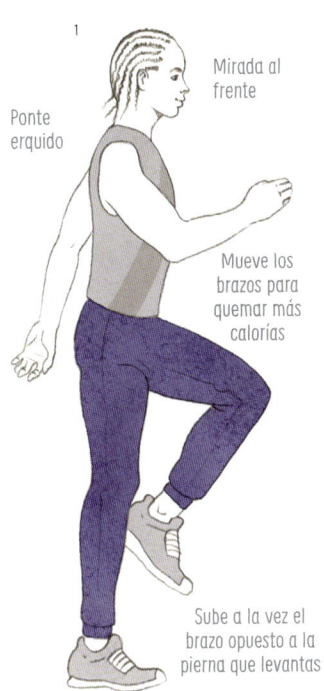

Mirada al frente

Ponte erguido

Mueve los brazos para quemar más calorías

1 Mantente erguido con los brazos a los lados. Mete el ombligo hacia dentro para activar el tronco y prepárate para el movimiento. Comienza a marchar en el sitio despacio, levantando primero una pierna, y luego la otra. Cuando hayas establecido un ritmo de marcha constante con las piernas, empieza a mover los brazos. Al levantar cada pie, mueve el brazo opuesto hacia delante. Acelera el ritmo. Continúa durante tres minutos.

Sube a la vez el brazo opuesto a la pierna que levantas

ABDOMINALES LATERALES

3 Estos abdominales de pie queman más calorías que los abdominales laterales realizados en la colchoneta.

1 Ponte de pie con los pies separados a la altura de los hombros. Coloca las manos detrás de la cabeza con los codos estirados hacia los lados. Mete el ombligo hacia dentro para activar el tronco. Desplaza el peso del cuerpo sobre el pie izquierdo y levanta la rodilla derecha hacia un lado, con la rodilla

- **Activa los oblicuos**
- **También trabaja el tronco y las caderas**
- **Reduce la cintura**
- **Mejora el equilibrio y la estabilidad**

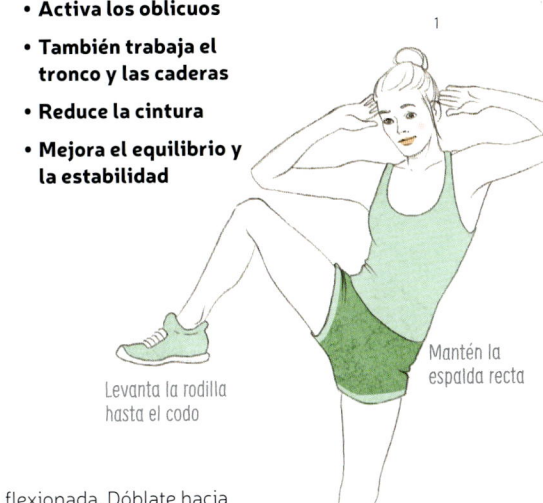

Levanta la rodilla hasta el codo

Mantén la espalda recta

flexionada. Dóblate hacia el lado derecho, bajando el codo hasta casi tocar la rodilla. Baja la pierna y vuelve a la posición inicial. Repite 20 veces en ambos lados.

Levanta las rodillas lo más alto que puedas

1 Ponte de pie con los pies separados a la anchura de las caderas. Levanta la rodilla izquierda todo lo que puedas justo cuando levantes el brazo derecho. Cambia rápido, levantando la rodilla derecha justo cuando aterrice el pie izquierdo. Empieza despacio, alternando las extremidades y moviéndote a un ritmo cómodo durante un minuto. No empieces demasiado rápido; espera a que tus músculos estén calientes antes de aumentar el ritmo. Haz tres series de un minuto cada una.

Sincroniza los movimientos de brazos y piernas

Levanta y cae con la punta de los pies

PATINADOR

4 Es el momento de saltar de una pierna a otra mientras «patinas».

- **Trabaja la parte inferior del cuerpo y el tronco**
- **Trabaja cuádriceps, glúteos, isquiotibiales y gemelos**
- **Mejora la fuerza de la rodilla**
- **Gran consumo de calorías**

1 Sitúate con los pies separados a la anchura de las caderas, con los brazos doblados. Inclínate ligeramente hacia delante, manteniendo la espalda plana, y activa el tronco. Salta hacia la derecha con el pie derecho, y mueve el izquierdo hacia atrás. Ahora salta a la izquierda llevando el brazo izquierdo y el pie derecho hacia atrás y el. brazo derecho, sobre el pecho. Sigue así durante 30 segundos, saltando a izquierda y derecha a ritmo de patinador. Descansa. Luego haz dos series más de 30 segundos cada una.

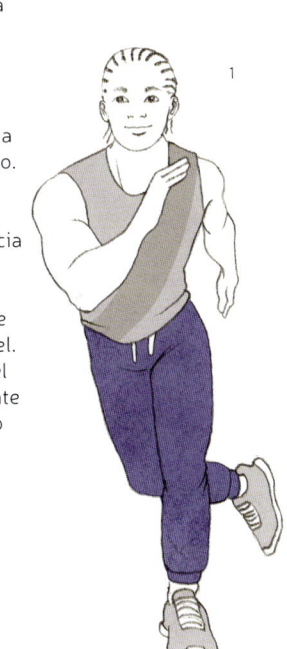

DÍA
29

EXTENSIÓN DE TRÍCEPS SUPERIOR

5 Este ejercicio se centra en los músculos tríceps de la parte posterior de los brazos.

- **Trabaja los tríceps**
- **Tonifica y modela los brazos**

1 Ponte de pie con los pies separados a la altura de las caderas y una mancuerna en las manos. Contrae el tronco y levanta la mancuerna por encima de la cabeza, extendiendo los brazos rectos hacia el techo.

2 Manteniendo los hombros y los codos inmóviles, dobla lentamente los codos y baja la mancuerna por detrás de la cabeza hasta que los brazos estén ligeramente por debajo de 90 grados respecto a los codos. Haz una pausa y luego vuelve a llevar la mancuerna a la posición inicial por encima de la cabeza. Repite 10 veces. Descansa y luego haz dos series más de 10 repeticiones.

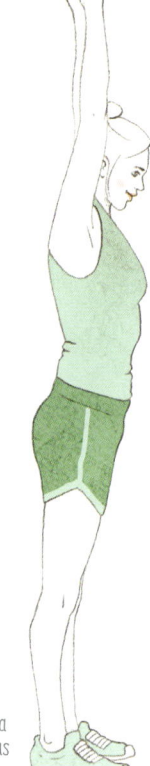

Pies separados a la anchura de las caderas

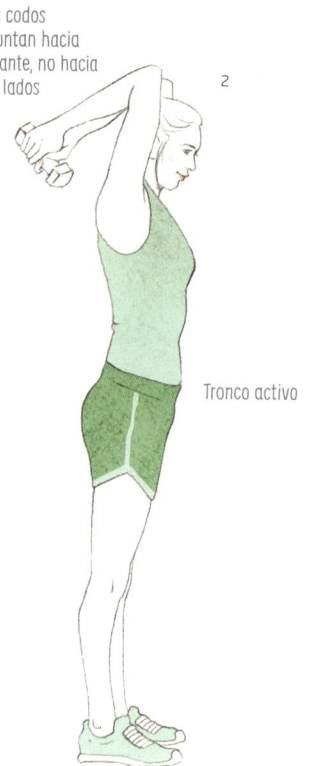

Los codos apuntan hacia delante, no hacia los lados

Tronco activo

PRENSA DE PECHO CON PIERNAS ELEVADAS

6 Se trata de un ejercicio intenso de cuerpo entero que trabaja tanto la parte superior del cuerpo como el tronco.

- **Fortalece el pecho, el tronco, los hombros, los tríceps y la zona lumbar**
- **Mejora la postura**
- **Aumenta la flexibilidad**

1 Túmbate boca arriba sujetando una mancuerna en cada mano, con las palmas hacia los pies. Mete el ombligo hacia dentro para activar el tronco y levanta las piernas en el aire formando un ángulo recto con las caderas.

2 Empuja las mancuernas en línea recta hacia el techo mientras bajas las piernas hasta formar un ángulo de 45 grados con el suelo. Haz una pausa y, a continuación, baja lentamente las mancuernas hasta la posición inicial mientras vuelves a colocar las piernas en un ángulo recto respecto a las caderas. Repite 12 veces. Descansa, luego haz dos series más de 12 repeticiones cada una.

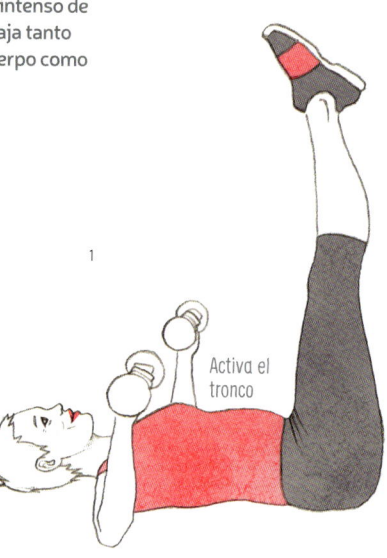

Activa el tronco

Codos a los lados a la altura de los hombros

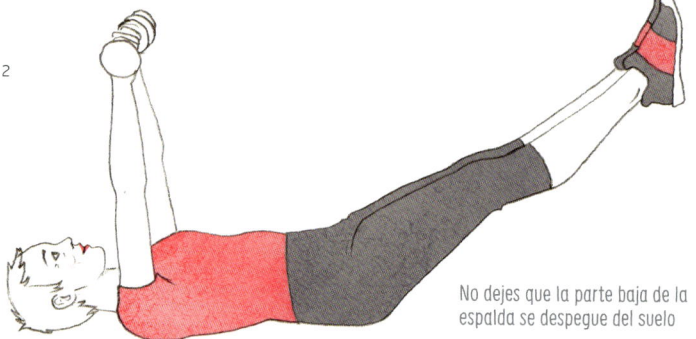

No dejes que la parte baja de la espalda se despegue del suelo

BURPEES

Los burpees son un ejercicio intenso y pueden ser duros para las rodillas y la espalda. Haz tantos como puedas, y aumenta gradualmente el número a medida que mejore tu forma física.

- **Trabaja los brazos, la espalda, el pecho, el tronco, los glúteos y las piernas**
- **Aumenta la frecuencia cardiaca**
- **Elevado consumo de calorías**

4 Manteniendo el cuerpo recto desde la cabeza hasta los talones, haz una flexión. Deja el tronco contraído para que la espalda no caiga e intenta no levantar los glúteos.

5 Vuelve a la posición de plancha.

6 Vuelve a la posición de cuclillas.

7 Cuando vuelvas a levantarte hasta la posición de pie, salta de modo explosivo en el aire, levantando las manos por encima de cabeza mientras saltas. Repítelo de 10 a 20 veces.

1 Ponte de pie con los pies separados a la altura de los hombros. Mete el ombligo hacia dentro para activar el tronco.

2 Ponte en cuclillas y coloca ambas manos en el suelo delante de ti, justo por fuera de los pies. Vuelve a juntar los pies.

3 Cae suavemente sobre las puntas de los pies en la posición de plancha. Haz una pausa de un segundo.

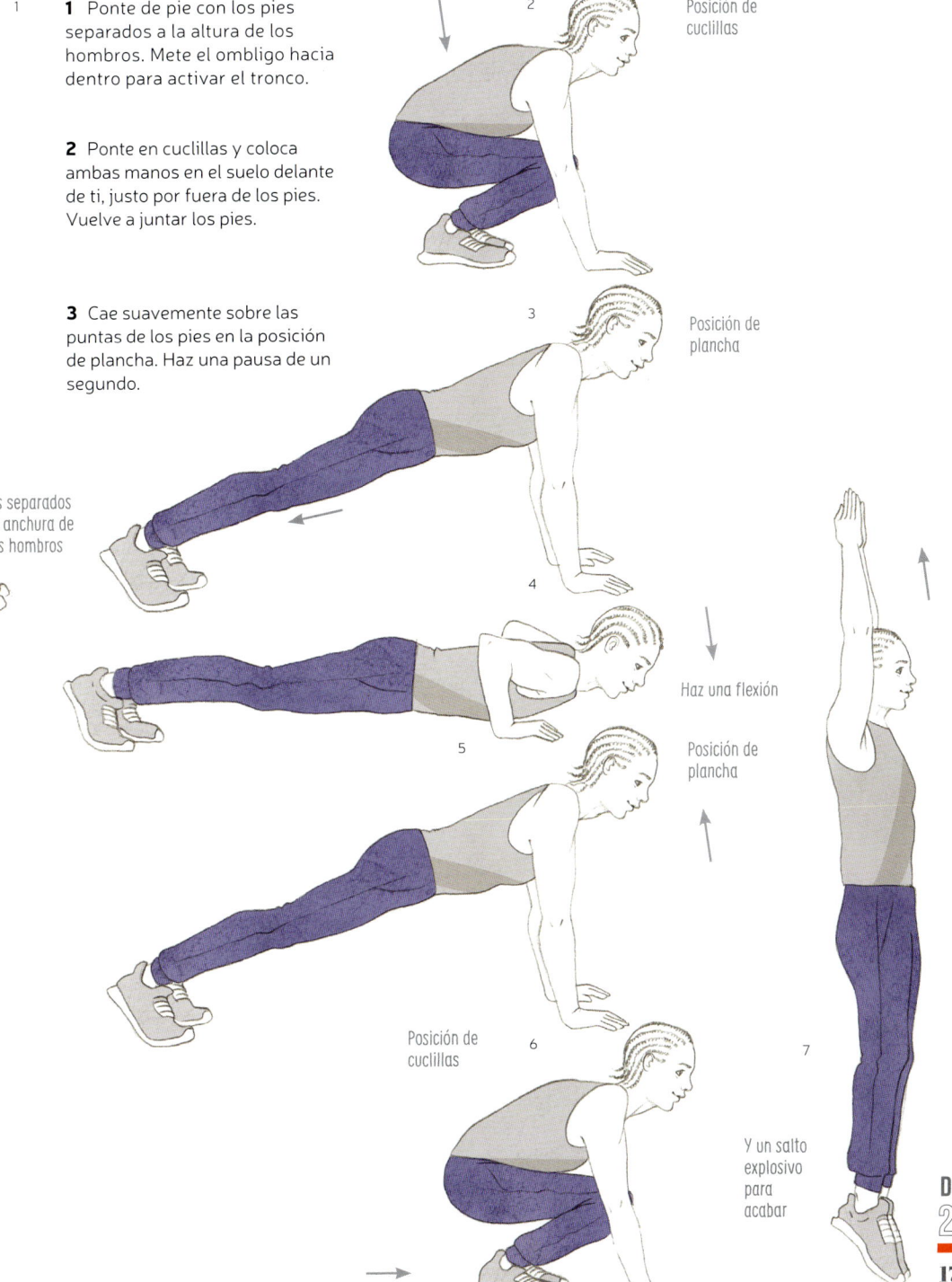

Pies separados a la anchura de los hombros

Posición de cuclillas

Posición de plancha

Haz una flexión

Posición de plancha

Posición de cuclillas

Y un salto explosivo para acabar

PLANCHA DEL ALPINISTA

8

Este ejercicio es estupendo para desarrollar la resistencia cardiovascular, la fuerza del tronco y la agilidad.

- **Buen entrenamiento cardiovascular**
- **Desarrolla la fuerza central**
- **Ejercicio de cuerpo entero**

1 Empieza en posición de flexión de brazos extendidos (o plancha completa), apoyando el peso en las manos y las puntas de los pies, con los brazos estirados y las piernas extendidas.

2 Manteniendo el tronco contraído y los hombros, las caderas y los pies en línea recta, lleva una rodilla hacia el pecho y vuelve a la posición inicial.

3 Repite el movimiento con la otra pierna, y luego sigue alternando las piernas. Continúa durante 30 segundos. Descansa y repite.

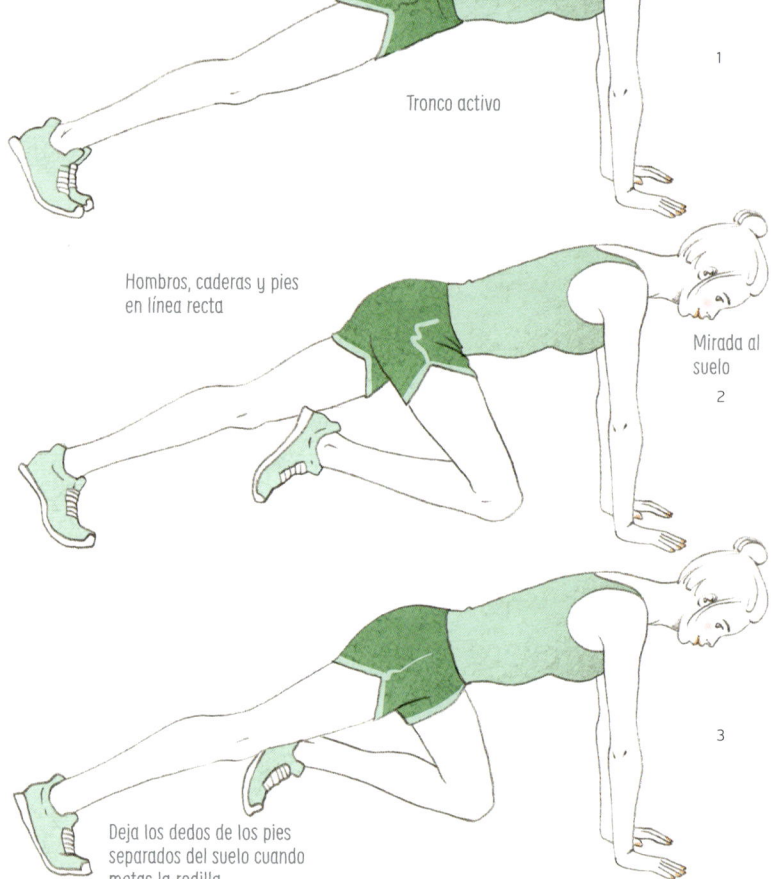

Tronco activo

Hombros, caderas y pies en línea recta

Mirada al suelo

Deja los dedos de los pies separados del suelo cuando metas la rodilla.

PASOS DE CANGREJO

9

Este ejercicio fortalece los brazos y los hombros a la vez que mejora la coordinación.

- **Activa la parte superior de brazos y hombros**
- **También trabaja las piernas y el tronco**
- **Mejora la coordinación**
- **Buena quema de calorías**

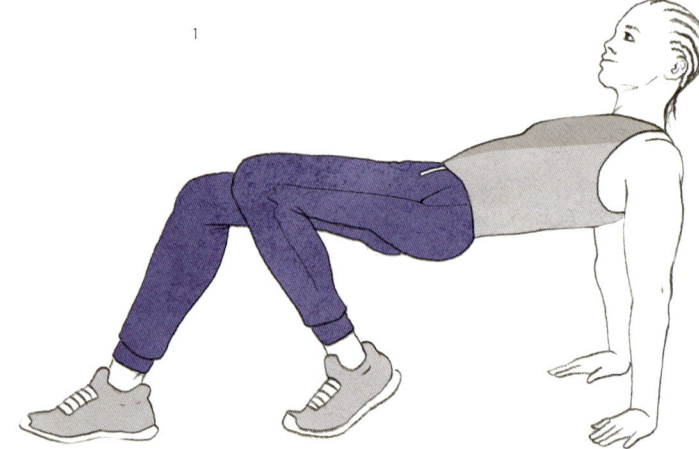

1 Siéntate en el suelo con las rodillas flexionadas y las plantas de los pies apoyadas en el suelo a la anchura de las caderas. Coloca ambas manos con las palmas hacia abajo en el suelo, con los dedos hacia delante. Contrae el tronco y levanta las caderas hasta una posición de «mesa». Da un paso adelante con el pie derecho y la mano izquierda, seguido del pie izquierdo y la mano derecha. Camina hacia delante con las manos y los pies opuestos cinco pasos y retrocede otros cinco hasta la posición inicial. Repite 10 veces. Descansa y luego haz otra serie de 10.

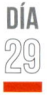

PLANCHA LATERAL

Se trata de un estiramiento avanzado, que se centra en los abdominales oblicuos. Es posible que al principio solo puedas mantener la posición completa durante unos segundos; el objetivo es un minuto.

- **Trabaja los abdominales oblicuos**
- **Trabaja los glúteos**
- **Fortalece el tronco**
- **Mejora el equilibrio**

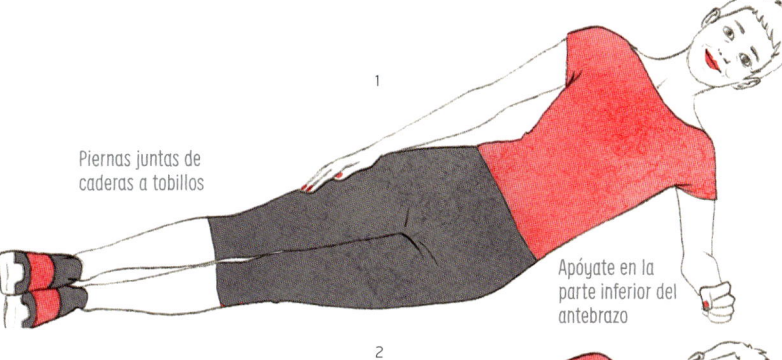

1

Piernas juntas de caderas a tobillos

Apóyate en la parte inferior del antebrazo

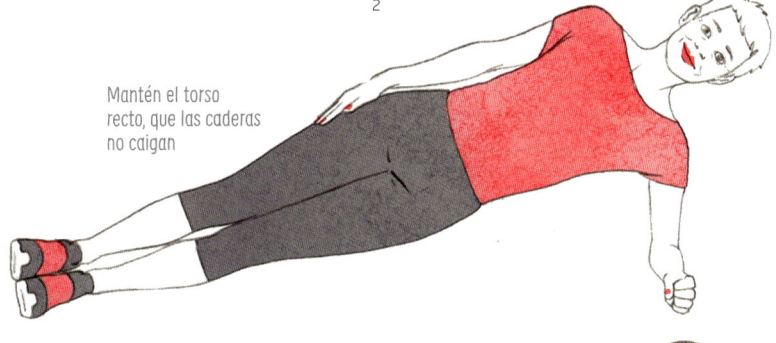

2

Mantén el torso recto, que las caderas no caigan

1 Túmbate de lado con las piernas extendidas y paralelas desde las caderas hasta los pies. Inclínate sobre el antebrazo más cercano al suelo. Mantén el otro brazo a lo largo del costado, en la parte superior del cuerpo. Mete el ombligo hacia dentro para activar el tronco.

2 Exhala mientras levantas las caderas y las rodillas del suelo. Mantén el torso recto. Aguanta todo el tiempo que puedas, y sigue respirando con calma. Vuelve a la posición inicial. Repite tres veces a ambos lados.

PLANCHA DE TIJERAS

Este ejercicio trabaja tanto la parte como la inferior del cuerpo.

- **Fortalece los bíceps**
- **Tonifica y modela los brazos**
- **Tonifica las piernas**
- **Trabaja la parte superior de la espalda**

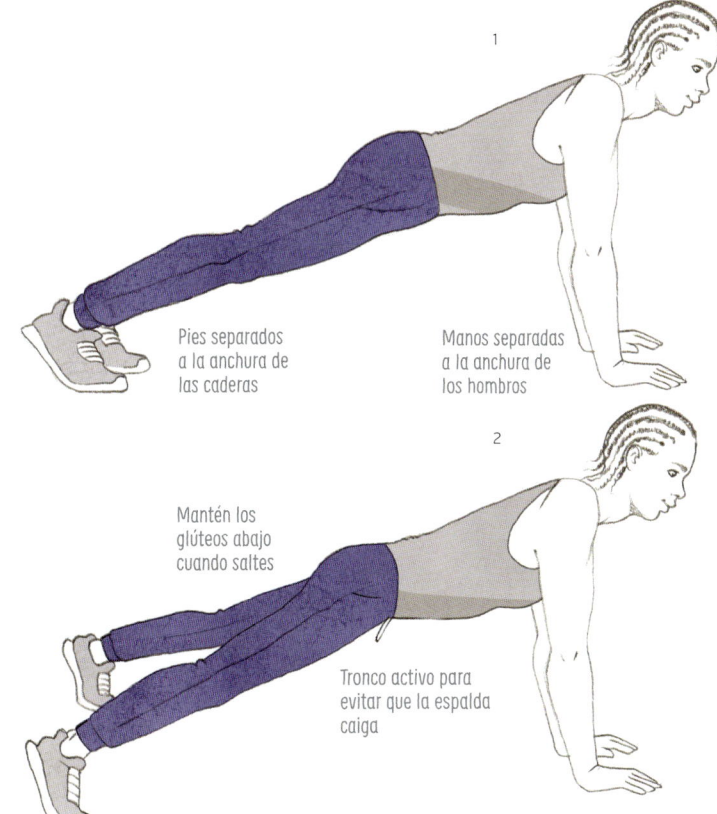

1

Pies separados a la anchura de las caderas

Manos separadas a la anchura de los hombros

2

Mantén los glúteos abajo cuando saltes

Tronco activo para evitar que la espalda caiga

1 Colócate a cuatro patas con las manos algo más separadas que la anchura de los hombros. Mete el ombligo hacia dentro para activar el tronco. Extiende las piernas hacia atrás y mantén el equilibrio sobre los dedos de los pies y las manos. Mantén el cuerpo en línea recta, sin que la parte central caiga. Las piernas están separadas a la anchura de la cadera.

2 Salta con los pies bien separados, y mantén los glúteos hacia abajo. Vuelve a juntar los pies. Es muy importante que mantengas el tronco contraído, ya que podrías lesionarte la espalda si dejas que la zona abdominal caiga. Salta durante 10-15 segundos y descansa. Haz tres series más de 10-15 segundos cada una.

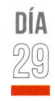

TORSIÓN EN EL SUELO

Esta postura reparadora masajea los órganos del torso y fortalece los abdominales.

- **Aumenta la energía y la concentración**
- **Fortalece la columna vertebral**
- **Tonifica los brazos y la parte superior del cuerpo**
- **Mejora el equilibrio y la postura**

1 Túmbate boca arriba con los pies apoyados en el suelo y los brazos a los lados, con las palmas hacia abajo.

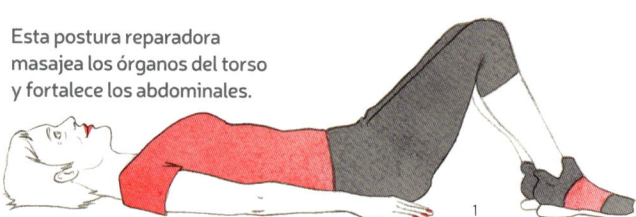

3 Mantén los hombros en el suelo, inspira y baja lentamente las piernas hasta que sientas un ligero estiramiento en la parte baja de la espalda. Intenta alcanzar el suelo, pero si no tienes tanta flexibilidad, baja todo lo que puedas. Al mismo tiempo, gira despacio la cabeza hacia el lado opuesto a las rodillas. Mantén la posición durante 10 segundos, espira y vuelve a colocar la cabeza y las piernas en la posición inicial. Repite cinco veces por cada lado. Haz otras dos series de cinco en ambos lados.

2 Levanta las rodillas flexionadas hasta un ángulo de 90 grados, como si estuvieras sentada en una silla. Estira los brazos hacia los lados y presiona el dorso de las manos contra el suelo.

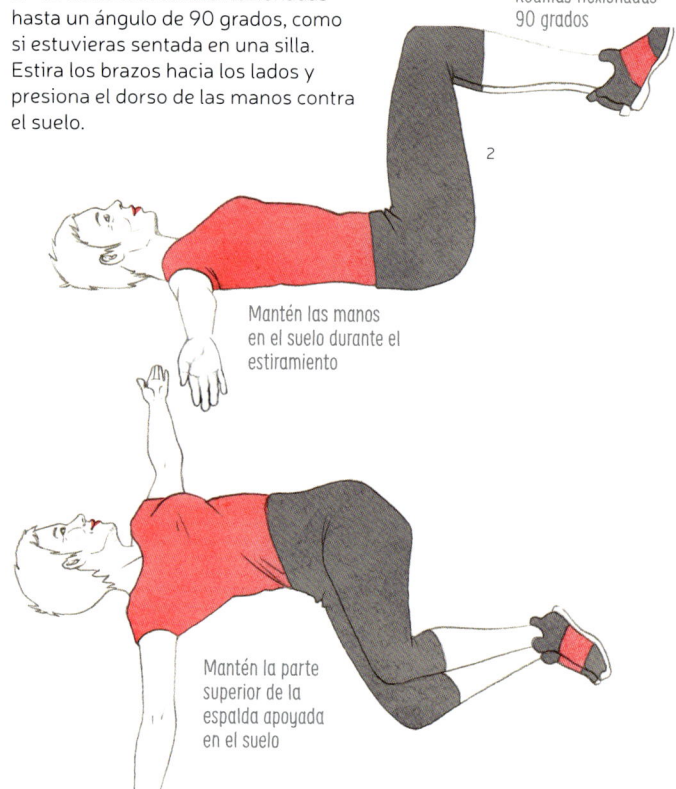

Rodillas flexionadas 90 grados

Mantén las manos en el suelo durante el estiramiento

Mantén la parte superior de la espalda apoyada en el suelo

ABDOMINAL DE BICICLETA

Este ejercicio tonifica todos los músculos abdominales y los muslos. Hazlo despacio para obtener los máximos beneficios.

- **Trabaja el tronco**
- **Reduce la cintura**
- **Tonifica los muslos**

1 Túmbate boca arriba con las piernas extendidas. Levanta los brazos y coloca las manos detrás de la cabeza, con los dedos entrelazados. Mete el ombligo hacia dentro para activar el tronco.

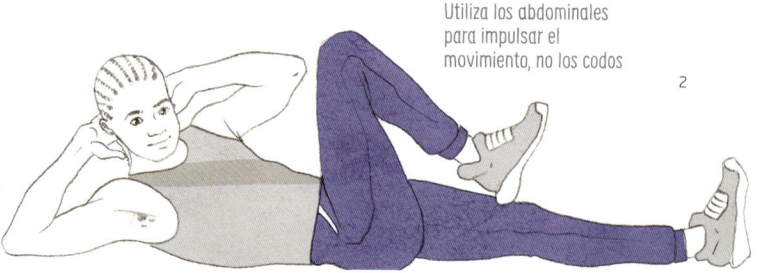

Apoya la cabeza en las manos; no tires del cuello

Utiliza los abdominales para impulsar el movimiento, no los codos

2 Dobla la pierna izquierda hacia el pecho y, al mismo tiempo, levanta el cuello y los hombros del suelo. Gira el torso de modo que el codo derecho toque la rodilla izquierda. Vuelve lentamente a la posición inicial. Repite despacio, alternando las piernas durante un minuto. Haz una pausa para descansar y luego haz dos series más de un minuto.

Mantén recta la zona lumbar

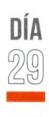

NATACIÓN

14 Este ejercicio pone a prueba los cuádriceps y el tronco. Mantén el cuerpo recto durante todo el ejercicio.

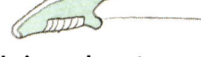

- **Trabaja muslos y tronco**
- **Reduce la cintura**
- **Mejora el equilibrio**

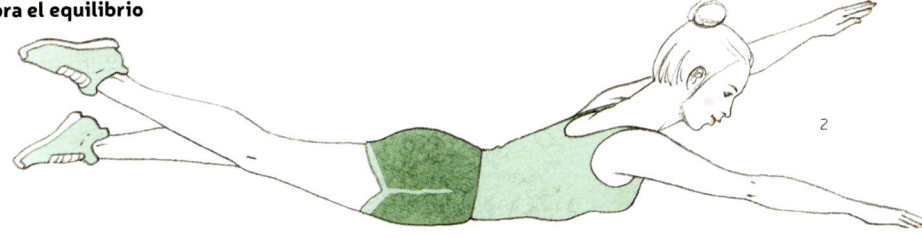

1 Túmbate boca abajo con las piernas juntas, la frente apoyada en el suelo y los brazos estirados hacia delante. Contrae el tronco, inspira y levanta la parte superior del cuerpo y las piernas del suelo. Ahora empieza a nadar levantando una pierna y el brazo opuesto hacia el techo.

2 Levanta el brazo y la pierna contrarios y sigue moviéndote, alternando las extremidades. Muévete lentamente, y completa 10 patadas a cada lado. Haz una pausa para descansar y luego completa dos series más de 10 por cada lado.

PUENTE

15 Este ejercicio tonifica los glúteos y el tronco, pero también es bueno para aliviar el estrés.

- **Activa los glúteos**
- **También trabaja los músculos de muslos, caderas, tronco y espalda**
- **Ayuda a los dolores lumbares**
- **Alivia el estrés**

1 Túmbate en el suelo boca arriba, con las rodillas levantadas y los brazos a los lados, con las palmas hacia abajo. Mete el ombligo hacia dentro para activar el tronco.

2 Levanta las caderas para crear una línea recta desde las rodillas hasta los hombros. Mantén el tronco contraído para evitar que las caderas se hundan. Aguanta 10 segundos y vuelve a la posición inicial. Repite cinco veces.

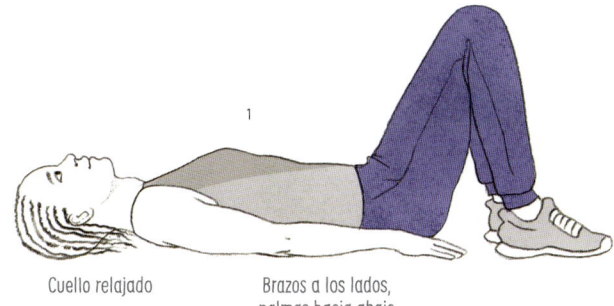

Cuello relajado

Brazos a los lados, palmas hacia abajo

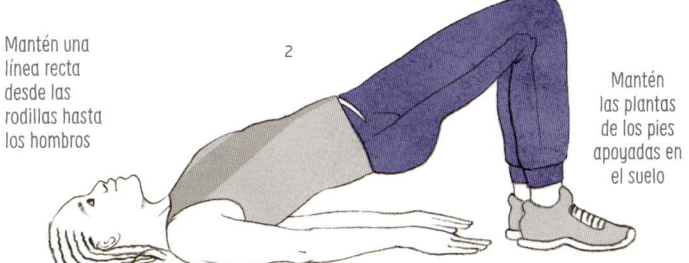

Mantén una línea recta desde las rodillas hasta los hombros

Mantén las plantas de los pies apoyadas en el suelo

DÍA
29

¡Felicidades!

DÍA
30

¡Has llegado al último día de nuestro reto! Terminaremos con unos ejercicios de relajación. Ahora es el momento de volver a las pruebas de evaluación de la forma física que hiciste antes de empezar el curso y ejecutarlas de nuevo. Compara los resultados. Deberías ver mejoras en tu frecuencia cardiaca en reposo y en el tiempo de recuperación de la frecuencia cardiaca, así como mejores resultados en las pruebas de fuerza, flexibilidad y equilibrio. Deberías haber recortado un centímetro o de tu cintura e incluso puede que hayas bajado uno o dos kilos. Si las mejoras te parecen pequeñas, es importante recordar que 30 días es, en realidad, un periodo de tiempo bastante corto para cambiar tu cuerpo. Sigue con tus sesiones de ejercicio y en seis meses verás cambios importantes. Para ello, hemos reunido una serie de rutinas al final del libro. Pruébalas o, si lo prefieres, crea las tuyas con los ejercicios que más te gusten o que más te ayuden a mejorar.

BARBILLA AL PECHO

Encoge los hombros varias veces para calentar el cuello y los hombros antes de empezar estos estiramientos cervicales.

- **Reduce la rigidez y aumenta la flexibilidad**
- **Puede ayudar a aliviar el dolor de cuello y hombros**
- **Mejora la alineación de la cabeza, el cuello y los hombros**
- **Corrige la postura**

BEBÉ FELIZ

Este ejercicio de hermoso nombre es ideal para el dolor lumbar y la relajación.

- **Abre las caderas, las ingles y la cara interna de los muslos**
- **Alivia el dolor lumbar**
- **Estira los isquiotibiales**
- **Alivia el estrés**

POSTURA DEL NIÑO

Esta es una postura ideal para relajarse.

- **Estira caderas, muslos y tobillos**
- **Alivia el dolor lumbar**
- **Reduce el estrés y la fatiga**

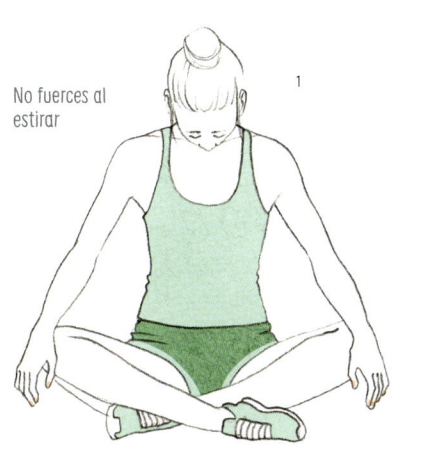

No fuerces al estirar

1 Siéntate erguida en el suelo con las piernas cruzadas delante de ti. También puedes sentarte en una silla o estar de pie si te resulta más cómodo. Inclina lentamente la cabeza hacia delante, acercando la barbilla al pecho. Detente cuando sientas un estiramiento en la nuca. Mantén la postura durante 15 segundos. Levanta lentamente la cabeza hasta la posición inicial. Repite tres veces.

BARBILLA ARRIBA

La rigidez de cuello suele deberse a una mala postura. Hacer algunos estiramientos sencillos con regularidad resulta de gran ayuda.

- **Reduce la rigidez y aumenta la flexibilidad**
- **Puede ayudar a aliviar el dolor de cuello y hombros**
- **Mejora la alineación de la cabeza, el cuello y los hombros**
- **Corrige la postura**

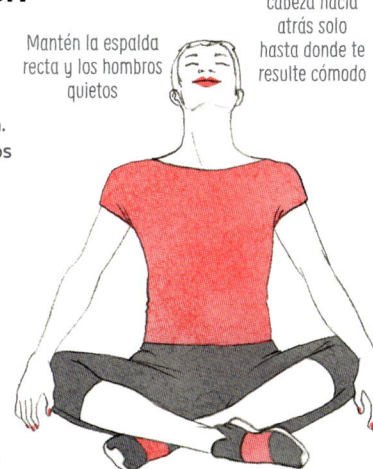

Mantén la espalda recta y los hombros quietos

Inclina la cabeza hacia atrás solo hasta donde te resulte cómodo

1 Siéntate erguida en el suelo con las piernas cruzadas delante de ti. También puedes sentarte en una silla o estar de pie si te resulta más cómodo. Inclina lentamente la cabeza hacia atrás, de modo que mires hacia el techo. No te inclines demasiado. Aguanta 15 segundos. Vuelve a la posición inicial. Repite tres veces.

1 Túmbate boca arriba con los pies apoyados en el suelo y los brazos a los lados, con las palmas hacia abajo.

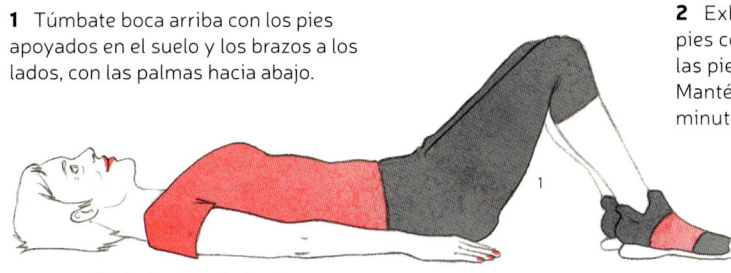

Relaja el cuello y los hombros

2 Exhala y dobla las rodillas. Agárrate los pies con las manos. Tira suavemente de las piernas hacia el torso y hacia el suelo. Mantén la postura entre 30 segundos y un minuto, respirando con calma.

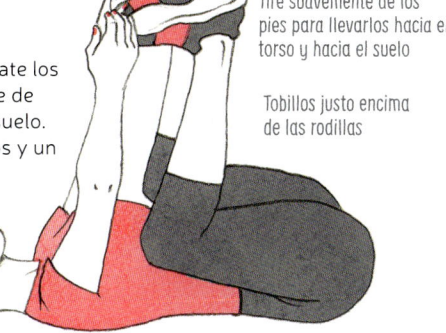

Tire suavemente de los pies para llevarlos hacia el torso y hacia el suelo

Tobillos justo encima de las rodillas

1 Arrodíllate en el suelo, con los dedos gordos de los pies tocándose. Abre las rodillas, espira y dóblate hacia delante desde las caderas hasta que la frente toque el suelo. Extiende los brazos hacia delante, con las palmas hacia abajo. Mantén la postura durante unos minutos, respirando.

2 En vez de extender los brazos hacia delante, bájalos a lo largo de los muslos con las palmas hacia arriba. Mantén la posición durante unos minutos,

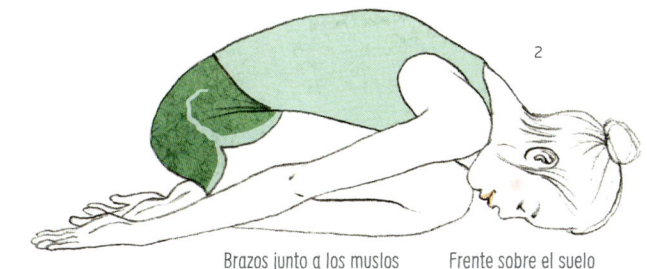

Rodillas separadas; dedos gordos juntos   Frente sobre el suelo   Brazos extendidos

Brazos junto a los muslos   Frente sobre el suelo

DÍA
30

1 CÍRCULOS CON EL CODO
p. 17
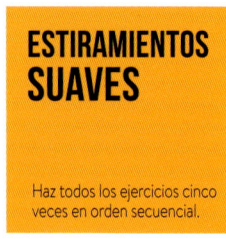

2 APERTURA DE PECHO
p. 28
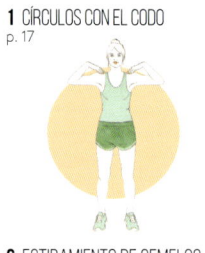

3 ESTIRAMIENTO DE CUÁDRICEPS
p. 57
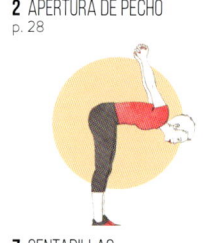

4 ESTIRAMIENTO DE ISQUIOTIBIALES
p. 111
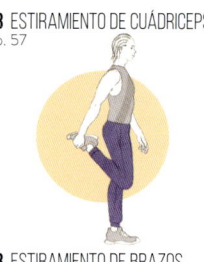

5 ESTIRAMIENTO LATERAL
p. 28
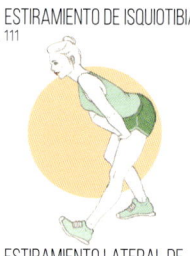

6 ESTIRAMIENTO DE GEMELOS
p. 112
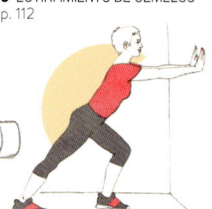

7 SENTADILLAS
p. 18
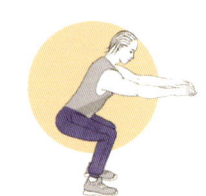

8 ESTIRAMIENTO DE BRAZOS
p. 56
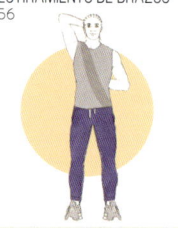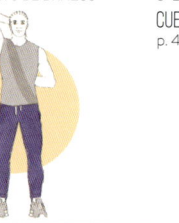

9 ESTIRAMIENTO LATERAL DE CUELLO
p. 40
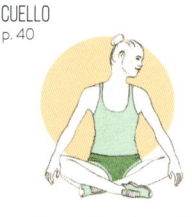

10 OREJA AL HOMBRO
p. 69
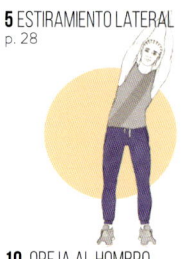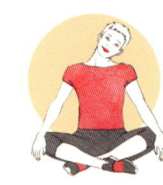

Rutinas

Ahora que has terminado el plan de entrenamiento, esperamos que mantengas tus rutinas de fitness. Aquí encontrarás 21 para diversos objetivos, desde un calentamiento suave hasta un entrenamiento completo.

Hemos incluido rutinas para problemas corporales concretos, como la postura, el equilibrio y el alivio de la tensión, junto con otras que se dirigen a zonas como el tronco, los brazos y su fortalecimiento y la reducción de cintura.

RELAX

Realiza los ejercicios 1-7 y 9 cinco veces cada uno. Haz Bebé feliz durante 2-3 minutos y Postura del cadáver durante 5-10 minutos.

1 OREJA AL HOMBRO
p. 69
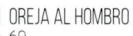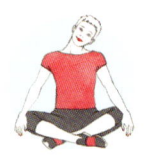

2 GATO-VACA
p. 29
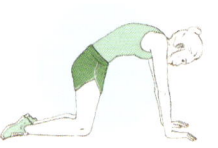

3 MARIPOSA
p. 29
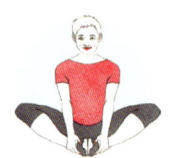

4 POSTURA DEL NIÑO
p. 25

5 TORSIÓN VERTEBRAL
p. 19
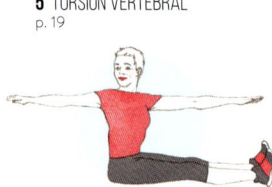

6 ESTIRAMIENTO DE UNA RODILLA
p. 31
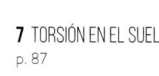

7 TORSIÓN EN EL SUELO
p. 87
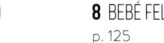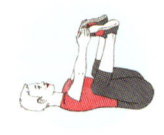

8 BEBÉ FELIZ
p. 125
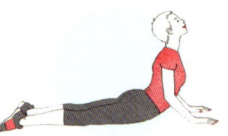

9 COBRA
p. 115

10 POSTURA DEL CADÁVER
p. 40
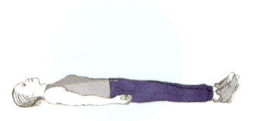

CALENTAR 10 MINUTOS (SUAVE)

Realiza todos los ejercicios durante un minuto cada uno.

1 CÍRCULOS CON EL CODO
p. 17
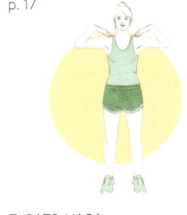

2 MARCHAR EN EL SITIO
p. 17
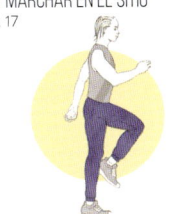

3 APERTURA DE PECHO
p. 28
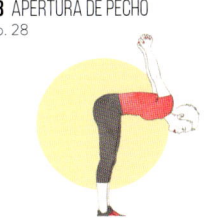

4 TORSIÓN DE TRONCO
p. 20
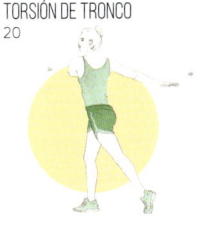

5 BARBILLA AL PECHO
p. 84
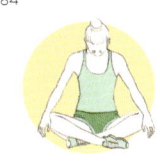

6 OREJA AL HOMBRO
p. 69
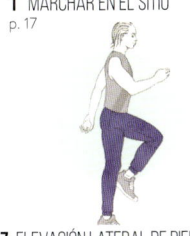

7 GATO-VACA
p. 29
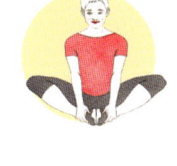

8 MARIPOSA
p. 29
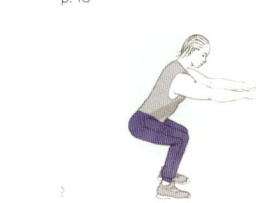

9 ESTIRAMIENTO DE UNA RODILLA
p. 31
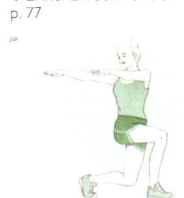

10 PREPARACIÓN DE COBRA
p. 31
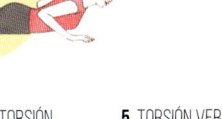
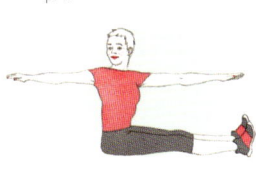

CALENTAR 10 MINUTOS (MEDIO)

Realiza todos los ejercicios durante un minuto cada uno.

1 MARCHAR EN EL SITIO
p. 17

2 RODILLAS ALTAS
p. 43

3 SENTADILLAS
p. 18

4 ZANCADA CON TORSIÓN
p. 77

5 TORSIÓN VERTEBRAL
p. 19

6 FLEXIÓN HACIA DELANTE
p. 30
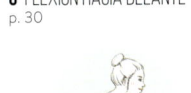
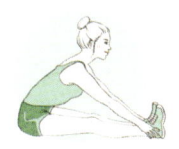

7 ELEVACIÓN LATERAL DE PIERNAS
p. 86
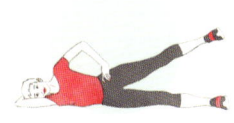

8 TORSIÓN EN EL SUELO
p. 87

9 PERRO BOCA ABAJO
p. 59
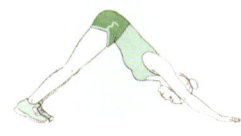

10 PUENTE
p. 53

CARDIO DE 10 MINUTOS

Realiza todos los ejercicios durante un minuto cada uno.

1 MARCHAR EN EL SITIO
p. 17

2 SALTOS DE TIJERAS
p. 18

3 TORSIÓN DE TRONCO
p. 20

4 PATADAS FRONTALES
p. 99

5 ABDOMINALES LATERALES
p. 45

6 RODILLAS ALTAS
p. 43
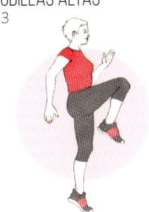

7 SENTADILLAS
p. 18

8 TALONES A LOS GLÚTEOS
p. 44
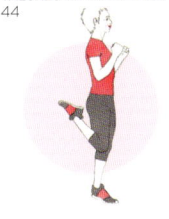

9 ZANCADAS CON PESAS
p. 23
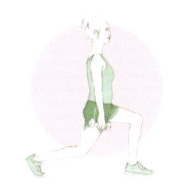

10 BURPEES DE INICIACIÓN
p. 74
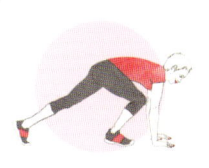

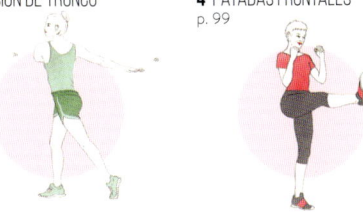
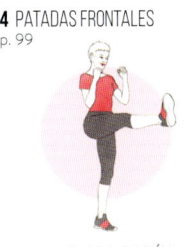
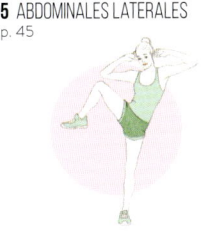

TRONCO

Realiza todos los ejercicios durante 1-2 minutos cada uno.

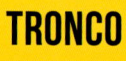

1 ESTIRAMIENTO LATERAL
p. 28

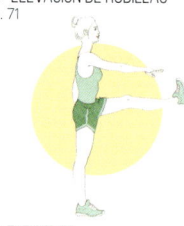

2 ELEVACIÓN DE RODILLAS
p. 71

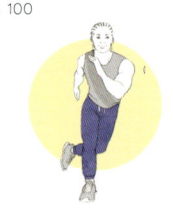

3 PATINADOR
p. 100

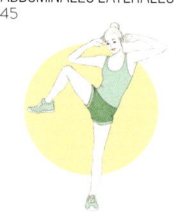

4 ABDOMINALES LATERALES
p. 45

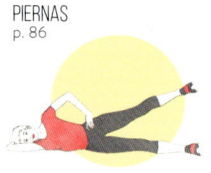

5 SENTADILLA SUPERIOR CON PESAS
p. 134

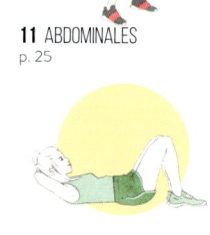

6 ZANCADA LATERAL
p. 146

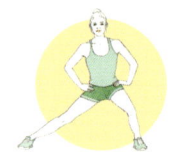

7 PERRO DE CAZA
p. 46

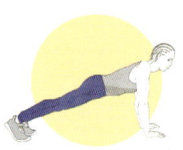

8 FLEXIONES
p. 108

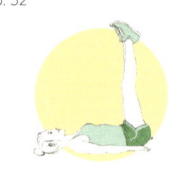

9 ESTIRAMIENTO A DOS PIERNAS
p. 52

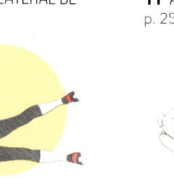

10 ELEVACIÓN LATERAL DE PIERNAS
p. 86

11 ABDOMINALES
p. 25

12 PLANCHA DE BRAZOS
p. 19

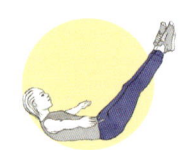

13 FLEXIÓN A DOS PIERNAS
p. 137

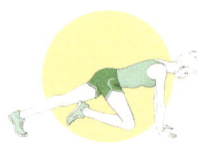

14 PLANCHA DEL ALPINISTA
p. 130

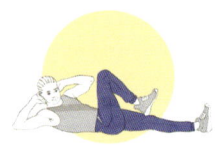

15 ABDOMINAL DE BICICLETA
p. 74

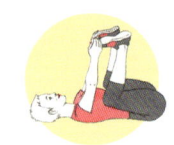

16 BEBÉ FELIZ
p. 125

CADERAS, MUSLOS Y GLÚTEOS

Realiza todos los ejercicios durante 1-2 minutos cada uno.

1 TALONES A LOS GLÚTEOS
p. 44

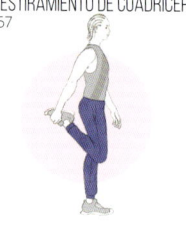

2 ESTIRAMIENTO DE CUÁDRICEPS
p. 57

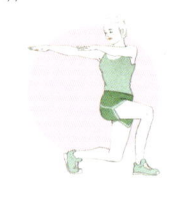

3 ZANCADA CON TORSIÓN
p. 77

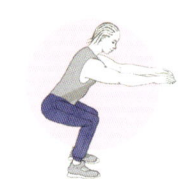

4 SENTADILLAS
p. 18

5 FLEXIÓN CON RODILLAS
p. 79

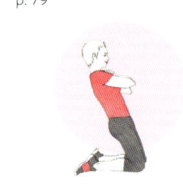

6 POSTURA DEL NIÑO
p. 25

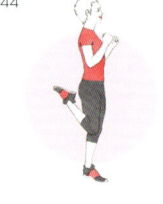

7 MARIPOSA
p. 29

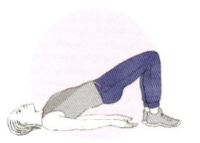

8 PUENTE
p. 53

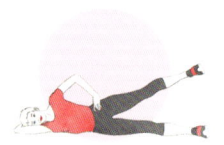

9 ELEVACIÓN LATERAL DE PIERNAS
p. 86

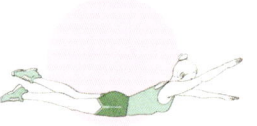

10 NATACIÓN
p. 131

11 COBRA
p. 115

12 MARIPOSA TUMBADA
p. 97

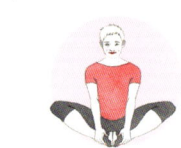

13 PERRO DE CAZA
p. 46

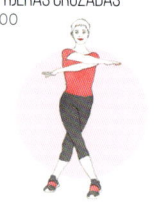

14 TIJERAS CRUZADAS
p. 100

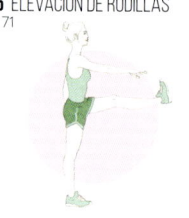

15 ELEVACIÓN DE RODILLAS
p. 71

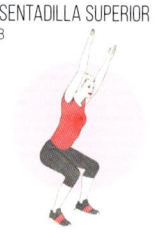

16 SENTADILLA SUPERIOR
p. 73

MODELADO DE BRAZOS

Realiza todos los ejercicios durante 1-2 minutos cada uno.

1 APERTURA DE PECHO
p. 28

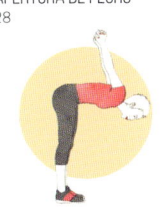

2 FLEXIÓN DE BÍCEPS
p. 23

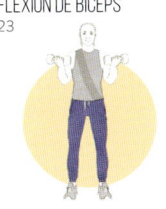

3 LEVANTAMIENTOS LATERALES
p. 22

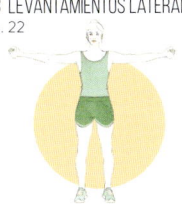

4 FONDOS DE TRÍCEPS
p. 79

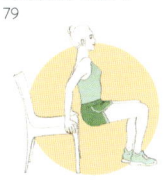

5 KICKBACKS DE TRÍCEPS
p. 50

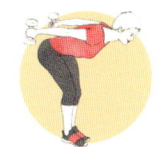

6 PRENSA DE BRAZOS Y ELEVACIÓN DE RODILLA
p. 72

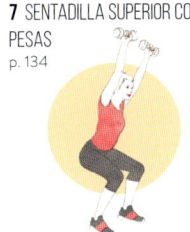

7 SENTADILLA SUPERIOR CON PESAS
p. 134

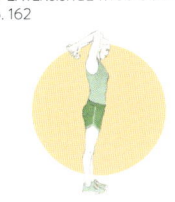

8 EXTENSIÓN DE TRÍCEPS SUPERIOR
p. 162

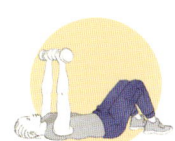

9 PRENSA DE PECHO
p. 80

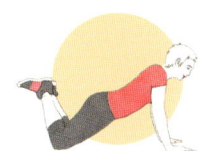

10 FLEXIÓN CON RODILLAS
p. 24

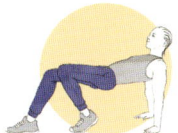

11 PASOS DE CANGREJO
p. 157

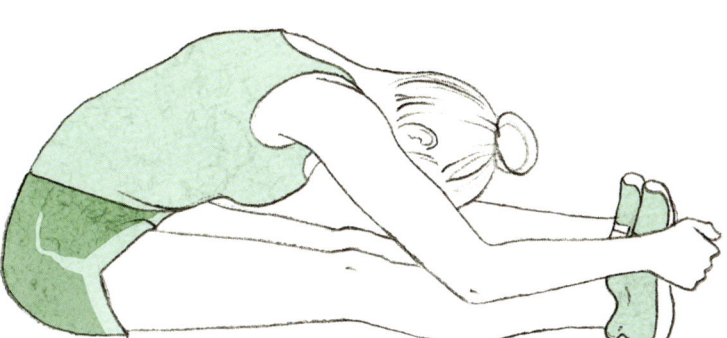

HOMBROS Y DORSALES

Realiza los ejercicios 1-10 durante 1-2 minutos cada uno. Postura del cadáver durante 5-10 minutos.

1 CÍRCULOS CON EL CODO
p. 17

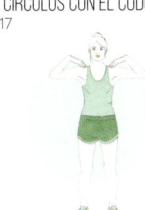

2 ESTIRAMIENTO LATERAL
p. 28

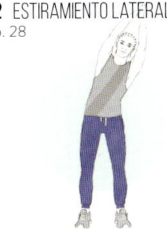

3 TORSIÓN DE TRONCO
p. 20

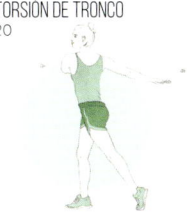

4 APERTURA DE PECHO
p. 28

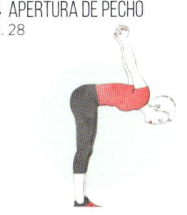

5 LEVANTAMIENTOS LATERALES
p. 22

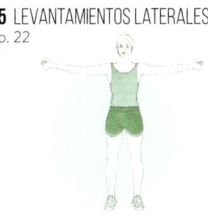

6 ESTIRAMIENTO DE BRAZOS
p. 56

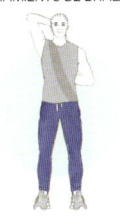

7 OREJA AL HOMBRO
p. 69

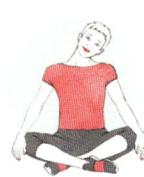

8 FLEXIÓN CON RODILLAS
p. 24

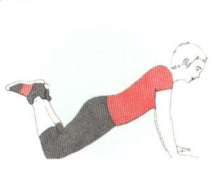

9 FLEXIÓN HACIA DELANTE
p. 30

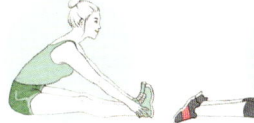

10 EXTENSIÓN DE ESPALDA
p. 24

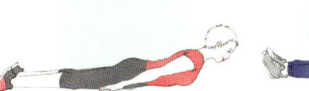

11 POSTURA DEL CADÁVER
p. 40

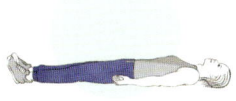

ESPALDA SANA

Realiza todos los ejercicios durante 1-2 minutos cada uno.

1 FLEXIÓN LATERAL SENTADA
p. 141

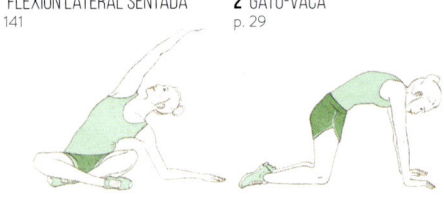

2 GATO-VACA
p. 29

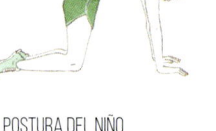

3 PERRO DE CAZA
p. 46

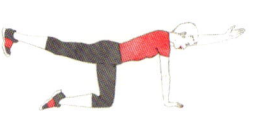

4 FLEXIÓN HACIA DELANTE
p. 30

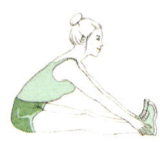

5 ESTIRAMIENTO DE UNA RODILLA
p. 31

6 POSTURA DEL NIÑO
p. 25

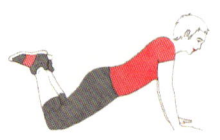

7 FLEXIÓN CON RODILLAS
p. 24

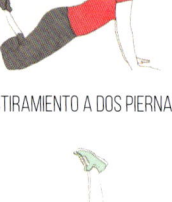

8 PUENTE
p. 53

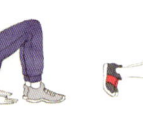

9 PLANCHA DE BRAZOS
p. 19

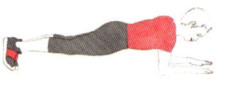

10 EXTENSIÓN DE ESPALDA
p. 24

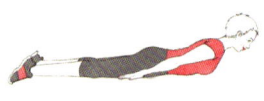

11 ESTIRAMIENTO A DOS PIERNAS
p. 52

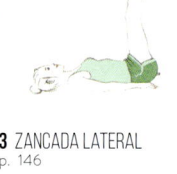

---

35 MINUTOS ENERGÉTICOS

Realiza todos los ejercicios durante dos minutos cada uno

1 MARCHAR EN EL SITIO
p. 17

2 SENTADILLA SUPERIOR
p. 73

3 ZANCADA LATERAL
p. 146

4 TIJERAS CRUZADAS
p. 100

5 PATINADOR
p. 100

6 MARIPOSA
p. 29

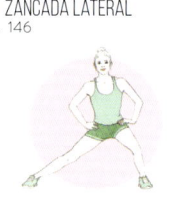

7 TORSIÓN VERTEBRAL
p. 19

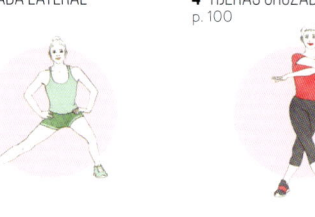

8 FLEXIÓN HACIA DELANTE
p. 30

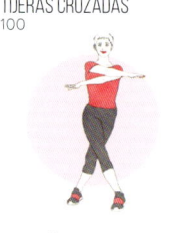

9 FLEXIÓN DE BÍCEPS
p. 23

10 TORSIÓN EN EL SUELO
p. 87

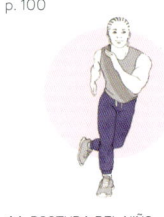

11 POSTURA DEL NIÑO
p. 25

12 PLANCHA DE TIJERAS
p. 164

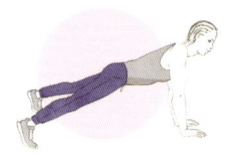

13 PLANCHA DEL ALPINISTA
p. 130

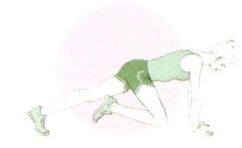

14 PERRO DE CAZA
p. 46

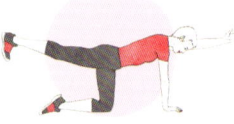

15 PASOS DE CANGREJO
p. 157

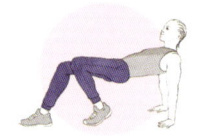

16 PLANCHA LATERAL
p. 170

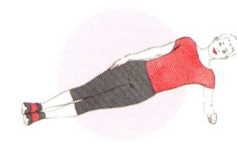

17 MARIPOSA TUMBADA
p. 97

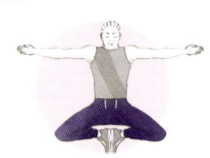

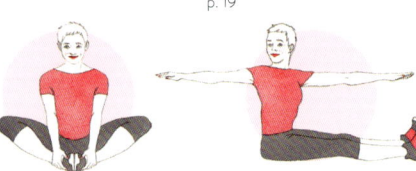
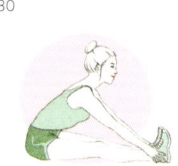
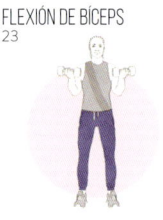
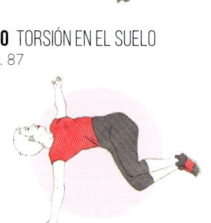
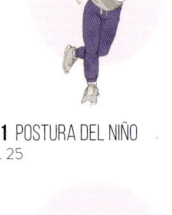

TREN INFERIOR

Realiza todos los ejercicios durante 1-2 minutos cada uno.

1 MARCHAR EN EL SITIO
p. 17
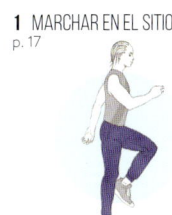

2 ESTIRAMIENTO DE GEMELOS
p. 112
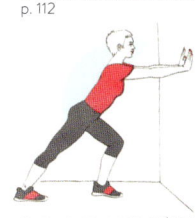

3 ZANCADAS CON PESAS
p. 23
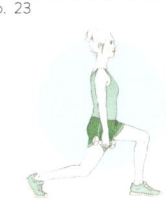

4 ESTIRAMIENTO DE CUÁDRICEPS
p. 57
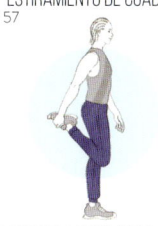

5 RODILLAS ALTAS
p. 43
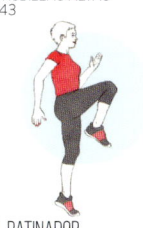

6 ESTIRAMIENTO DE ISQUIOTIBIALES
p. 111

7 SENTADILLAS
p. 18

8 TALONES A LOS GLÚTEOS
p. 44

9 SENTADILLA PLIE
p. 106

10 PATADAS FRONTALES
p. 99
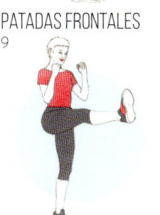

11 PATINADOR
p. 100
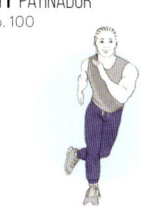

12 FLEXIÓN CON RODILLAS
p. 79
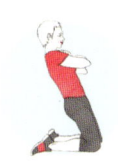

13 ESTIRAMIENTO DE ESPINILLA
p. 113
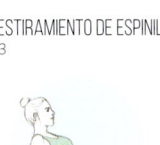

14 ELEVACIÓN LATERAL DE PIERNAS
p. 86
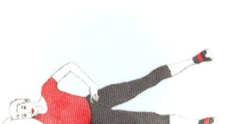

15 FLEXIÓN HACIA DELANTE
p. 30
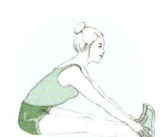

16 ABDOMINAL DE BICICLETA
p. 74

17 PERRO BOCA ABAJO
p. 59
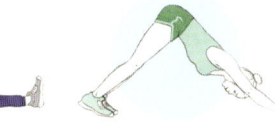

ENTRENAR TODO EL CUERPO

Realiza todos los ejercicios durante dos minutos cada uno.

1 MARCHAR EN EL SITIO
p. 17
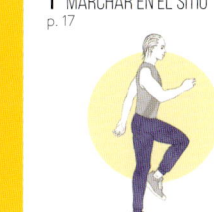

2 TIJERAS CRUZADAS
p. 100
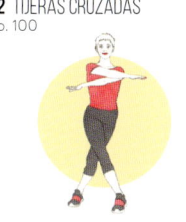

3 ELEVACIÓN DE RODILLAS
p. 71
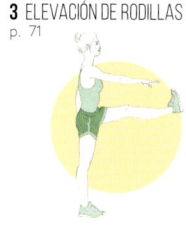

4 BURPEES DE INICIACIÓN
p. 74
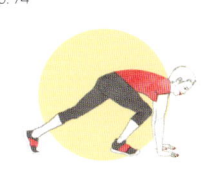

5 ZANCADA CON TORSIÓN
p. 77
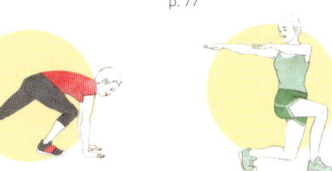

6 PATINADOR
p. 100

7 ZANCADA LATERAL
p. 146

8 PERRO DE CAZA
p. 46

9 PLANCHA DE BRAZOS
p. 19
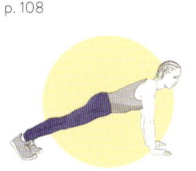

10 FLEXIONES
p. 108
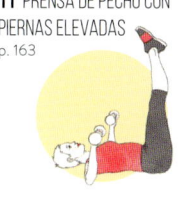

11 PRENSA DE PECHO CON PIERNAS ELEVADAS
p. 163

12 NATACIÓN
p. 131
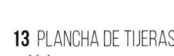

13 PLANCHA DE TIJERAS
p. 164
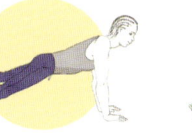

14 PLANCHA DEL ALPINISTA
p. 130

15 PASOS DE CANGREJO
p. 157
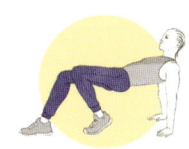

16 PLANCHA LATERAL
p. 170
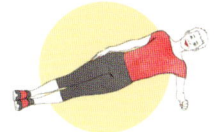

MEJORA LA POSTURA

Realiza todos los ejercicios durante 1-2 minutos cada uno.

1 ESTIRAMIENTO LATERAL
p. 28
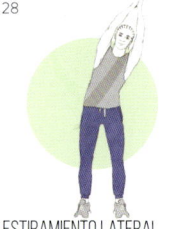

2 APERTURA DE PECHO
p. 28
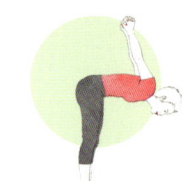

3 SENTADILLA PLIE
p. 106
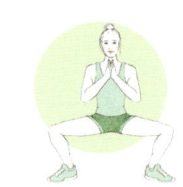

4 ESTIRAMIENTO DE BRAZOS
p. 56
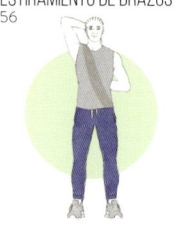

5 SENTADILLA SUPERIOR
p. 73
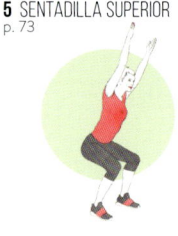

6 TORSIÓN VERTEBRAL
p. 19
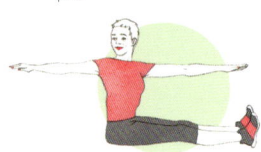

7 ESTIRAMIENTO LATERAL DE CUELLO
p. 40
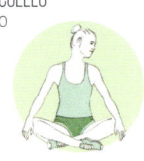

8 PERRO DE CAZA
p. 46
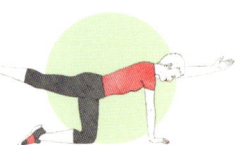

9 ABDOMINALES
p. 25
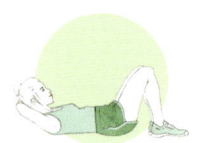

10 PLANCHA DE BRAZOS
p. 19
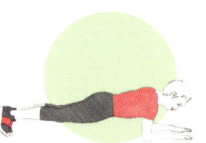

11 COBRA
p. 115
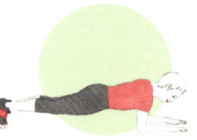

12 ABDOMINAL DE BICICLETA
p. 74
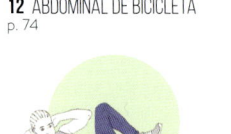
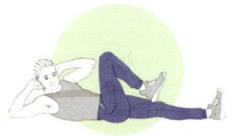

13 PERRO BOCA ABAJO
p. 59
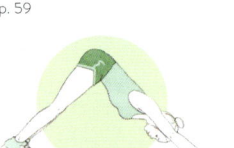

14 PLANCHA LATERAL
p. 170
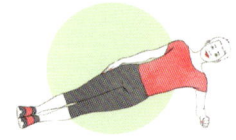
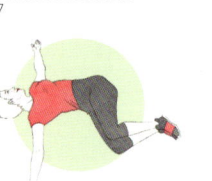

15 TORSIÓN EN EL SUELO
p. 87
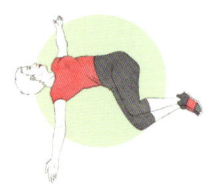

EQUILIBRIO

Realiza todos los ejercicios durante 1-2 minutos cada uno.

1 ESTIRAMIENTO DE CUÁDRICEPS
p. 57
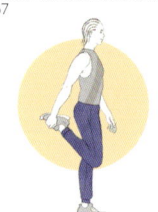

2 ELEVACIÓN DE RODILLAS
p. 71
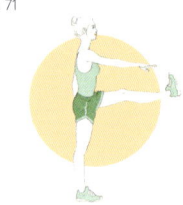

3 SENTADILLAS
p. 18
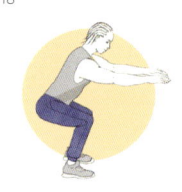

4 PATADAS FRONTALES
p. 99
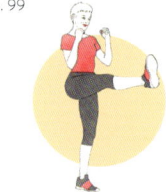

5 SENTADILLA PLIE
p. 106

6 ABDOMINALES LATERALES
p. 45
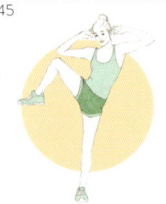

7 ZANCADAS CON PESAS
p. 23
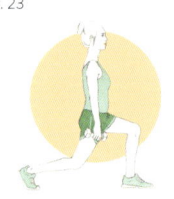

8 SENTADILLA SUPERIOR
p. 73
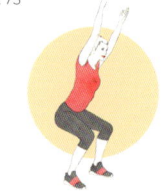

9 ZANCADA LATERAL
p. 146
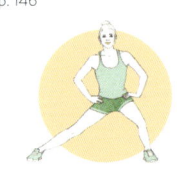

10 KICKBACKS DE TRÍCEPS
p. 50
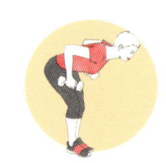

11 FLEXIÓN CON RODILLAS
p. 79
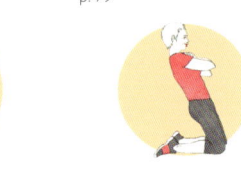

12 PERRO DE CAZA
p. 46
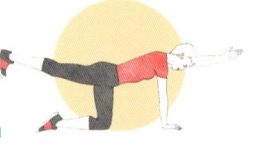

13 TORSIÓN EN EL SUELO
p. 87
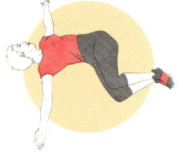

14 FLEXIONES
p. 108
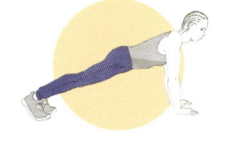

15 PLANCHA LATERAL
p. 170
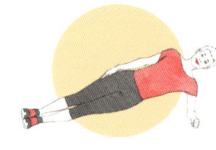

16 NATACIÓN
p. 131
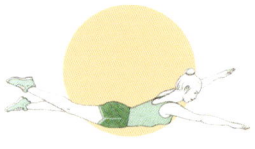

ANTI EDAD

Realizar los ejercicios 1-15 durante 1-2 minutos cada uno. Postura del cadáver durante 5-10 minutos.

1 SENTADILLA PLIE
p. 106

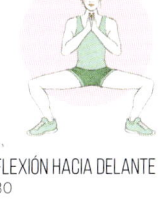

2 PATADAS FRONTALES
p. 99

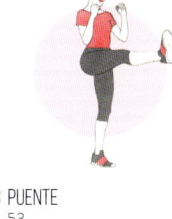
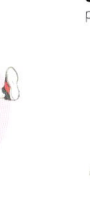

3 GATO-VACA
p. 29

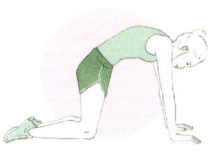

4 MARIPOSA
p. 29

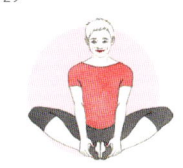

5 FLEXIÓN LATERAL SENTADA
p. 141

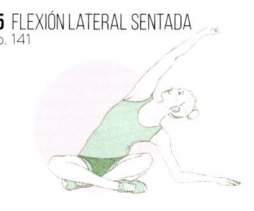

6 TORSIÓN VERTEBRAL
p. 19

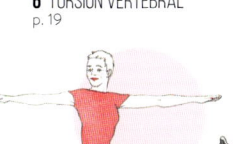
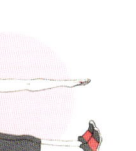

7 FLEXIÓN HACIA DELANTE
p. 30

8 PUENTE
p. 53

9 ABDOMINALES
p. 25

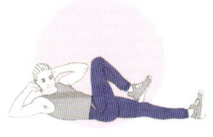

10 ABDOMINAL DE BICICLETA
p. 74

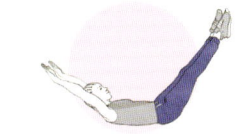

11 FLEXIÓN A DOS PIERNAS
p. 137

12 FLEXIONES
p. 108

13 PLANCHA LATERAL
p. 170

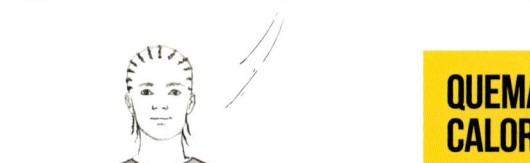
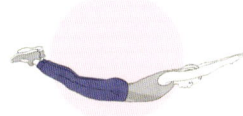

14 SUPERMÁN
p. 143

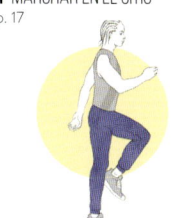

15 PERRO BOCA ABAJO
p. 59

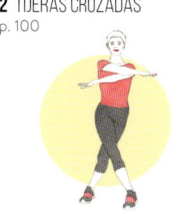

16 POSTURA DEL CADÁVER
p. 40

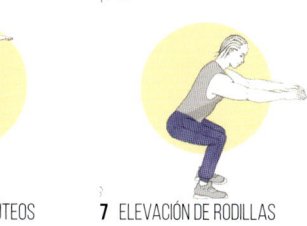

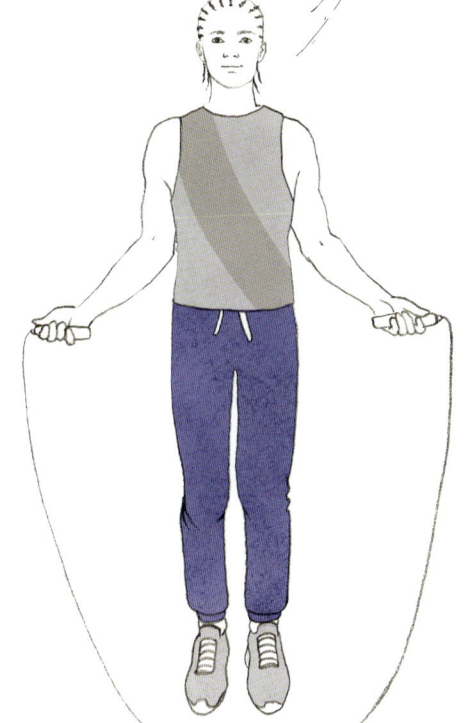

QUEMAR CALORÍAS

Realiza todos los ejercicios durante 1-2 minutos cada uno.

1 MARCHAR EN EL SITIO
p. 17

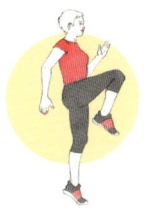

2 TIJERAS CRUZADAS
p. 100

3 SENTADILLAS
p. 18

4 RODILLAS ALTAS
p. 43

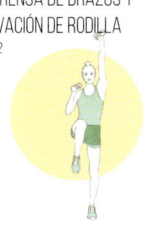

5 ABDOMINALES LATERALES
p. 45

6 TALONES A LOS GLÚTEOS
p. 44

7 ELEVACIÓN DE RODILLAS
p. 71

8 PRENSA DE BRAZOS Y ELEVACIÓN DE RODILLA
p. 72

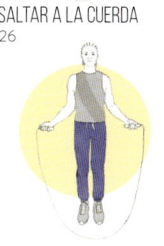

9 SALTAR A LA CUERDA
p. 126

10 BURPEES DE INICIACIÓN
p. 74

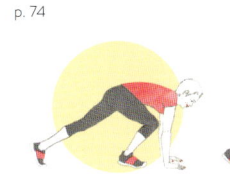

11 PATINADOR
p. 100

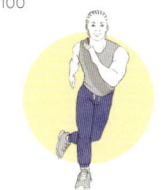

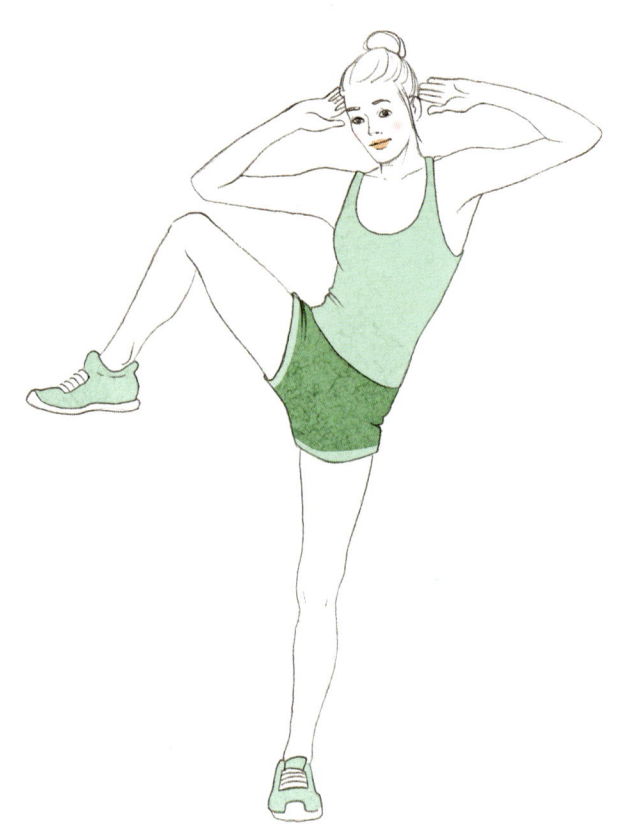

1 FLEXIÓN LATERAL SENTADA
p. 141

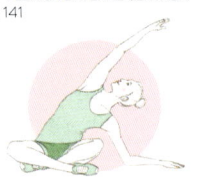

2 ZANCADA CON TORSIÓN
p. 77

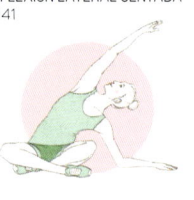

3 ABDOMINALES LATERALES
p. 45

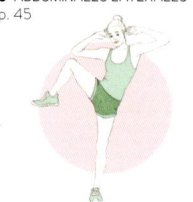

4 PERRO DE CAZA
p. 46

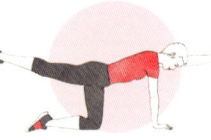

5 TORSIÓN VERTEBRAL
p. 19

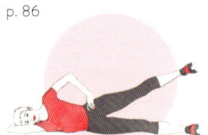

6 ABDOMINALES
p. 25

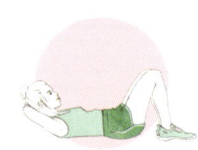

7 ELEVACIÓN LATERAL DE PIERNAS
p. 86

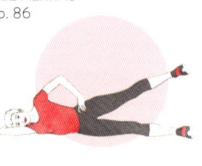

8 ESTIRAMIENTO A DOS PIERNAS
p. 52

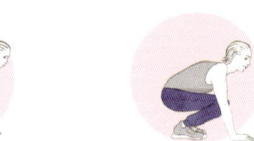

9 ABDOMINAL DE BICICLETA
p. 74

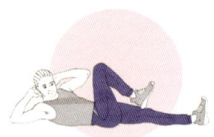

10 FLEXIONES
p. 108

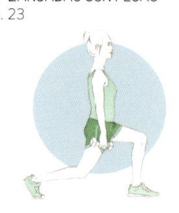

11 BURPEES
p. 159

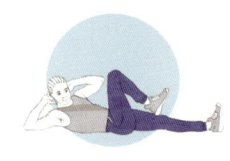

1 MARCHAR EN EL SITIO
p. 17

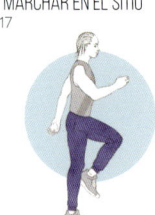

2 SALTOS DE TIJERAS
p. 18

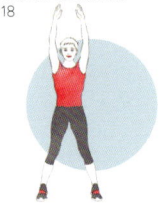

3 ZANCADAS CON PESAS
p. 23

4 ESTIRAMIENTO DE CUÁDRICEPS
p. 57

5 SENTADILLA PLIE
p. 106

6 TALONES A LOS GLÚTEOS
p. 44

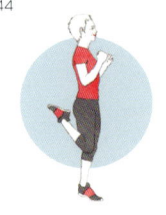

7 ZANCADA LATERAL
p. 146

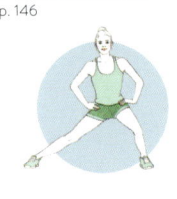

8 SENTADILLA SUPERIOR
p. 73

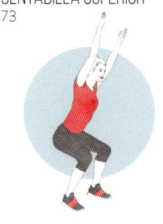

9 ABDOMINAL DE BICICLETA
p. 74

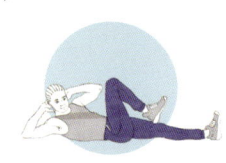

10 PERRO BOCA ABAJO
p. 59

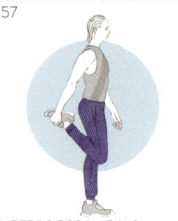
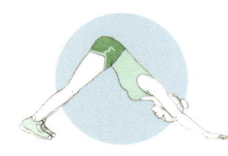

11 MARIPOSA TUMBADA
p. 97

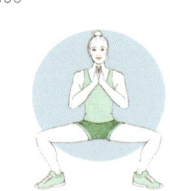
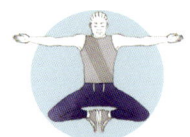

190

RUTINA POSTURAL

Realiza todos los ejercicios durante 1-2 minutos cada uno.

1 CÍRCULOS CON EL CODO
p. 17

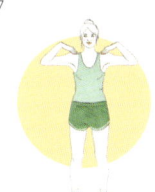

2 APERTURA DE PECHO
p. 28

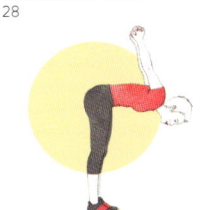

3 GATO-VACA
p. 29

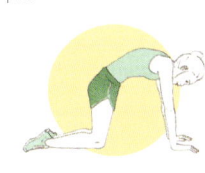

4 PERRO DE CAZA
p. 46

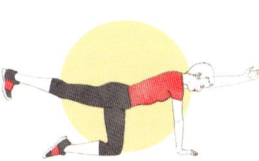

5 BARBILLA AL PECHO
p. 84

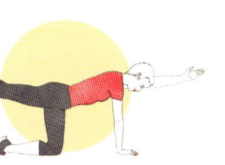

6 OREJA AL HOMBRO
p. 69

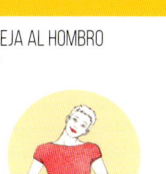

7 FLEXIÓN HACIA DELANTE
p. 30

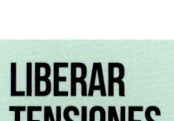

8 ELEVACIÓN LATERAL DE PIERNAS
p. 86

9 PUENTE
p. 53

10 NATACIÓN
p. 131

11 TORSIÓN EN EL SUELO
p. 87

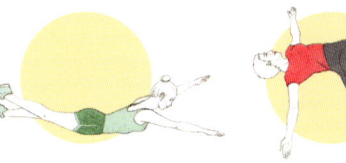

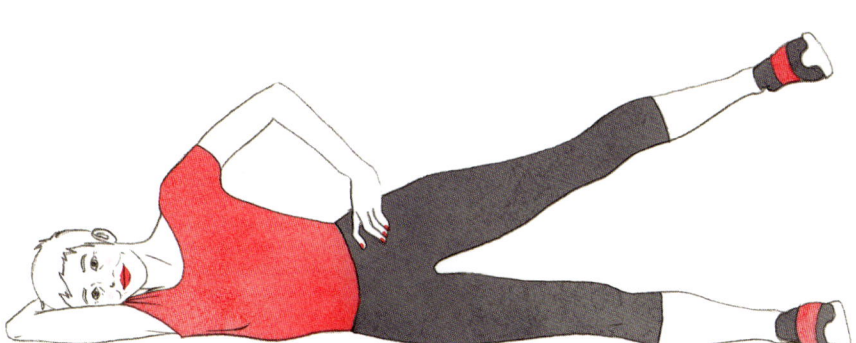

LIBERAR TENSIONES

Realiza todos los ejercicios durante 1-2 minutos cada uno.

1 CÍRCULOS CON EL CODO
p. 17

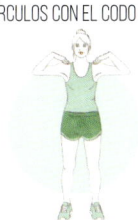

2 TORSIÓN DE TRONCO
p. 20

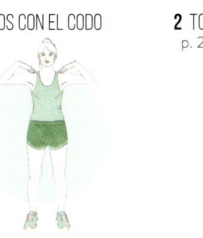

3 ESTIRAMIENTO DE BRAZOS
p. 56

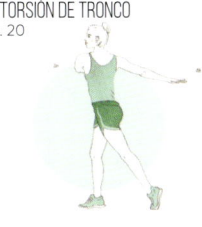

4 GATO-VACA
p. 29

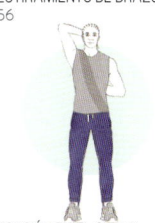

5 ESTIRAMIENTO LATERAL DE CUELLO
p. 40

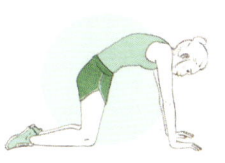

6 FLEXIÓN HACIA DELANTE
p. 30

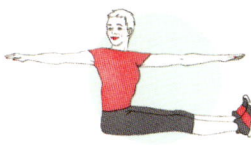

7 TORSIÓN VERTEBRAL
p. 19

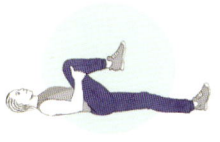

8 ESTIRAMIENTO DE UNA RODILLA
p. 31

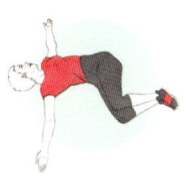

9 TORSIÓN EN EL SUELO
p. 87

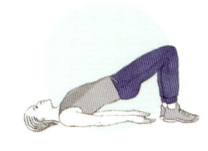

10 PUENTE
p. 53

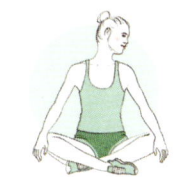

11 BEBÉ FELIZ
p. 125

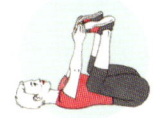

Índice

Sobre el autor
Giovanni Costa es entrenador personal titulado y ha trabajado para clientes en Milán y Melbourne durante más de 10 años.

Sobre la consultora
Sara Davies es licenciada en fisioterapia por la Universidad de Cumbria. Trabaja como redactora independiente y escritora sobre salud. Está especialmente interesada en el ejercicio físico y la pérdida de peso.

Sobre la ilustradora
Carole Wilmet es una ilustradora belga que trabaja principalmente en el sector de la moda y la belleza. También ha trabajado en numerosos proyectos editoriales, entre ellos las páginas de deporte de revistas como *Glamour* y *Grazia*.